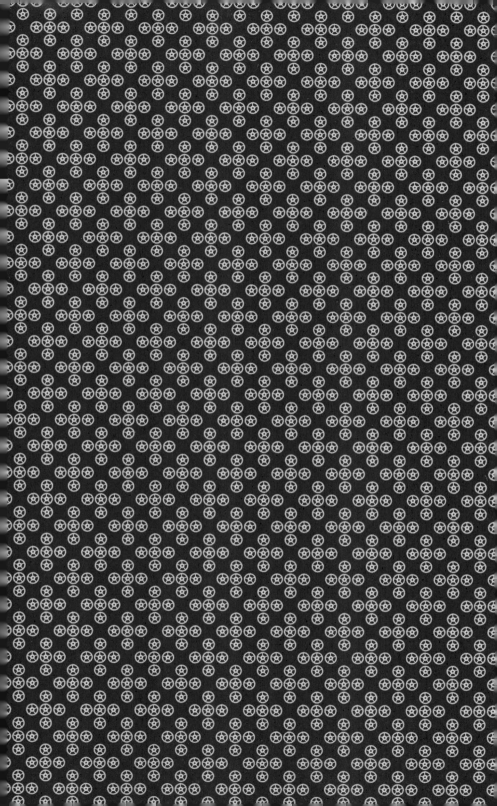

MONTAÑAS TRAS LAS MONTAÑAS

TRACY KIDDER

MONTAÑAS
TRAS LAS MONTAÑAS

TRACY KIDDER

Traducción de
Silvia Moreno Parrado

Capitán Swing

Título original:
Mountains Beyond Mountains:
The Quest of Dr. Paul Farmer, a Man
Who Would Cure the World (2010)

© Del libro:
Tracy Kidder

© De la traducción:
Silvia Moreno Parrado

© De esta edición:
Capitán Swing Libros, S. L.
c/ Rafael Finat 58, 2º4 - 28044 Madrid
Tlf: (+34) 630 022 531
contacto@capitanswing.com
www.capitanswing.com

© Diseño gráfico:
Filo Estudio - www.filoestudio.com

Corrección ortotipográfica:
Victoria Parra Ortiz

ISBN: 978-84-946453-3-4
Depósito Legal: M-4337-2017
Código BIC: FV

Impreso en España / *Printed in Spain*
Artes Gráficas Cofás, Móstoles (Madrid)

ÍNDICE

Para Henry y Tim Kidder

«Dèyè mòn gen mòn»[1]

PROVERBIO HAITIANO

«Y la acción justa es libertad respecto
al pasado y también el futuro. Para la mayoría
de nosotros este es el objetivo que aquí jamás
alcanzaremos. Solo estamos invictos
porque seguimos intentando»[2]

T. S. ELIOT
(The Dry Salvages)

---

[1] [Detrás de las montañas hay más montañas.]
[2] Traducción de José Emilio Pacheco. (*N. de la T.*).

PARTE I

DOKTÈ PAUL

01

Seis años después del suceso, el doctor Paul Edward Farmer me lo recordó: «Nos conocimos por una decapitación, ¿te lo puedes creer?».

Fue dos semanas antes de la Navidad de 1994, en una ciudad de mercado de la planicie central de Haití, un tramo de carretera asfaltada llamado Mirebalais. Cerca del centro de la ciudad había un puesto de avanzada del ejército haitiano, un muro de hormigón que rodeaba una plaza de armas cubierta de maleza, una cárcel y un barracón de color ocre. Yo estaba sentado con un capitán de las Fuerzas Especiales de los Estados Unidos, de nombre Jon Carroll, en el balcón del primer piso. Caía la tarde, el mejor momento de la ciudad: el aire pasaba de caliente a templado, la música de las radios en las ronerías y las bocinas de los *tap-taps* que atravesaban la ciudad se fundían en un alegre estruendo; la suciedad y pobreza generalizadas empezaban a ser menos patentes: las cloacas abiertas, los harapos, la mirada en el rostro de los niños malnutridos y la mano extendida de los viejos mendigos que decían lastimeramente «*grangou*», «tengo hambre» en criollo.

Yo había ido a Haití a cubrir la información sobre los soldados estadounidenses. Se había enviado a veinte mil efectivos para reinstaurar el Gobierno elegido democráticamente y apartar del poder a la junta militar que lo había derrocado y llevaba tres años ejerciendo su dominio con enorme crueldad. El capitán Carroll solo tenía ocho hombres, encargados temporalmente de mantener la paz entre ciento cincuenta mil haitianos dispersos en más de dos mil quinientos kilómetros cuadrados de zona rural. Una tarea en apariencia imposible, pero, aun así, aquí en la planicie central la violencia había desaparecido casi por completo. El mes anterior solo se había producido un asesinato, aunque espeluznante. Hacía pocas semanas, los hombres del capitán Carroll habían sacado del río Artibonito el cadáver decapitado del ayudante del alcalde de Mirebalais. Era uno de los funcionarios electos restituidos en el poder. Las sospechas sobre su asesinato habían recaído sobre uno de los funcionarios locales de la junta, un alguacil rural llamado Nerva Juste, personaje aterrador para la mayoría de los habitantes de la región. El capitán Carroll y sus hombres habían traído a Juste para interrogarlo, pero no habían encontrado pruebas materiales ni testigos, así que lo habían soltado.

El capitán tenía veintinueve años, de Alabama, baptista devoto. Me caía bien. Por lo que había visto, él y sus hombres se esforzaban en serio por traer mejoras a esta parte de Haití, pero Washington, que había decidido que aquella misión no iba a incluir «la construcción de una nación», no les había proporcionado prácticamente herramienta alguna con la que desempeñar su labor. En una ocasión, el capitán había dispuesto la evacuación médica por aire de una haitiana embarazada que necesitaba atención urgente y sus superiores le habían reprendido por tomarse tantas molestias. Ahora, sentado en el balcón, el capitán Carroll estaba echando chispas por su último desencuentro cuando alguien vino a avisarle de que había alguien preguntando por él en la entrada.

En realidad había cinco visitantes; cuatro de ellos, haitianos. Se quedaron esperando de pie, en la sombra que proyectaba el barracón, mientras su amigo estadounidense se adelantaba. Le dijo al capitán Carroll que se llamaba Paul Farmer, que era médico y que trabajaba en un hospital de la zona, pocos kilómetros al norte de Mirebalais.

Recuerdo haber pensado que el capitán Carroll y el doctor Farmer formaban un dúo dispar y Farmer salía perdiendo en la comparación. El capitán medía casi 1,90 y estaba moreno y musculado. Como de costumbre, un pellizco de tabaco de mascar le abultaba el labio inferior. De vez en cuando, echaba la cabeza a un lado y escupía. Farmer tenía más o menos la misma edad, pero un aspecto mucho más delicado: pelo corto y negro, talle alto, brazos largos y menudos y nariz puntiaguda. Junto al soldado, parecía pálido y delgado, pero, a pesar de todo, a mí me dio la impresión de ser alguien echado para adelante; de hecho, directamente engreído.

Preguntó al capitán si su equipo había sufrido algún problema médico. El capitán dijo que habían tenido algunos prisioneros enfermos a los que el hospital local se había negado a atender.

—Al final acabé comprando yo los medicamentos.

Una sonrisa apareció fugazmente en el rostro de Farmer.

—Así pasará menos tiempo en el Purgatorio. ¿Quién le cortó la cabeza al ayudante del alcalde?

—No lo sé con certeza —respondió el capitán.

—Es muy difícil vivir en Haití y no saber quién le ha cortado la cabeza a alguien —repuso Farmer.

Siguió una discusión bastante enrevesada. Farmer dejó claro que no le gustaba el plan del Gobierno estadounidense para arreglar la economía de Haití, un plan que ayudaría a los intereses empresariales, pero que no serviría de nada, en su opinión, para aliviar el sufrimiento del haitiano de a pie. Estaba firmemente convencido de que los Estados Unidos habían ayudado a promover el golpe; entre otras cosas, porque habían formado a un alto mando de la junta en la Escuela de las Américas, perteneciente al Ejército estadounidense. En Haití había dos bandos bien distintos, dijo Farmer: las fuerzas de represión y los haitianos pobres, la inmensa mayoría. Farmer estaba al lado de los pobres.

—Pero aún no está del todo claro de qué parte están los soldados estadounidenses —dijo al capitán.

Allí, en la zona, parte de aquella confusión provenía del hecho de que el capitán hubiera dejado libre al odiado Nerva Juste.

Me pareció que Farmer conocía Haití mucho mejor que el capitán y que estaba tratando de trasladar alguna información importante. La gente de la región estaba perdiendo la confianza en el capitán, parecía estar diciendo Farmer, y aquello suponía un grave problema, obviamente, para un grupo de nueve soldados que trataba de dirigir a ciento cincuenta mil personas.

Pero la advertencia no quedaba del todo clara y el capitán pareció algo irritado ante la denuncia de Farmer sobre la Escuela de las Américas. En cuanto a Nerva Juste, dijo:

—Mire, ese tío es una mala persona. Cuando lo pille y tenga pruebas, lo destrozaré. —Se golpeó la mano con el puño—. Pero no pienso rebajarme hasta el nivel de esa gente y hacer detenciones sumarias.

Farmer replicó que, en efecto, no tenía sentido alguno que el capitán aplicara principios de derecho constitucional en un país que, por el momento, no tenía un sistema jurídico en vigor. Juste era una amenaza y había que encerrarlo.

Así pues, llegaron a un extraño callejón sin salida. El capitán, que se describía a sí mismo como «un palurdo», estaba a favor de hacer las cosas según los procesos debidamente establecidos, y Farmer, que claramente se consideraba un abanderado de los derechos humanos, a favor del arresto preventivo. Al final, el capitán acabó diciendo:

—Le sorprendería saber cuántas de las decisiones sobre lo que puedo hacer aquí se toman en Washington.

—Entiendo que está atado de pies y manos —replicó Farmer—. Perdone mi arenga.

Se había hecho de noche. Los dos hombres estaban de pie en un cuadrado de luz que salía de la puerta abierta del barracón. Se dieron la mano. Cuando el joven médico desapareció en la oscuridad, le oí hablar en criollo con sus amigos haitianos.

Pasé varias semanas con los soldados. No pensé mucho en Farmer. A pesar de las palabras con las que se despidió, no creí que entendiera los problemas del capitán ni que se preocupara de empatizar con ellos.

Poco después me lo volví a encontrar, por casualidad, cuando volvía a casa, en el avión a Miami. Él iba en primera clase. Me explicó que los auxiliares de vuelo lo habían puesto allí porque hacía esa ruta a menudo y en ocasiones trataba urgencias médicas a bordo. Los auxiliares me dejaron sentarme un rato con él. Tenía muchísimas preguntas que hacerle sobre Haití; entre ellas, una sobre el asesinato del ayudante del alcalde. Los soldados pensaban que las creencias del vudú provocaban un pánico especial y sobrecogedor a la decapitación.

—¿Cortarle la cabeza a la víctima tiene algún fundamento en la historia del vudú?

—Tiene un cierto fundamento en la historia de la brutalidad —respondió Farmer.

Frunció el ceño y luego me tocó el brazo, como para decir que todos hacemos preguntas tontas alguna vez.

Averigüé más sobre él; entre otras cosas, que no le caían mal los soldados.

—Me crie en un parque de caravanas y sé cuál es la clase social que se alista en el Ejército estadounidense. —Y añadió, refiriéndose al capitán Carroll—: Cuando conoces a esos soldados de veintinueve años te das cuenta de que no son ellos quienes hacen las malas políticas.

Confirmó mi impresión de que había ido a visitar al capitán para advertirle. Muchos de los pacientes y amigos haitianos de Farmer habían protestado por la liberación de Nerva Juste y pensaban que ello demostraba que, en efecto, los estadounidenses no habían ido para ayudarles. Farmer me contó que iba conduciendo por Mirebalais y que sus amigos haitianos le estaban pinchando, diciéndole que no sería capaz de pararse a hablar con los soldados estadounidenses sobre el asesinato. En ese momento, se pinchó una rueda de la camioneta justo delante del puesto militar y les dijo a sus amigos:

—¡Ajá! Tenéis que escuchar los mensajes de los ángeles.

Le pedí que me hablara un poco de su vida. Tenía treinta y cinco años. Se había graduado en la Facultad de Medicina de Harvard y era doctor en Antropología, también por Harvard. Trabajaba en Boston cuatro meses al año, durante los que se alojaba en la casa parroquial de una iglesia, en un barrio pobre. El resto del año trabajaba gratis en Haití, sobre todo atendiendo a campesinos que habían perdido sus tierras con la construcción de una presa hidroeléctrica. Lo habían expulsado de Haití cuando llegó la junta, pero consiguió volver a colarse en su hospital.

—Tras pagar —dijo— un soborno insultantemente pequeño.

Lo busqué después de que aterrizara el avión. Hablamos un poco más en una cafetería y por poco pierdo el vuelo de conexión. Pocas semanas después, en Boston, lo invité a cenar con la esperanza de que me ayudara a dar sentido a lo que estaba escribiendo sobre Haití, algo que pareció encantarle. Se había descrito como «médico de los pobres», pero no acababa de encajar del todo en el concepto que tenía yo de alguien así. Estaba claro que le gustaban el restaurante de lujo, las servilletas de tela gruesa, la botella de vino bueno. Lo que me sorprendió aquella noche fue lo feliz que parecía estar con su vida. Era evidente que un joven de sus cualidades podría estar haciendo buenas obras como médico alternando entre un barrio agradable de Boston (y no una habitación de lo que, me imaginaba, sería una sórdida casa parroquial) y el páramo del centro de Haití. Por su forma de hablar, parecía que de verdad disfrutaba viviendo entre los campesinos haitianos. En un momento dado, hablando de medicina, dijo:

—No entiendo por qué todo el mundo no está entusiasmado con la idea.

Me sonrió y se le encendió el rostro; no tanto de rubor como con una sonrisa luminosa y brillante. Me conmovió mucho, como un recibimiento muy cálido que uno no esperara recibir.

Pero después de aquella cena me alejé de él; sobre todo, ahora lo pienso, porque también me perturbaba. Al escribir el artículo sobre Haití, llegué a compartir el pesimismo de los soldados con los que había convivido. «Creo que tendríamos que haber dejado que Haití se las arreglara por su cuenta —me había confesado uno de los hombres del capitán Carroll—. ¿De verdad importa quién esté en el poder? Seguirá habiendo ricos y pobres y nadie entre medias. No sé qué esperamos conseguir. Seguiremos teniendo un montón de haitianos en barco deseando llegar a los Estados Unidos. Pero supongo que es mejor no intentar siquiera averiguarlo».

Los soldados habían ido a Haití para quitar un régimen de terror y reinstaurar a un Gobierno y, cuando se marcharon, el país seguía igual de pobre y destrozado que cuando llegaron. Lo habían hecho lo mejor que habían podido, pensaba. Eran hombres de mundo y resistentes. No podían llorar por cosas que escapaban a su control.

Me parecía que, con Farmer, se me había ofrecido otra manera de pensar acerca de un lugar como Haití. Pero esa manera suya resultaba difícil de compartir, porque implicaba una definición muy extrema del concepto «hacerlo lo mejor que se pueda».

El mundo está lleno de sitios horribles. Una forma de vivir con comodidad es no pensar en ellos o, si se piensa, mandar dinero. Durante los cinco años que siguieron, envié algunas pequeñas cantidades a la organización benéfica que sostenía el hospital de Farmer en Haití. En todas las ocasiones, me devolvió notas de agradecimiento escritas a mano. Una vez supe, por el amigo de un amigo, que estaba haciendo algo importante en cuestiones de salud internacional, algo relacionado con la tuberculosis. No indagué los detalles, sin embargo, y no volví a verlo hasta casi finales de 1999. Fue él quien propuso que nos viéramos y quien eligió el lugar.

02

Delante del Brigham and Women's Hospital de Boston, se aprecia una relativa tranquilidad urbana. Un Wall Street de medicina te rodea: el campus de la Facultad de Medicina de Harvard y la Countway Medical Library, el Children's Hospital, el Beth Israel Deaconess, el Dana Farber Cancer Institute, el Brigham. Los edificios resultan imponentes, tan juntos todos, e incluso apabullantes cuando te imaginas lo que está pasando en su interior. Chasquidos de pecho, trasplantes de órganos, imágenes moleculares, estudios genéticos: manos enguantadas y máquinas que se acercan de forma rutinaria a cuerpos y hacen diagnósticos y correcciones, tanta fragilidad humana por un lado y tanta valentía por otro. Uno se siente apaciguado en presencia de esta empresa. Incluso los conductores de Boston, famosos por ir siempre desquiciados, no tocan demasiado el claxon cuando pasan por el barrio.

El Brigham ocupa una parte de Francis Street y rodea, como una ciudad alrededor de una ruina romana, el vestíbulo victoriano restaurado del antiguo Peter Bent Brigham, una reliquia de la historia de la medicina en Boston. La entrada moderna, un atrio enorme con suelos de mármol, queda a bastante distancia, al final de un pasillo resplandeciente al que llaman Pike (abreviatura de *turnpike*)[1] flanqueado por ascensores, servicios clínicos a izquierda y derecha, alas de hospitalización por arriba, quirófanos por abajo (cuarenta, sin contar los de obstetricia), decenas de laboratorios en todas direcciones y dramas mortales por doquier. Es centro médico general, hospital universitario y hospital con todos

---

[1] «Autopista de peaje». (*todas las notas corresponden a la traductora*)

los servicios, centro de atención médica especializada, un hospital al que otros hospitales derivan sus casos más difíciles. Por el Pike pasan multitudes arriba y abajo, con uniformes blancos o en ropa de calle, con ramos de flores, dejando tras de sí el sonido de muchas conversaciones entremezcladas.

Cuatro plantas más abajo, en Radiología, el doctor Farmer y su equipo se habían apostado en un lugar tranquilo, una sala vacía sin ventanas, y estaban hablando sobre el último caso del día. Farmer acababa de cumplir cuarenta. Puede que hubiera perdido algo de pelo desde la última vez que nos habíamos visto, cinco años atrás. También parecía un poco más delgado y vestía de un modo bastante más formal. Llevaba unas gafas pequeñas y redondas, de montura metálica, traje negro y corbata con el nudo bien apretado. Vivía casi todo el tiempo en Haití, pero ahora era uno de los peces gordos entre los médicos de Boston, profesor de Medicina y Antropología Médica en la Facultad de Medicina de Harvard y especialista adjunto en el Brigham. Al mirarlo, sentado con dos alumnos, médicos jóvenes en bata blanca, me vino a la cabeza un daguerrotipo del siglo XIX: el augusto y austero profesor de Medicina vestido con cuello alto y rígido y chaleco. Aquella impresión no duró mucho.

Estaba hablando con los médicos más jóvenes sobre un paciente al que se había tratado recientemente de un parásito en el cerebro. El hombre había sufrido hidrocefalia y los neurocirujanos le habían implantado una derivación para drenar el líquido. No había signos de infección, pero ¿convendría tratar al paciente como si la tuviera, por si acaso?

—¿Qué opináis? —preguntó Farmer a su equipo.

Se pusieron a discutir sobre el tema y Farmer casi se limitó a escuchar, aunque quedaba claro que era él quien estaba al mando.

Al cabo de unos minutos, el equipo llegó a un acuerdo: había que tratar al paciente. Y luego sonó el teléfono. Farmer lo cogió y dijo:

—Central de VIH. ¿En qué podemos ayudarle?

Quien llamaba era una parasitóloga, una antigua colega de Farmer, para dar su opinión sobre el paciente hidrocefálico.

—¡Anda, la dama de los gusanos! —exclamó Farmer—. ¿Cómo estás, cariño? Yo sí, muy bien. Mira, lo sentimos muchísimo, pero no estamos de acuerdo. Queremos tratarlo y punto. EI dice que se le trate. Besos, EI.

Estas dos últimas frases eran algo muy suyo. Ya se las había oído decir aquel día y yo mismo averigüé qué significaban. «EI» se refería a «enfermedades infecciosas», su especialidad. La orden, por otro lado, se transmitía como en una carta, y por lo general significaba que Farmer quería tratar a un paciente de inmediato, en lugar de esperar más pruebas. Estaba claro que le gustaba cómo sonaban las palabras. Parecía estar divirtiéndose de lo lindo y, a juzgar por las reacciones de sus alumnos (sonrisitas y sacudidas de cabeza), que estos no trataban de ocultar, me imaginé que ni sus expresiones, ni sus chistes ni su entusiasmo general eran nuevos de aquel día.

Aquel día de mediados de diciembre de 1999 había sido bastante normal hasta el momento, al menos para lo habitual en el Brigham. Farmer y su equipo se habían ocupado de seis casos, todos parecidos a un rompecabezas con la excepción del penúltimo, que parecía muy sencillo. La residente del equipo, una chica joven, leyó a Farmer los datos que tenía anotados: Varón de treinta y cinco años (lo llamaré Joe). Seropositivo. Fumaba un paquete de cigarrillos al día. Normalmente se bebía casi dos litros de vodka. También consumía cocaína, tanto por vía intravenosa como por inhalación. Hacía poco había sufrido una sobredosis de heroína. Tenía una tos crónica que en los últimos cinco días había empeorado, se había vuelto productiva (esputo amarillo verdoso, pero sin sangre) y venía acompañada de un fuerte dolor torácico. Había perdido casi doce kilos en los últimos meses. Los radiólogos habían señalado en la radiografía torácica un posible infiltrado en el lóbulo inferior derecho; pensaban que podía ser tuberculosis.

Las herramientas para detectar la tuberculosis pertenecen a una época de la medicina ya pasada y el diagnóstico puede resultar complicado, sobre todo en un paciente con VIH. Desde luego, Joe era el blanco perfecto de la tuberculosis. De todas las infecciones que pueden acudir en tropel a una persona enferma de sida, la tuberculosis era la más frecuente del mundo. La enfermedad era poco común en Boston, de hecho en todos los Estados Unidos, con la excepción de los tipos de sitio en los que vivía Joe: albergues para indigentes, cárceles, la calle y debajo de los puentes. Pero, a pesar de su infección por VIH, el sistema inmunitario de Joe seguía casi intacto. Además, no tenía los síntomas normales de la tuberculosis, que son fiebre, escalofríos y sudores nocturnos.

—Tiene unos dientes perfectos —dijo la residente, y añadió—: Es un buen tío.

—Vamos a ver la radiografía, ¿os parece? —respondió Farmer.

Pasaron a otra sala y pusieron la radiografía de Joe en un panel iluminado. Farmer observó con detenimiento, durante menos de un minuto, el punto en el que los radiólogos creían haber visto un infiltrado, y al final dijo:

—¿Ya está? Pues vaya decepción…

Fueron a la planta de arriba a ver a Joe.

Farmer se movía por el Brigham a grandes zancadas, con un avance intermitente. Se paraba a recibir el abrazo de un auxiliar de enfermería y luego a intercambiar un par de chistes en criollo haitiano con un bedel. Luego le sonaba el busca. Al responder, saludaba a la operadora del hospital (a cualquiera de las más de diez que había) y le preguntaba rápidamente por su tensión arterial, por la cardiopatía de su marido o por la diabetes de su madre. Luego tenía que pararse en el control de enfermería para responder un mensaje de correo electrónico sobre un paciente y después a contestar una pregunta de un cardiólogo. Finalmente, con el estetoscopio al cuello y cantando en un alemán bastante creativo «*We are the world. We are das Welt*», Farmer condujo al equipo de Enfermedades Infecciosas hasta la puerta del paciente. Y entonces todo se ralentizó.

Joe estaba tumbado sobre las mantas, vestido con vaqueros azules y camiseta, un hombre bajo, de brazos velludos cubiertos de cicatrices y clavículas prominentes. Llevaba la barba descuidada y el pelo alborotado y, cuando sonrió nervioso a los médicos que entraron en tropel, vi que conservaba la mayoría de los dientes, pero que seguramente no le durarían mucho. Farmer se presentó a sí mismo y al resto del equipo. Luego se sentó a la cabecera de la cama de Joe, en una esquina del colchón, y se dobló de un modo tan ágil que me recordó a un saltamontes. Se inclinó sobre el paciente observándolo con sus ojos azul claro tras las gafitas redondas. Por un instante creí que Farmer iba a meterse en la cama con él. En lugar de ello, apoyó una mano en el hombro de Joe y se lo apretó.

—Tu radiografía está bien. Probablemente sea neumonía. Un poquito de neumonía. Dime, ¿cómo tienes el estómago? ¿Estás teniendo gastritis estos días?

—Me como todo lo que veo. Todo lo que me ponen por delante me lo como.

Farmer sonrió.

—Tienes que coger peso, amigo. Has perdido peso.

—No comía mucho cuando estaba fuera. Vamos, que no. Todo el día de aquí para allá, con esto o con lo otro.

—Cuéntanos un poco. Somos de Enfermedades Infecciosas y no creemos que sea tuberculosis. Pero, antes de que pueda asegurarlo, tengo que saber si has tenido contacto con alguien que tenga tuberculosis.

Joe creía que no y Farmer añadió:

—Creo que tendríamos que recomendar que te saquen de aislamiento. Somos los de EI, ¿no? EI manda saludos. No creo que tengas que estar en una habitación con flujo de aire inverso ni nada de eso.

—No. Aquí está uno solo en el barco. La gente llega con mascarillas puestas y está todo el rato lavándose las manos.

—Sí —respondió Farmer, y añadió—: Pero lavarse las manos es bueno.

Era el primer día que le veía en el trabajo y en aquel momento me pareció que su papel en el caso ya había terminado. Se llama al gran especialista para que responda una pregunta. Por una vez, era sencillísima, al menos para el especialista. La responde, charla un poco con el paciente y se marcha. Pero Farmer seguía sentado en la cama de Joe y parecía estar a gusto.

Siguieron hablando. A juzgar por el informe anterior de la residente, muchas de aquellas preguntas ya se las había hecho ella, pero ahora Joe estaba respondiendo con más franqueza. Farmer y él hablaron sobre el médico habitual de Joe, que a él le gustaba, y sobre el hecho de que Joe había tomado antirretrovirales para tratarse el VIH, pero solo de forma esporádica, según confesó, y Farmer le explicó que era probable que hubiera adquirido resistencia a algunos de aquellos fármacos y que seguramente sería mejor que no se arriesgara a tomar otros hasta que se viera en la situación de seguir el tratamiento al pie de la letra. Hablaron sobre drogas y alcohol y Farmer le advirtió contra la heroína.

—Pero, en realidad, las peores son el alcohol y la cocaína. Abajo, mientras hacíamos las rondas, estábamos diciendo medio en broma que tendríamos que decirte que fumes más marihuana, porque no es tan perjudicial.

—Si fumo marihuana, crearé un conflicto internacional.

—En el hospital no, Joe.

Se echaron a reír, mirándose el uno al otro. Luego hablaron del VIH de Joe.

—Tu sistema inmunitario está bastante bien, la verdad. Funciona estupendamente. Por eso me preocupa que estés perdiendo peso. Porque me apuesto lo que sea a que no estás perdiendo peso por el VIH. Estás perdiendo peso porque no estás comiendo, ¿a que sí?

—Pues sí.

—Sí —replicó Farmer con suavidad.

La mirada que tenía clavada en la cara de Joe en aquel preciso momento parecía a la vez concentrada (como si no hubiera nadie más en el mundo) y puesta en otro lugar. Pensé que, en su cabeza, tal vez estaba observando a Joe desde una ventana en alto, mientras Joe se dedicaba a lo que en servicios sociales se conoce como las actividades de la vida diaria, que, en su caso, eran conseguir droga en una esquina y luego irse a acampar a su puente o paso subterráneo favorito.

En mitad de todo aquello, entró otra persona en la habitación, una estudiante de Medicina a la que Farmer había invitado a participar en las rondas. Farmer la presentó. Joe había preguntado a todos los otros médicos dónde habían estudiado. Ahora preguntó a la recién llegada, con su acento de Boston:

—¿Tú también has estudiado en Harvard?

—¿Yo? Sí.

—Vaya —respondió Joe, y se volvió a Farmer—. Tengo aquí mirándome a gente que viene de sitios importantes, ¿eh?

—Esta es un hacha —dijo Farmer, y reanudó la conversación—. Bueno, Joe, pues cuéntanos: ¿cómo podemos ayudarte? Aquí sabemos cómo funciona el sistema. Vienes aquí, te caemos bien, tú nos caes bien a nosotros, eres simpático con nosotros y nosotros contigo y yo creo que a ti lo que te apetece es que te trate la gente de aquí, pero en tu casa.

—Aquí en esta habitación me siento un poco solo —respondió Joe.

—Cierto. Y vamos a recomendar que salgas. Y aquí viene mi pregunta seria. Seria pero buena.

—Qué podéis hacer por mí.

—¡Esa!

—No os vais a creer lo que voy a decir. No estáis preparados para esto —dijo Joe.

—Yo he oído ya de todo, amigo.

—Me gustaría que hubiera una residencia para enfermos de VIH a la que pudiera ir...

Farmer volvía a mirarlo fijamente.

—Sí.

—Para dormir y comer, ver la tele, ver los deportes. Me gustaría ir a algún sitio en el que pueda tomarme seis cervezas.

—Entiendo.

—Me gustaría ir a algún sitio donde no tenga problemas si me tomo un par de cervezas de más, siempre que haga lo que me digan y llegue a mi hora y no haga el tonto, ¿me explico?

—Claro.

—Y donde no vuelva loco a todo el mundo, escapándome y todo eso. Un sitio donde pueda tomarme una botella de vino para cenar o algo.

—Sí —dijo Farmer—, veo por dónde vas. —Frunció los labios—. Vamos a hacer lo siguiente. Yo voy a buscar por ahí y tú te vas a quedar aquí un par de días, y que sepas que a mí no me parece que eso que has dicho sea tan descabellado. ¿Es mejor estar fuera, en la calle, consumiendo?

—Y muerto de frío —añadió Joe.

—Y muerto de frío. ¿O bajo techo, tomándote seis cervezas o una botella de vino con la cena? Yo tengo claro qué elegiría. Y además es que, si tienes un lugar en el que vivir, podrías tomarte los medicamentos, si es que quieres tomarte los medicamentos.

—Sí —respondió Joe, con recelo.

Un par de días más tarde, apareció en el panel de anuncios frente a la puerta del departamento de Servicios Sociales del Brigham una nota manuscrita bastante críptica, que decía algo así:

JOE	
Fuera	**Dentro**
Frío	Calor
Droga	Medicinas
2 litros de vodka	6 cervezas

Debajo, alguien había garabateado: «¿A que esto lo ha escrito Paul Farmer?».

Unos amigos de Farmer habían encontrado sitio para Joe en un albergue para indigentes, pero, por supuesto, los trabajadores sociales habían recordado a Farmer que en los albergues estaba prohibido beber, y con razón, claro. Él seguía defendiendo el caso de Joe, solo por mantener su promesa, suponía yo, sin esperanzas de ganar.

Farmer tenía turno en el Brigham en Navidad. Pasó parte del día visitando a pacientes fuera del hospital. Llevó regalos a todos, incluido Joe, que recibió seis latas de cerveza disimuladas con el papel de envolver.

Joe pareció contento de verlo, tanto a él como el regalo. Cuando Farmer salía del albergue, oyó a Joe decirle a otro residente, justo con el volumen suficiente para que Farmer se preguntara si Joe quería que lo oyera:

—Ese tío es un puto santo.

No era la primera vez que Farmer oía que lo llamaban así. Cuando le pregunté por su reacción, dijo que se sentía como el ladrón de *El fauno de mármol*, la novela de Hawthorne, que roba algo de una iglesia católica y, antes de huir, mete las manos en agua bendita.

—Me da igual con qué frecuencia la gente diga: «Eres un santo». No es que no me importe. Es que no es así.

Resistirse a la beatificación denotaba modestia, pensé. Pero luego añadió:

—La gente me llama santo y yo lo que pienso es que tengo que esforzarme más. Porque estaría muy bien ser un santo.

Sentí una ligera perturbación interior. No era que las palabras parecieran poco humildes. Sentí que estaba en presencia de una persona distinta de aquella con la que había estado charlando justo antes, alguien cuyas ambiciones yo aún no había empezado a desentrañar.

Farmer terminó su turno en el Brigham y se marchó a Haití el día de Año Nuevo de 2000. Nos intercambiamos unos mensajes de correo electrónico. Me había enviado un ejemplar de su último libro, *Infections and inequalities: the modern plagues*,[2] una disertación extraordinariamente pródiga en notas al pie en la que utilizaba casos prácticos de pacientes para ilustrar los temas principales: la relación entre pobreza y enfermedad, la mala distribución de las tecnologías médicas en el mundo y las «presuntuosas justificaciones en la causalidad» que esgrimían para estos fenómenos los académicos y burócratas de la sanidad. En ocasiones, parecía que el autor apenas conseguía contener la rabia. Describía una situación en la que se administraban antibióticos a una paciente de tuberculosis pobre y contaba: «Empezó a responder al tratamiento enseguida, casi como si tuviera una enfermedad infecciosa que se puede curar». El Paul Farmer que había escrito ese libro no se parecía mucho al Paul Farmer que trabajaba en el Brigham. A

---

[2] Infecciones y desigualdades: las plagas modernas.

este se le oía gritar en todas las páginas. Le escribí para darle las gracias por el libro y añadí que tenía la intención de leerme los dos anteriores. «Estoy leyendo tus obras completas», escribí.

Me respondió por correo electrónico: «Ah, pero esas no son mis obras completas. Para ver mis obras completas tienes que venir a Haití».

03

Farmer había mandado al aeropuerto de Puerto Príncipe una camioneta, un vehículo robusto con tracción a las cuatro ruedas que me llevó hacia el norte, alejándome de la capital, por una carretera asfaltada de dos carriles. Al otro lado de la llanura del Cul-de-Sac, sin embargo, a los pies de una pared montañosa, la carretera se convertía en algo parecido al lecho seco de un río y la camioneta empezó a cabecear y balancearse conforme ascendía la pendiente de la colina (al mirar abajo desde el borde, se veía un cementerio de carrocerías). Nadie habló mucho a partir de aquel punto, ni siquiera los haitianos alegres y dicharacheros del asiento delantero.

En los mapas de Haití, la carretera que recorrimos, la Nacional 3, parece una vía importante y, de hecho, es la *gwo wout la*, la única gran carretera que atraviesa la planicie central, una estrecha pista de tierra, aquí salpicada de rocas, allí erosionada hasta el lecho de roca viva, más allá, en tramos que debieron de ser lodazales en la época de lluvias, endurecida en surcos que parecían diseñados para torturar ruedas, pezuñas y pies. Serpenteaba entre áridas montañas y pueblos de cabañas de madera. Cruzaba varios arroyos. Camionetas de diversos tamaños, hasta arriba de pasajeros, se balanceaban arriba y abajo sobre baches gigantescos, levantando nubes de polvo, con los motores chirriando a baja velocidad. Un tráfico más denso se arrastraba lentamente sobre burros de aspecto famélico y a pie. Aquí y allí, mendigos junto a la cuneta, rascándose sus barrigas cóncavas con una mano mientras con la otra sujetaban gorros de paja puestos del revés. Aquí y allí, niños con azadones alisando pequeños tramos de la vía, haciendo gala de su diligencia y extendiendo luego la mano con la esperanza de obtener recompensa. Se notaban ausencias. Un carro de bueyes sin buey, solo un hombre para tirar de él. Escasos árboles, sobre todo después de Mirebalais. Ningún poste de electricidad después de la ciudad de Péligre.

El viaje, de solo unos cincuenta y cinco kilómetros, duró tres horas y me pareció muchísimo más largo. Ya había oscurecido cuando, en lo alto de otra empinada pendiente rocosa, en el pueblo de Cange, los faros de la camioneta iluminaron un muro alto de hormigón y, a continuación, una puerta abierta en el muro y un cartel a su lado que rezaba: «Zanmi Lasante», y en criollo: «Socios en Salud»; en el cartel se veía también el dibujo de cuatro manos abiertas que se acercaban desde los cuatro puntos cardinales, con los dedos tocándose. Luego la camioneta giró para cruzar la puerta y a ello siguió el alivio de un pavimento ya liso. Así pues, sentí las obras completas de Farmer antes de verlas.

A la luz del día, en un paraje marrón y reseco, prácticamente sin árboles, Zanmi Lasante resulta espectacular a la vista: una fortaleza sobre la ladera de la montaña, un enorme complejo de edificios de hormigón, semicubiertos por vegetación tropical. Al otro lado de los muros, el mundo se vuelve frondoso. Los patios, caminos y muros están flanqueados por altos árboles, que también cubren la ladera por la que trepan las ingeniosas construcciones de hormigón y piedra: una clínica ambulatoria y otra para mujeres, un hospital general, una gran iglesia anglicana, un colegio, una cocina en la que se prepara comida para unas dos mil personas cada día y, ya casi en la cima, un edificio recién construido para el tratamiento de la tuberculosis. El complejo médico alberga dos laboratorios. Hay agua corriente y se oye el sonido de un enorme generador que produce electricidad. Los edificios tienen las paredes y techos limpios y blancos, los suelos embaldosados y cuadros de artistas haitianos, relajantes y llenos de color, que reinventan el paraíso tropical descrito en los diarios de Cristóbal Colón.

La mañana después de mi llegada, seguí a Farmer en sus rondas por el lugar, la primera de las muchas veces que lo haría. La rutina general era siempre la misma. Su jornada empezaba más o menos al alba, en el patio inferior situado junto a la clínica ambulatoria. Por la noche, había visto a la luz de la luna las siluetas de, tal vez, cien personas durmiendo allí, sobre el suelo. Por la mañana, hay el doble: gente de todas las edades, las mujeres con vestidos y turbantes, los hombres de más edad con sombreros de paja y muchos con los zapatos hechos trizas; todos ellos, esperando para ver a un médico o enfermero.

Cuando Farmer atraviesa la puerta, vestido con su ropa de Haití (vaqueros negros y camiseta), una parte de la multitud se le acerca. Un anciano que necesita dinero para comer, una mujer con una carta que quiere que él lleve a los Estados Unidos, un joven al que ya ha visto aquí otro médico, pero que quiere que lo reconozca Farmer y lo llama:

—Tengo muchas cosas que hablar con usted, *doktè* Paul.

Principalmente, Farmer busca entre la multitud a quienes tengan necesidades urgentes. Una enfermera ya ha encontrado a alguien así, una hermosa joven con la mano envuelta en una toalla. La enfermera llama a Farmer, que se acerca, retira la toalla y examina la mano.

—Es gangrena —me dice—. Huélelo.

Da instrucciones a la enfermera para limpiar la herida. Se le ensombrece el rostro cuando la enfermera se lleva a la mujer.

—Se hirió la mano hace quince días. Me pregunto si sabe lo que le espera. Como si ya no tuvieran suficientes problemas. Incluso las heridas más pequeñas se quedan sin atender.

Por lo general, tarda una hora en atravesar el patio. Casi ha llegado al otro lado cuando un anciano enjuto se le acerca, se quita el sombrero de paja y le dice en criollo:

—Estoy buscando a un hombre llamado *doktè* Paul.

Farmer sonríe.

—¿Conoce al *doktè* Paul, padre?

—No —responde el anciano—, pero me han dicho que lo busque.

Alguien del personal toma al hombre del brazo.

—Vamos a ver si encontramos al *doktè* Paul.

Cuando se lo lleva en dirección a otro médico, Farmer consigue por fin escapar, una figura desgarbada recorriendo a zancadas el camino de cemento sombreado hacia la cocina y la pequeña habitación que hay sobre ella en la que cada mañana, antes de ver a los pacientes, envía y recibe mensajes de correo electrónico a través de un teléfono por satélite.

Bien podría decir que, desde el momento en que vi por primera vez Zanmi Lasante, ahí fuera, en la pequeña población de Cange, en lo que me pareció el fin del mundo, en lo que de hecho era una de las zonas más pobres del país más pobre del hemisferio occidental, pensé que había dado con un milagro. Yo sabía que en Haití los ingresos per cápita ascendían a poco más de un dólar estadounidense al día, y a menos que eso en la planicie central. El país había perdido la mayoría de sus bosques y gran parte de su suelo. Tenía las peores estadísticas sanitarias del mundo occidental. Y aquí, en una de las regiones más empobrecidas, enfermas, erosionadas y famélicas de Haití, estaba esta preciosa ciudadela amurallada, Zanmi Lasante. No lo habría considerado mucho menos improbable si me hubieran dicho que la había traído hasta aquí una nave espacial.

En mi primera semana en Cange, conocí a un campesino pobre que había traído a un niño enfermo al hospital (en una travesía de casi veinte kilómetros en burro por la Nacional 3). Le pregunté si se había sentido aliviado cuando llegó a Cange y al complejo médico. No tendría que haberme molestado. Pareció sorprendido por mi pregunta y respondió, simplemente:

—Wi!

Había por la zona otros cuantos hospitales y clínicas, pero ninguno tan bien equipado. Algunos eran directamente insalubres y en todos ellos los pacientes tenían que pagar los medicamentos e incluso los guantes que se usaban para examinarlos, y muy poca gente de la planicie central podía pagar gran cosa. En Zanmi Lasante también se suponía que los pacientes tenían que pagar una tarifa de usuario, el equivalente a unos ochenta centavos estadounidenses por consulta. Los colegas haitianos de Farmer habían insistido al respecto. Farmer era el director médico, pero no había protestado. En lugar de ello (acabé comprendiendo que aquella era su forma habitual de actuar), lo que hizo fue, sencillamente, subvertir esa política. Todos los pacientes tenían que pagar los ochenta centavos, excepto las mujeres y los niños, los indigentes y cualquiera que estuviese muy enfermo. Es decir, todo el mundo tenía que pagar, con la excepción de casi todo el mundo. Y no se podía rechazar a nadie (norma de Farmer).

Tal vez un millón de campesinos pobres dependía de Zanmi Lasante. En aquel momento, alrededor de cien mil vivían en su zona de actuación, aquella en la que prestaban servicio sus profesionales sanitarios de la comunidad, setenta en total. Algunos pacientes recorrían enormes distancias, teniendo en cuenta cómo son las distancias en un país de carreteras destrozadas y pueblos a los que solo llegan senderos, desde Puerto Príncipe y la península meridional de Haití y desde las ciudades que bordean la frontera con la República Dominicana, donde se habla español. La mayoría procedía de la planicie central y llegaban subidos en las camionetas de pasajeros, maltrechas y sobrecargadas, que recorrían la Nacional 3. Muchos llegaban a pie y en burro. De vez en cuando, por el camino de acceso, una cama se acercaba lentamente hasta la puerta principal, con un porteador en cada esquina y un paciente sobre el colchón.

En ocasiones, la farmacia de Zanmi Lasante confundía una receta o se quedaba sin un medicamento determinado. A veces, los técnicos del laboratorio perdían una muestra. Había siete médicos trabajando a jornada completa en el complejo, no todos plenamente competentes: el personal era en su totalidad haitiano y la formación médica en Haití es, en el mejor de los casos, mediocre. Pero Zanmi Lasante había construido colegios, casas, baños públicos y redes de abastecimiento de agua en toda su zona de actuación. Había vacunado a todos los niños y reducido en gran medida la desnutrición de la población y la mortalidad infantil. Había puesto en marcha programas de alfabetización de mujeres y de prevención del sida y, en su zona de actuación, había reducido al 4 por ciento el índice de transmisión del VIH de madres a hijos (casi la mitad del índice actual en los Estados Unidos). Pocos años antes, cuando Haití sufrió un brote de fiebre tifoidea resistente a los fármacos que se empleaban habitualmente para tratarla, Zanmi Lasante había importado un antibiótico eficaz pero caro, limpiado las redes locales de abastecimiento de agua y detenido el brote en toda la planicie central. En Haití, la tuberculosis seguía matando a más adultos que cualquier otra enfermedad, pero en la zona de actuación de Zanmi Lasante nadie había muerto por esa causa desde 1988.

El dinero para Zanmi Lasante se canalizaba a través de una pequeña organización benéfica fundada por Farmer: Partners In Health,[3] con sede en Boston. Las facturas eran pequeñas para lo acostumbrado en los Estados Unidos. Farmer y su plantilla de profesionales sanitarios de la comunidad trataban a la mayoría de pacientes de tuberculosis en sus cabañas y gastaban entre ciento cincuenta y doscientos dólares en curar un caso sin complicaciones. La misma cura en los Estados Unidos, donde se hospitaliza a la mayor parte de los pacientes de tuberculosis, suele costar entre quince mil y veinte mil dólares.

Mi hospital de Massachusetts trataba a alrededor de ciento setenta y cinco mil pacientes al año y tenía un presupuesto operativo anual de sesenta millones de dólares. En 1999, Zanmi Lasante había tratado más o menos al mismo número de personas, en el complejo médico y en las comunidades, y había gastado alrededor de un millón y medio de dólares, la mitad en forma de medicamentos donados. Parte del efectivo provenía de subvenciones, pero la mayoría venía de donaciones privadas; la más cuantiosa, de un constructor de Boston llamado Tom White, que había entregado varios millones a lo largo de los años. Farmer también contribuía, aunque no sabía exactamente el importe.

Conocí los datos logísticos de la vida de Farmer solo de manera gradual, por lo que no me parecieron tan sorprendentes hasta que los sumé todos. En 1993, la Fundación MacArthur le había concedido una de sus llamadas «subvenciones para genios», de unos doscientos veinte mil dólares en este caso. Farmer había donado el importe íntegro a Partners In Health para crear una rama de investigación en la organización: Institute for Health and Social

---

[3] Socios en Salud.

Justice,[4] lo llamó. Ganaba alrededor de ciento veinticinco mil dólares al año en Harvard y el Brigham, pero nunca vio los cheques ni los honorarios y regalías, en ambos casos cantidades bastante pequeñas, que recibía por sus conferencias y publicaciones. La contable de la sede central de PIH cobraba los cheques, pagaba las facturas de Farmer (y la hipoteca de su madre) y depositaba en tesorería el resto. Un día de 1999, Farmer trató de usar su tarjeta de crédito y, cuando le dijeron que había llegado al límite, llamó a la contable, que le dijo: «Cielo, eres el hombre en bancarrota que más trabaja de todos los que conozco».

Cuando aún estaba soltero, se alojaba en el sótano de la sede central de Partners In Health durante sus estancias en Boston. Hacía cuatro años se había casado con una haitiana, Didi Bertrand. No vio motivo alguno para cambiar su residencia de Boston, pero, cuando nació su hija, en 1998, Didi insistió en que era el momento de mudarse. Desde entonces tenían un piso en Eliot House, en Harvard, que usaban cuando estaban en Boston, lo cual no ocurría muy a menudo. Por aquella época, Didi y su hija, de dos años, estaban pasando una temporada en París, donde Didi estaba terminando sus estudios de Antropología. Varios amigos habían dicho a Farmer que debería pasar más tiempo con ellas. «Pero es que yo no tengo pacientes en París», fue su respuesta.

Era evidente que echaba de menos a su familia. Cuando yo estuve con él en Haití, las llamaba al menos una vez al día, desde la habitación con el teléfono por satélite. En teoría, pasaba cuatro meses en Boston y el resto del año en Cange. En realidad, aquellos periodos estaban salpicados de viajes a sitios en los que sí tenía pacientes. Algunos años atrás, había recibido una carta de American Airlines en la que le invitaban a formar parte de su club del millón de millas. Desde entonces, había recorrido al menos dos millones de millas más.

Tenía una casita en Cange, lo más parecido a un hogar que había en su vida, colgada en una colina al otro lado de la carretera, frente al complejo médico. Era una *ti kay* modificada, una

---

[4] Instituto para la Salud y la Justicia Social.

réplica del mejor tipo de casa campesina, con techo de metal y suelos de hormigón y la característica excepcional de tener cuarto de baño, aunque sin agua caliente. Muchas veces, al mirar hacia el interior de la casa, yo veía que la cama estaba sin deshacer. Me dijo que dormía unas cuatro horas cada noche, pero pocos días después confesó:

—No puedo dormir. Siempre hay alguien que no recibe tratamiento. No puedo soportarlo.

Poco sueño, sin ahorros, sin la familia cerca, sin agua caliente. Una noche, pocos días después de llegar a Cange, me pregunté en voz alta qué compensación recibía a cambio de aquellas privaciones tan diversas.

—Cuando haces sacrificios —me dijo—, a menos que estés siguiendo alguna regla de forma automática, lo lógico es pensar que estás tratando de aliviar un cierto malestar psíquico. Así, por ejemplo, si yo diera pasos para ser médico de quienes no tienen atención sanitaria, se podría pensar que estoy haciendo un sacrificio, pero también podría verse como una forma de resolver los sentimientos encontrados. —Continuó y la voz le cambió un poco. No estaba enfadado, pero había un cierto tono cortante—. Tengo sentimientos encontrados al respecto de estar vendiendo mis servicios en un mundo en el que hay gente que no puede pagarlos. Puedes tener sentimientos encontrados frente a eso porque es que debes tenerlos. Coma.

Aquella fue para mí una de las primeras de las muchas ocasiones en que presencié el uso que Farmer daba a la palabra «coma» situada al final de una frase. Sustituía la palabra que seguiría a la coma, que era «cabrón». Yo sabía que no me estaba llamando cabrón; nunca haría tal cosa, casi siempre era muy educado. «Coma» iba siempre dirigida a otra gente, a aquellos a quienes no incomodaba el reparto actual de dinero y medicinas en el mundo. Y aquello implicaba, por supuesto, que tú no eras de ese tipo de gente. ¿A que no?

Por las mañanas, seguía a Farmer desde el patio hasta el correo electrónico y luego hasta su consulta, en la planta baja del edificio más nuevo, el Thomas J. White Tuberculosis Center. Tenía títulos colgados de la pared, junto con una fotografía del primer presidente electo de Haití, Jean-Bertrand Aristide (amigo de Farmer desde hacía muchos años), posando con un niño al que Farmer había curado de tuberculosis. Había una camilla de reconocimiento, un panel para ver radiografías, un escritorio y una silla de oficina nueva que el personal le había regalado por Navidad. Todavía tenía un poco de espumillón encima.

Farmer se sienta ante el escritorio.

—¿Cuál es el objetivo ahora?

Me mira. Encojo los hombros.

—Quedarnos aquí. Porque fuera hay gente al acecho. Un comportamiento acechante.

Una multitud de tal vez treinta personas (en cierta ocasión, conté cuarenta) espera en el pasillo, algunas sentadas en bancos, otras paseando. Entra una enfermera con uniforme blanco y dice a Farmer, con indignación:

—Siempre les digo a los pacientes que deben sentarse y no me hacen caso.

Farmer le sonríe y da una palmada al estilo haitiano: el dorso de una mano contra la palma de la otra.

—Esa cruz tenemos que llevar —responde.

La enfermera se marcha, enfadada. Farmer me mira.

—No se puede empatizar mucho con el personal o te arriesgas a no empatizar con los pacientes.

Desde luego, son los pobres, los lisiados, los cojos y los ciegos. Un anciano que sigue un tratamiento para la tuberculosis pulmonar que me recuerda a Ray Charles (es ciego, pero lleva gafas; había dicho que quería gafas, así que Farmer le consiguió un par). Un hombre más joven al que Farmer se refiere como Lazarus, que llegó hace unos meses sobre un somier transportado por sus parientes, devastado por el sida y la tuberculosis, que pesaba cuarenta kilos y ahora estaba en casi setenta, curado de la tuberculosis y con el sida frenado gracias a la medicación. Una joven de aspecto saludable cuyo padre, solo un mes atrás, estaba ahorrando para su ataúd.

Y, por otro lado, una joven de aspecto encantador a la que están tratando por una tuberculosis farmacorresistente, ahora en mitad de una crisis de anemia drepanocítica y gimiendo de dolor.

—Venga, *doudou*. Venga, *cherie* —la arrulla Farmer.

Pide morfina.

Un hombre con gastritis, ya saliendo de la mediana edad. En Haití, me contó Farmer, eso podía significar treinta años, porque el 25 por ciento de los haitianos muere antes de cumplir los cuarenta.

—Es porque aquí hay una situación de casi hambruna —dice Farmer mientras reconoce al paciente—. Este hombre está fuerte. Tal vez en sus años de declive no puede rebuscar tan bien para conseguir comida o tal vez esté intentando alimentar a otra persona.

Pide para él suplementos alimenticios.

Un chico de dieciséis años demasiado débil para caminar, que solo pesa veintisiete kilos. Farmer le diagnostica una úlcera.

—Su cuerpo se le ha acostumbrado a la inanición. Lo vamos a poner en forma. —Farmer levanta un bote del suplemento alimenticio Ensure—. Esto es bueno. Le vamos a dar tres botes al día. O sea, le vamos a dar un par de cientos de dólares de Ensure y yo estaré encantadísimo de violar el principio de rentabilidad.

Una mujer diminuta, con pinta de ser bastante anciana, el cuerpo doblado por la cintura en ángulo recto. Mucho antes de que Farmer la conociera, una tuberculosis vertebral le había devorado varios fragmentos de la columna: una enfermedad de fácil curación que se había quedado sin tratar y se había «desatado». Ya no hay nada que se pueda hacer. Ha venido a por dinero, comida y compañía. Farmer se pone de pie cuando entra y la saluda con un *mami mwen*, «mi madre». Se inclina, casi arrodillándose, y ella lo besa en una mejilla, luego en la otra y dice:

—Un hijo siempre se preocupa por su madre.

Farmer le acerca una silla y la anciana se sujeta a ella, aún de pie, con la barbilla apoyada en el asiento, y se queda observando mientras él atiende a los siguientes pacientes.

Como en el Brigham, parece resuelto a intimar con ellos tanto como sea posible. Les pide que se sienten en una silla justo a su lado, me imagino que para poder tocarlos con sus manos finas, blancas y de largos dedos. Llama «madre» a las ancianas, «padre» a los ancianos. Muchos le traen regalos. Leche en una botella verde con una mazorca de maíz por tapón.

—*Oh, cheri! Mesi anpil, anpil!*

«¡Muchas, muchas gracias!», agradece Farmer. Sonríe y, con la mirada fija en la botella, sobre su mesa, añade en inglés:

—Leche de vaca sin pasteurizar en una botella sucia. No veo la hora de bebérmela. —Se vuelve hacia mí—. Es tan horrible que hasta habría que alegrarse.

Alzo la vista. Una mujer en avanzado estado de gestación se abre camino dificultosamente, dejando atrás a la enfermera, hasta la puerta de la consulta. Es seropositiva y viene a recibir profilaxis con isoniacida, al haber estado expuesta también a la tuberculosis. Además, necesita dinero para comida; su marido ha muerto. Eleva mucho la voz y exclama con júbilo:

—¡Aquí sois todos mis maridos!

Luego entra un chico joven.

—¿*Doktè* Paul? Vine porque estaba enfermo. Ahora estoy mucho mejor. Me gustaría que me hicieran una fotografía.

En la pared que hay junto a su mesa, Farmer ha pegado con cinta adhesiva tres folios de papel amarillo, con una tarea por cumplir en cada línea y, junto a cada tarea, un recuadro dibujado a mano, un *bwat*, en criollo. He observado que, si cumple una tarea que había olvidado apuntar en la lista, la escribe, dibuja un *bwat* al lado y pone una marca en el recuadro. Con ello parece obtener un placer extremo y debo reconocer que yo también lo siento en parte, de manera totalmente injustificada, cuando dice: «Estamos consiguiendo muchas cosas».

La lista de la pared contiene unos sesenta deberes: montar las diapositivas para próximas charlas, conseguirle a Lazarus una Biblia y un cortaúñas, darle a otro paciente el reloj de pulsera que le compró en el aeropuerto de Miami, obtener muestras de esputo de algunos pacientes con tuberculosis farmacorresistente y llevárselas a Boston para analizarlas. La lista parece hablar de lo que en Boston podría definirse como una práctica médica interesante. La verdad es que es variada. En un punto pone: «Consulta de brujería».

En uno de sus libros, Farmer había escrito que en en el Haití rural se hace una distinción entre creer en la brujería y «las teorías y prácticas conocidas como vudú». Es decir, no todos los campesinos practicaban la religión indígena conocida como vudú, pero casi todos, incluidos los católicos, protestantes y vuduistas, creían en la realidad de la *maji*, la brujería. Para mucha de la gente de Cange, los conjuros lanzados por los enemigos eran la causa última de muchas enfermedades. Y muchos pensaban que Farmer, como todos los buenos sacerdotes vuduistas, sabía combatirlos con *maji*.

Un campesino de la zona me dijo, hablando de Farmer: «Dios otorga un don a cada uno y el suyo es curar». Una vez, en una ceremonia pública, un antiguo paciente se puso en pie y declaró: «Creo que es un dios». También se decía por Cange, a menudo entre susurros: «El *doktè* Paul trabaja con las dos manos»; es decir, con la ciencia y con la magia necesaria para quitar los sortilegios. La mayoría de los elogios parecía incomodar y divertir a Farmer, pero este último, me explicó, tiene una parte dolorosa:

—Los haitianos creen en la brujería porque su cultura ha evolucionado en ausencia de una medicina eficaz. Así que claro que creen en la brujería, en enfermedades que alguien les ha enviado. ¿Por qué, si no, iba alguien a caer en coma? Y cuando alguien está muy enfermo y la gente está acostumbrada a ver a otros morir con los mismos síntomas, le das medicamentos y se recupera rápidamente, la gente piensa. Y luego empieza a hablar.

Según su experiencia, los haitianos reciben la medicina eficaz con los brazos abiertos. Tiene decenas de sacerdotes vuduistas entre sus pacientes y, de ellos, algunos hacen prácticamente de trabajadores sanitarios de la comunidad y le traen a parroquianos enfermos.

La brujería es, en el fondo, la forma que tienen los haitianos de explicar el sufrimiento, pero las propias acusaciones de esta práctica pueden causar sufrimiento. Ahora entra en la consulta de Farmer una mujer de edad avanzada. Ella es la paciente de la consulta de brujería. El otro día, en el patio, Farmer vio a su hijo en el patio, alicaído, y le preguntó qué le pasaba. «Mi madre me odia», dijo. Y es cierto: la madre cree que su hijo ha «enviado» la enfermedad que ha matado a otro hijo. Cuando se sienta junto a Farmer y este empieza a decirle, no que la brujería no existe, sino que él sabe que la brujería no ha tenido nada que ver en ese caso, ella levanta la barbilla y gira la cara. Poco a poco, se va relajando. Pero seguramente tardará meses en reconciliarse del todo con el hijo que ha sobrevivido. Cuando se marcha, Farmer dice que siente «un 86 por ciento de diversión». Y yo supongo que eso significa que hay un 14 por ciento de tristeza.

La mujer había insistido en que su hijo había «vendido» a su hermano y empleó para ello la palabra en criollo que en el pasado se aplicaba a los esclavos. (Las creencias haitianas en la brujería se inspiraron tal vez, en parte, en los propios miedos de los amos de los esclavos, originados quizá por el sentimiento de culpa. «Muchísimas creencias y prácticas de la magia haitiana proceden de Normandía, Berry, Picardía o el antiguo Lemosín», escribe el antropólogo Alfred Métraux). Es más, las acusaciones como la de esta mujer siempre parecen surgir de las envidias que suscita la enorme carestía. El hijo acusado vive en una *ti kay* mejor que la de su madre. Lo que al fin y al cabo estaba diciendo ella era que su hijo no se preocupaba por su madre, así que sin duda había sido él quien recurrió a la brujería para matar a su hermano. Este tipo de alegaciones, acusaciones que surgen de las desigualdades económicas, son frecuentes, dice Farmer. Pueden destrozar familias y amistades.

—Cuando me di cuenta de aquello, pensé: «¡Hay que ver! No basta con que los destroce todo lo demás; los haitianos también son increíblemente receptivos a resultar heridos por las palabras».

Tras unos cuantos días en Cange con Farmer, llegué a esperar de verdad aquellos discursos interpretativos. Farmer los llamaba «narrar Haití». No quiero exagerar esa tendencia suya. Era capaz de mantener silencios cómodos (de hecho, a menudo parecía preferirlos a hablar) y cultivaba la conversación poco profunda al menos con la misma frecuencia que el proselitismo. Además, yo estaba tratando de pillarle el truco a su cosmología, así que lo animaba e incluso, a veces, le insistía para que me narrara Haití. Cuando se ponía a ello, no obstante, todo lo que nos rodeaba se convertía en motivo para elaborar una moraleja sobre el sufrimiento de los pobres de Haití, lo que en ocasiones también nos servía de lección sobre el sufrimiento de los pobres del mundo. A veces se detenía para buscar una reacción: «¿Lo pillas?».

Y para mí, a menudo, el problema era que internamente no podía pergeñar una respuesta suficiente. Me apenaba que tantos niños haitianos siguieran muriendo de sarampión —aunque no en la zona de actuación de Zanmi Lasante—, pero también sabía que jamás podría sentir tanta lástima como para satisfacerlo. Al final acababa molesto con Farmer durante un rato, del modo en que alguien se molesta con otra persona cuando esta le hace sentirse desmerecido.

Los días y las noches se iban amontonando. A Farmer le gustaba decir a sus alumnos que, para ser un buen médico, jamás hay que hacer saber a los pacientes que tú también tienes problemas o que tienes prisa. «¡Y estos detalles tan pequeños resultan muy gratificantes!». Por supuesto, aquello significaba que algunos pacientes tenían que esperar casi un día entero para verlo y que él rara vez se iba de la consulta antes de que anocheciera.

A través de las persianas de listones, por encima de su mesa, veo las estrellas titilar en la cálida noche. Un joven de expresión triste se sienta junto a Farmer y se queda mirándose los pies, enfundados en unas zapatillas de correr hechas trizas, abiertas por los talones. Se llama Ti Ofa. Tiene sida. Cuando tiene turno en el Brigham, Farmer dirige el servicio de sida del hospital y atiende el caso de Ti Ofa como habría hecho en Boston: tratando las diversas infecciones oportunistas con antibacterianos, hasta que las infecciones se hacen crónicas. Zanmi Lasante no tiene los recursos para medir las concentraciones víricas ni el número de CD4, pero, por su dilatada experiencia, Farmer sabe que el virus está a punto de iniciar su desenlace con Ti Ofa, su fase más devastadora.

—Me da vergüenza —dice Ti Ofa.

—Todo el mundo puede pillarlo, ya te lo he dicho —responde Farmer.

Abre un cajón de su escritorio y saca un frasco grande de plástico. Contiene indinavir, uno de los nuevos inhibidores de la proteasa que se utilizan para tratar el sida.

Nadie más, en estos momentos, está tratando a los pobres de Haití con los nuevos fármacos antirretrovirales. De hecho, casi nadie de ningún país pobre está tratando a los pobres que padecen la enfermedad. Incluso algunos de los amigos de Farmer en el centro médico haitiano le han dicho que está loco por tratar el sida de esa forma en Cange y, sin duda, muchos expertos en salud internacional estarían de acuerdo. Dejando a un lado el resto de objeciones, los nuevos fármacos contra el sida costarían a Zanmi Lasante unos cinco mil dólares al año por paciente. Sin embargo, Farmer ha empezado a administrar un tratamiento triple a algunos pacientes. Hace unos meses, dio una charla a un grupo de Massachusetts llamado Cambridge Cares About AIDS.[5] «Cambridge Cares About AIDS, os llamáis —les dijo—. Pues vuestra preocupación no es suficiente ni de lejos». Dudó de si se habría pasado, pero después, en respuesta a su sugerencia, los trabajadores sanitarios que había entre el público y otros asistentes que tenían sida reunieron un montón de fármacos sin usar y Farmer acabó con suficientes para tratar a unos cuantos pacientes más aquí, en Cange. Pretende reducir esas cifras, afirma. Él y sus colegas de Massachusetts están preparando unas propuestas de subvenciones para conseguir un suministro mayor y más fiable. Encontrarán el dinero, me ha dicho. «Por supuesto que encontraremos el dinero».

Sostiene en alto el preciado frasco para que Ti Ofa lo vea. Lo agita y las píldoras tintinean en su interior. Le dice a Ti Ofa que va a empezar a tratarlo con ese fármaco y con otros dos. No van a eliminar el VIH de su cuerpo, explica, pero sí acabarán con los síntomas y, si tiene suerte, le dejarán vivir los mismos años que si nunca hubiera pillado el virus. Solo tiene que prometer que no se saltará nunca una dosis.

Ti Ofa dice que no, pero sigue mirándose los zapatos. Farmer se inclina más hacia él.

—No quiero que te desanimes.

---

[5] Literalmente, «Cambridge se preocupa por el sida».

Ti Ofa alza la mirada.

—Solo hablar con usted ya me hace sentir mejor. Ahora ya sé que esta noche podré dormir.

Quiere hablar y supongo que sabe que puede hacerlo sin problemas.

—Mi situación es muy mala. Me duele siempre la cabeza porque vivo en una casa llena de gente. Solo tenemos una cama y dejo que mis hijos duerman en ella, así que yo tengo que dormir debajo de la cama, se me olvida y me golpeo la cabeza cuando me levanto. No me olvido de lo que ha hecho por mí, *doktè* Paul. Cuando estaba enfermo y nadie quería tocarme, usted venía a sentarse junto a mi cama y me ponía la mano en la cabeza. En el pueblo tuvieron que atar a los perros porque usted iba tardísimo de un lado a otro para ver a los enfermos. —Y añade—: Me gustaría regalarle un pollo o un cerdo.

Por lo general, la piel de Farmer es pálida, con un asomo de pecas por debajo. Ahora se enrojece al instante, desde la base del cuello hasta la frente.

—Ya me has regalado muchas cosas. ¡Basta!

Ti Ofa sonríe.

—Esta noche voy a dormir bien.

—Muy bien, *neg pa* —(«hombre mío»), dice Farmer.

Luego llega el momento de las rondas; primero bajando los senderos hasta el hospital a la luz de la linterna, luego por el ala principal, tenuemente iluminada, donde las camas están ocupadas por adultos, y finalmente, con inquietud, hasta el pabellón infantil, en la planta de arriba, donde siempre parece haber un bebé con las extremidades como palos, el vientre hinchado, el pelo rojizo por el *kwashiorkor*, una forma de desnutrición. Solo hace más o menos una semana, la primera mañana de su regreso a Cange, Farmer había perdido a un bebé por meningitis, en su espantosa presentación como púrpura fulminante: los vasos sanguíneos pequeños vierten en la piel del bebé y crean una erupción de manchas púrpura. Y, pocos días después, otro bebé, de fuera de la zona de actuación de Zanmi Lasante, murió de tétanos.

Farmer se detiene junto a la cuna de una niñita con los brazos inútiles y el torso hinchado por un derrame pleural, causado por una tuberculosis extrapulmonar. Está echada de costado. Él se acerca, le acaricia el hombro y le dice suavemente, casi cantando, en inglés:

—Michela quiere rendirse, pero no vamos a dejarla, ¿a que no? No, no vamos a dejarla.

Después vuelve a subir la colina, hacia el hospital de tuberculosos; se guarda esta visita para el final, dice, porque justo ahora todos los que están allí arriba están mejorando. La mayoría de los pacientes se han reunido en una sala y están sentados en las camas, mirando un partido de fútbol en una pantalla de televisión llena de ondas y puntos blancos.

—¡Mira a los burgueses delante de la tele! —exclama Farmer.

Los pacientes ríen. Uno de los jóvenes lo mira.

—No, *doktè* Paul; burgueses, no. Si fuéramos burgueses, tendríamos una antena.

—Esto me anima —dice Farmer al salir—. No va todo mal. Estamos fallando en setenta y un niveles, pero no en uno o dos.

Luego toca volver a bajar la colina, salir por la puerta y cruzar la Nacional 3 hasta su casa.

En la planicie central, sin electricidad en su mayor parte, la noche es inmensa. Los gallos cacarean (aquí cacarean a todas horas) y un viento cálido hace crujir las hojas de los árboles que rodean el pequeño patio de Farmer, iluminado por baterías. Parece la cabina de un barquito en el mar, un recinto acogedor, en el que Farmer se sienta a trabajar en sus charlas y solicitudes de subvenciones, con la ayuda de un joven miembro de Partners In Health que le han enviado desde Boston para tal fin.

Tiene una pila enorme de estudios médicos en el regazo. Al cabo de un rato, los aparta.

—No tengo ganas de esto, tíos.

Me lleva a darles una vuelta a sus terrenos. Está claro que un huésped como está mandado tiene que acompañarlo.

—Esto se llama hortitortura —dice.

Recita los nombres de los árboles, enredaderas, arbustos y flores que ha ido plantando a lo largo de los años. Cuento alrededor de cuarenta especies distintas. Finalmente, bajo la luz tenue procedente del patio, estudia un helecho que acaba de brotar.

—Vibrante, feliz y sano. Justo como debería ser un paciente.

La palabra «paciente» es como un timbre. Vuelve a trabajar en la pila de estudios clínicos. Minutos más tarde, Ti Jean, el jefe de mantenimiento de Zanmi Lasante, surge de la oscuridad y lo llama para que vuelva al otro lado de la Nacional 3.

En una cama junto a la puerta del hospital hay tumbada una niña de trece años, recién llegada en burro-ambulancia, que no para de gemir. A su lado hay dos jóvenes médicos haitianos (uno de ellos no es más que un residente), con los ojos entrecerrados y los labios fruncidos mientras Farmer da unas palmadas al modo haitiano y dice:

—*Dokté-m yo, doktè-m yo, sa k'ap pase-n?* («doctores, doctores, ¿qué les pasa?»).

Su voz suena quejumbrosa, no enfadada, cuando los sermonea: no se administra un antibiótico a una persona con meningitis hasta que se le ha hecho una punción lumbar para saber qué variedad de meningitis tiene y, por lo tanto, qué fármaco va a funcionar.

Se encarga él mismo de la tarea mientras los médicos jóvenes miran y sujetan a la niña.

—Se me dan muy bien las punciones lumbares —me ha dicho.

Lo parece, desde luego, y además es zurdo, y, en mi opinión, los zurdos en el trabajo siempre han sido hábiles. Las venas de su delgado cuello sobresalen mientras introduce cuidadosamente la aguja. La niña profiere unos gritos salvajes:

—*Life-m mal, mwen grangou!*

Farmer alza la mirada y, por un momento, vuelve a narrar Haití.

—Está gritando: «¡Me duele, tengo hambre!». ¿Te lo puedes creer? Haití es el único sitio en el que una niña gritaría que tiene hambre durante una punción lumbar.

04

Poco después de mi llegada a Cange para visitarlo, Farmer dijo que iba a ser mi Virgilio aquí. Creo que, cuando llegó a Haití, vio en casi toda la gente a un posible sujeto de educación o de reeducación. Ningún otro país del mundo se ha visto sometido a tantos «comentarios estúpidos», dijo, y habría resultado difícil rebatirlo, dado el hecho de que, por ejemplo, el nombre de la religión indígena de Haití se convirtió hace ya mucho en sinónimo de ideas descabelladas y de algo totalmente escabroso.

A Farmer le gustaba contar una historia sobre su propia educación en Haití, sobre la relación entre la medicina y las creencias en la brujería. En 1988, una mujer de la zona de actuación de Zanmi Lasante había muerto de tuberculosis mientras él estaba en Boston recuperándose de una grave fractura de pierna. Cuando volvió a Cange, varios trabajadores le dijeron que la mujer no habría muerto de haber estado él allí. Para ellos, aquello era un cumplido. Él lo convirtió en motivo de remordimiento. Quería un sistema médico que funcionara en su ausencia. Dio trabajo en Zanmi Lasante a todos los miembros de la familia de la mujer y convocó una serie de reuniones de personal para determinar qué era lo que no funcionaba bien en su forma de tratar la tuberculosis.

El personal mantuvo un acalorado debate. Los trabajadores sanitarios de la comunidad de Zanmi Lasante, que vivían entre los campesinos, que hasta hacía poco habían sido también campesinos, hablaron de los impedimentos económicos para el tratamiento y señalaron que, en general, a quienes peor les iba era a los pacientes más pobres, sin duda debido a la malnutrición. Uno de ellos citó un dicho haitiano: «Dar a la gente medicamentos para la tuberculosis y no darle comida es como lavarse las manos y secárselas en la tierra». Pero la mayoría de los profesionales haitianos que había entre el personal (médicos, enfermeros, técnicos) aportaron explicaciones que echaban la culpa a la mentalidad de los pacientes, esas explicaciones que suelen leerse en las revistas médicas. En cuanto se sentían mejor, pero mucho antes de haberse curado, los pacientes dejaban de tomarse las pastillas, decían los profesionales, y ello se debía en parte a que no creían que la tuberculosis viniera de los microbios, sino que sus enemigos se la enviaban por medio de la brujería.

Farmer se sintió intelectualmente dividido. La teoría de los trabajadores sanitarios se correspondía con una descripción del tipo de situación socioeconómica que él denominaba «violencia estructural». Pero también era antropólogo de formación, buen conocedor de la importancia de los tipos de creencias culturales que mencionaban los profesionales. Así que diseñó un estudio. Todavía era alumno de Harvard. El estudio era como una clase que él creó y a la que luego asistió como alumno.

Seleccionó dos grupos de pacientes de tuberculosis. Durante el estudio, ambos recibieron tratamiento gratuito, el mismo que habrían recibido en el Brigham. Pero un grupo recibió también otros servicios, como visitas regulares de los trabajadores sanitarios de la comunidad y un pequeño estipendio mensual en efectivo para comida, cuidado de los niños y transporte hasta Cange. Farmer se recorrió a pie las muchas aldeas de los pacientes para visitarlos a todos en sus cabañas. Tardó varias semanas en hacerlo. «Cien haitianos parlanchines —contó—. No intenten hacer esto en casa». Les preguntó a todos ellos, entre otras cosas, si creían que la tuberculosis se debía a la brujería, y casi todos, en ambos grupos, dijeron que sí. Aun así, cuando llegaron los resultados, los índices de curación de los dos grupos eran radicalmente distintos. De los pacientes que solo habían recibido medicamentos gratis, se había curado un mero 48 por ciento. En cambio, todos los del grupo que recibió los estipendios en efectivo y otros servicios se curaron del todo. El que un paciente creyera que la tuberculosis se debía a los gérmenes o a la brujería no parecía haber supuesto diferencia alguna.

Farmer se quedó sorprendido. «Esperaba tener que tragarme la idea de que lo que la gente tiene en la cabeza afecta a su comportamiento y a los resultados», me dijo. Y estaba desconcertado con las explicaciones, hasta que empezó a entrevistarse de nuevo con los pacientes y visitó a una de sus favoritas, una mujer encantadora, bastante anciana. La primera vez que la entrevistó, más o menos un año antes, se había sentido ligeramente ofendida por sus preguntas sobre la brujería. «Polo, *cheri* —había dicho—, no soy tonta. Ya sé que la tuberculosis viene de la gente que tose gérmenes». Se había tomado todas las medicinas. Se había curado.

Pero ahora, un año después, cuando Farmer volvió a preguntarle por la brujería, respondió que, por supuesto, creía en ella.

—Sé quién me envió la enfermedad y se la voy a devolver —dijo.

—Pero, si crees eso —exclamó él—, ¿por qué te tomaste las medicinas?

La mujer lo miró. Él recordaba una leve sonrisa de compasión. La sonrisa, pensó, de un anciano explicándole algo a un niño (de hecho, solo tenía veintinueve años).

—*Cheri* —dijo—, *eske-w pa ka kon-prann bagay ki pa senp?*

La expresión criolla *pa senp* significa «no sencillo» e implica que una cosa lleva una carga de complejidad, normalmente de tipo mágico. Así que, en una traducción libre, le había dicho a Farmer: «Cielo, ¿eres incapaz de entender la complejidad?».

Y luego, por supuesto, Farmer cayó en la cuenta de que conocía a muchísimos estadounidenses (él mismo entre ellos) que tenían creencias en apariencia contradictorias, como la fe en la medicina y en la oración. Sintió, me dijo, como si estuviera flotando en el aire delante de su paciente, «suspendido por su compasión y confusión».

El estudio supuso para él un mandato: preocuparse más de las circunstancias materiales de sus pacientes que de sus creencias. A partir de aquel momento, todos los pacientes de tuberculosis de la zona de actuación obtuvieron el paquete completo de servicios. Cada uno de ellos siguió recibiendo lo que se llama tratamiento de observación directa, un trabajador sanitario de la comunidad cerca para asegurarse de que el paciente se tomara los medicamentos según lo previsto, y todos recibieron el estipendio mensual en efectivo (el equivalente a unos cinco dólares estadounidenses) para pagar comida extra, cuidado de los hijos y el desplazamiento para una consulta médica mensual en Zanmi Lasante. El programa había dado buenos resultados; de hecho, no podrían haber sido mejores. No habían perdido a un solo paciente en doce años y Farmer no pensaba cambiar ninguna de las reglas.

Hacía poco tiempo, un paciente de tuberculosis de una aldea llamada Morne Michel no se había presentado a la cita mensual con su médico. Por lo tanto (esta era una de las reglas), alguien tenía que ir a buscarlo. Los anales de la salud internacional contienen muchas historias de proyectos con una financiación adecuada que fracasaron debido al «incumplimiento» de los pacientes, que no tomaron todos los medicamentos. Farmer decía: «Los únicos que incumplen son los médicos. Si el paciente no mejora, es culpa tuya. Soluciónalo». Una de las historias favoritas del *doktè* Paul en la aldea de Kay Epin era la de aquella vez, muchos años atrás, en la que Farmer había perseguido a un hombre por un cañaveral, pidiéndole quejumbroso que saliera y le dejara tratarlo. Aún seguía yendo detrás de los pacientes en algunas ocasiones. Para motivar al personal, decía, y para tomarse un respiro de la consulta. Así que iba a ir él mismo a Morne Michel y me iba a llevar consigo.

«Detrás de las montañas hay más montañas». Este dicho parecía describir la ubicación de Morne Michel, el poblado más remoto de todos los que comprendía la zona de actuación de Zanmi Lasante. El día señalado, durante el desayuno, Farmer contó sus intenciones a las mujeres de la cocina.

—¡Oh! —exclamaron.

—¿Morne Michel? —dijo una—. Polo, ¿quieres matar a tu *blan*?

Se refería a mí, claro está. No estaba siendo grosera. Las mujeres de la cocina llamaban *blan* incluso a Farmer; por lo general, lo llamaban *ti blan mwen*, que significaba «mi hombrecillo blanco». Pero un *blan* no ha de tener necesariamente la piel blanca; podría decirse que cada *blan* se vuelve blanco debido a que es un *blan*. El estudiante de Medicina afroamericano que Farmer había traído unos meses atrás, por ejemplo. Alguna gente de Zanmi Lasante se había preguntado si sería hermano de Farmer, y luego otros habían confundido a otro estudiante estadounidense negro de Farmer con el primero y, cuando Farmer se burló por ello, alguien del personal respondió (Farmer juraba que era cierto): «Todos los *blan* os parecéis».

Recorrimos en furgoneta el primer tramo, con Farmer al volante, en dirección sur por la Nacional 3, dejando atrás cabañas de dos habitaciones con techos de metal y pequeños graneros sobre pilotes (construidos, me explicó, para mantener la comida a salvo de los animales, aunque las ratas seguían comiéndose alrededor de un tercio de las cosechas), cerdos y cabras raquíticos y escuálidos perros amarillos. Con una fugaz sonrisa, me contó que los campesinos haitianos tienen muchos dichos: que son los únicos agricultores con unas tierras tan empinadas que se rompen las piernas en los maizales, que sus perros están tan flacos que tienen que apoyarse en los árboles para poder ladrar. Pronto apareció ante nosotros un embalse, un lago de montaña muy por debajo de la carretera. El paisaje era maravilloso: aguas azules entre laderas áridas y escarpadas. Y, visto con los ojos de un campesino, me dijo Farmer, era violento y feo: un lago que había cubierto buenas tierras de labor y arrasado las tierras altas.

Aparcó junto a las ruinas de una pequeña fábrica de cemento. Las plantas crecían desordenadas hasta superar en altura la estructura oxidada. A algo menos de cien metros se alzaba un dique de hormigón. En aquella época, cuando no estaba en Haití, daba muchas charlas, a veces varias en un mismo día, y, en todas las que le oí, hablaba de esa presa. Aparecía en todos los libros que publicó antes de 2000 y en los libros que había ayudado a escribir y editar, así como en muchos de sus artículos para revistas (cuarenta y dos hasta entonces). Como investigador y escritor, Farmer se había esforzado al máximo por aseverar la interconexión de las partes ricas y pobres del mundo, y la presa era su caso práctico favorito.

Tapona el curso del río más largo de Haití, el Artibonito. Se llama presa de Péligre y las aguas que embalsa se conocen como lago de Péligre. Fue diseñada por el Cuerpo de Ingenieros del Ejército estadounidense. Brown & Root, de Texas, entre otros, construyeron la estructura a mediados de los cincuenta, durante el mandato de uno de los dictadores haitianos apoyados por los Estados Unidos, con financiación del Export-Import Bank de ese país. Se anunció como un «proyecto de desarrollo» y no cabe duda de que algunas de las personas que había tras su creación la consideraban un regalo para Haití. Pero no parece que nadie pensara mucho en los campesinos que vivían en el valle que había río arriba.

El proyecto estaba previsto para mejorar los riegos y generar energía. No es que los campesinos de la planicie central no necesitaran ni quisieran una tecnología moderna, dijo Farmer. Pero, como ellos mismos recordaban a menudo, no recibieron electricidad ni agua a cambio de sus tierras. La mayoría, ni siquiera dinero. En realidad, la finalidad de la presa era beneficiar los negocios agrícolas que había río abajo, por entonces propiedad en su mayoría de estadounidenses, y también proporcionar electricidad a Puerto Príncipe, sobre todo a los hogares de la rica élite haitiana, numéricamente ínfima, y a las plantas de montaje extranjeras. Desde la inundación del valle, muchos niños y niñas campesinos de Cange, hijos de los que Farmer llamaba «refugiados del agua», se habían ido de casa en busca de trabajo a la capital, donde cocinaban, limpiaban y cosían muñecos de Mickey Mouse y pelotas de baloncesto, y de los cuales no pocos estaban ahora volviendo a casa con sida.

Cuando Farmer vio por primera vez este trozo de Haití y empezó a escarbar en su historia, los viejos le hablaron largo y tendido sobre los tiempos de antes de que subieran las aguas, cuando las familias vivían en granjas junto al río y todo el mundo tenía suficiente para comer y aún les sobraba algo para vender. Algunos recordaban que se les advirtió de que sus tierras iban a quedar sumergidas. Pero el río siempre había seguido fluyendo; habían ido a mirar la presa mientras se construía y no podían creerse que una simple pared de hormigón pudiera contener su río. Uno de los ancianos de Cange recordaba haber visto subir las aguas y de pronto darse cuenta de que su casa y sus cabras estarían bajo las aguas en cuestión de horas. «Así que cogí a un niño y una cabra y empecé a subir la ladera». Las familias huyeron precipitadamente, acarreando lo que pudieron salvar de su vida anterior, volviéndose cada poco para mirar el agua ahogar sus huertos y superar en altura los troncos de sus mangos. Para la mayoría, no hubo nada que hacer, salvo establecerse en las abruptas colinas circundantes, donde la agricultura significaba erosión y una malnutrición generalizada, que cada año se acercaba más a la hambruna. Durante varios años, hubo lamentos, maldiciones y acaloradas discusiones entre antiguos vecinos que se disputaban la propiedad de las tierras que quedaban.

La situación empeoró. Incluso después de la presa, la mayoría de los campesinos aún conservaba sus cerdos criollos, pequeños y negros, que cuidaban como cuentas bancarias para pagar cosas tales como la matrícula del colegio. Pero a principios de los ochenta también perdieron los cerdos. Alarmados por un brote de fiebre porcina africana en la República Dominicana y temerosos de que ello supusiera una amenaza para el sector porcino estadounidense, los Estados Unidos emprendieron una iniciativa para sacrificar todos los cerdos criollos de Haití. El plan era sustituirlos por cerdos comprados a ganaderos de Iowa. Pero estos eran mucho más delicados, mucho más caros de mantener y alimentar, y no prosperaron. Muchos campesinos acabaron quedándose sin cerdos. Cuando empezó el curso, el año después de la matanza, las matrículas habían disminuido drásticamente por todo el país y en la zona de Cange.

Caminamos por la parte superior de la presa. Las barandillas estaban oxidadas y el hormigón, desconchado. A nuestra derecha, se precipitaban las aguas agitadas del Artibonito; a nuestra izquierda, unas cuantas embarcaciones similares a canoas surcaban las plácidas aguas azules. Parecía casi un complejo turístico tropical. Farmer andaba con rapidez. Una pequeña escolta infantil lo siguió durante un rato. Los lugareños que iban para el otro lado sonreían al verlo y decían:

—*Bonjou, Doc mwen* («buenos días, doctor mío»).

Había nubes, luego sol y luego nubes otra vez, y una brisa suave. Me sentía fuerte y aclamado por una popularidad prestada.

Al otro lado de la presa, un sendero (tierra suelta y piedras) subía ladera arriba. Farmer tenía una hernia de disco por los dieciocho años de recorrer la Nacional 3. La pierna izquierda, reconstruida quirúrgicamente tras haber sido atropellado por un coche en 1988, le salía hacia fuera formando un ligero ángulo (como la pata de cabra de una bicicleta, decía uno de sus hermanos). Tenía tensión alta congénita y asma moderada, que contrajo tras recuperarse de un posible caso de tuberculosis. Pero cuando llegué a la cima de aquella primera colina, sudoroso y jadeante, él estaba sentado en una piedra, escribiendo una carta a un viejo amigo, un donante de Partners In Health cuya esposa había muerto recientemente. Fue la primera de muchas colinas.

Pasamos a niños sonrientes que ascendían los mismos senderos rocosos y abruptos por los que yo tenía que trepar a cuatro patas. Llevaban agua en cubos y jarras de plástico que antes contuvieron cosas como pintura, aceite y anticongelante. Los recipientes llenos debían de pesar la mitad que los niños, y los niños iban descalzos. Pasamos junto a muchas pequeñas plantaciones de mijo, el alimento básico nacional, que parecía crecer de las piedras, no de la tierra, y de bananos, y de vez en cuando de otras especies tropicales; Farmer se detenía para pronunciar el nombre científico y el común (papaya, guanábana, mango), una triste letanía, porque de cada variedad había muchísimos menos de los que debería haber.

En un buen número de los árboles que quedaban en las colinas, y también en las rocas, vi grafitis de contenido político, por lo general garabateados con pintura roja: «Titid» y el número «2001». Eran, respectivamente, el sobrenombre del antiguo presidente Aristide y el año en el que, a juzgar por todos los carteles y grafitis que había visto por Cange, sería reelegido. La política, suponía yo, era una forma que tenían los campesinos haitianos de combatir la desesperanza. Muchos expertos en colaboración de lugares prósperos expresaban de buen grado la desesperanza en nombre de los haitianos, explicaba Farmer. En aquel punto de nuestra ruta, yo también me sentía culpable. Las casas que pasamos por las montañas eran mucho peores que la mayoría de las que había por Cange. Tenían el suelo de tierra y el techo de hojas de banano, que, señaló Farmer, dejaban pasar el agua durante la temporada de lluvias, con lo que los suelos se convertían en barro. Pasamos a un grupo de mujeres que estaban lavando la ropa en el riachuelo de una zanja.

—Es sábado —dijo Farmer—, día de colada. Supongo que el técnico de la lavadora no ha venido.

Los haitianos, decía, son una gente escrupulosa.

—Lo sé. He estado en todos sus recovecos y grietas. Pero se suenan la nariz en la ropa porque no tienen pañuelos, se limpian el culo con hojas y tienen que pedir perdón a sus hijos por no tener suficiente para comer.

—La miseria —respondí.

Pero aquello no era suficiente. Farmer estaba ya en racha.

—Y no creo que lo sepan —dijo—. Hay una frase típica de los LB, la de «son pobres, pero felices». Tienen una sonrisa bonita y buen sentido del humor, sí, pero eso no tiene nada que ver.

Como muchas de sus observaciones, aquella me dio que pensar.

Justo cuando creías que ya le habías cogido el truco a su visión del mundo, te sorprendía. Tenía problemas con grupos que a primera vista podrían haber parecido aliados, que a menudo eran, de hecho, aliados; por ejemplo, esos a los que llamaba «LB» (los liberales blancos, algunos de cuyos portavoces más influyentes eran negros y adinerados). «Me encantan los LB, de verdad que sí. Están de nuestro lado —me había dicho varios días antes, al definir el término—. Pero los LB creen que todos los problemas del mundo pueden arreglarse sin que ello les suponga ningún coste. Nosotros no pensamos así. El sacrificio, el remordimiento e incluso la piedad tienen muchas ventajas. Es lo que nos distingue de las cucarachas».

Seguimos caminando. Observé, al igual que cuando estaba en Cange, que mucha gente que nos encontramos llevaba ropa de los Estados Unidos, zapatillas de deporte de marca que habían conocido días mucho mejores y gorras y camisetas con los logotipos de equipos de deporte profesional y clubes de campo. «Kennedys» era el nombre genérico de aquello. En los años sesenta, me había explicado Farmer, el presidente Kennedy fomentó un programa que enviaba a Haití, entre otras cosas, aceite de motor. Los haitianos intentaron usar el aceite con otros fines, como cocinar, y concluyeron que el regalo era de poca calidad. Desde entonces, el nombre del presidente era aquí sinónimo de artículos de segunda mano y chapuceros. De vez en cuando se veían otro tipo de importaciones que se usaban estrictamente para adornar. En Zanmi Lasante había un joven trabajador que llevaba un sombrero de paja nuevo, de estilo haitiano, sobre el que él o su mujer habían cosido un trozo de tela hecho en casa en el que podía leerse «Nike».

Seguimos adentrándonos cada vez más en las montañas, con Farmer abriendo camino. Hablábamos de delante atrás. Yo iba empapado en sudor. En el cuello de él (su cuello de lápiz, como decían sus amigos) no veía siquiera signos de transpiración. Mucha gente lo saludaba: la mano alzada sin moverse, los dedos agitándose, como las patas de un insecto panza arriba.

—¿Ves cómo saludan los haitianos? ¿No te encanta? ¿Lo pillas? —me preguntó, mientras les devolvía el saludo con el mismo gesto.

El sendero serpenteaba a través de laderas yermas y de escarpados pliegues. Yo pensaba que estaba en buena forma, pero, en la cima de cada colina, Farmer estaba esperándome, sonriendo y excusándome cuando me disculpaba: era catorce años mayor, no estaba acostumbrado al clima.

Normalmente, el viaje de ida hasta Morne Michel le llevaba dos horas. Unas tres horas después de haber salido, llegamos a la cabaña del paciente que no seguía el tratamiento, otra choza hecha de madera de palmera mal aserrada, con el techo de hojas de banano y un fuego para cocinar del tipo que los haitianos llaman «tres piedras».

Farmer preguntó al paciente, un hombre joven, si es que no le gustaban sus medicamentos para la tuberculosis.

—¿Está de broma? —respondió—. No estaría aquí si no fuera por ellos.

Resultó que le habían dado unas instrucciones poco claras la última vez que estuvo en Cange y no había recibido el estipendio habitual en efectivo. Sin embargo, no se había saltado ninguna dosis de los fármacos para la tuberculosis. Buenas noticias para

Farmer. Misión cumplida. Se aseguraría de que la cura del paciente no se interrumpiera.

Emprendimos el camino de vuelta. Yo iba resbalándome y deslizándome por los senderos, detrás de Farmer.

—Hay quien diría que esto no justifica un pateo de cinco horas —dijo, por encima del hombro—. Pero todo lo que se invierta en asegurarse de que la cosa funciona es poco.

—Desde luego —respondí—. Pero hay quien preguntaría: «¿Cómo puedes esperar que otros repitan lo que estás haciendo aquí?». ¿Qué responderías a eso?

Se dio la vuelta y, con una sonrisa encantadora, dijo:

—Que te den por culo.

De inmediato, con voz estentórea, se corrigió:

—No. Diría: «El objetivo es inculcar en médicos y enfermeros el espíritu de dedicarse a los pacientes y, sobre todo, de abordar la tuberculosis pensando siempre en los resultados. —Sonreía y tenía el rostro iluminado. En aquel momento parecía muy joven—. En otras palabras, «que te den por culo».

Reemprendimos el camino y Farmer iba diciendo por encima del hombro:

—Y si hay que hacer un pateo de cinco horas o dar leche, cortaúñas, uvas pasas, radios o relojes a los pacientes, pues se hace. En Nueva York podemos gastarnos sesenta y ocho mil dólares por cada paciente de tuberculosis, pero, si aquí empiezas a regalar radios o relojes a los pacientes, de pronto la comunidad sanitaria internacional se te tira al cuello por crear proyectos «no sostenibles». Si un paciente dice que de verdad necesita una Biblia o un cortaúñas, pues, bueno, ¡por el amor de Dios!

Yo estaba bajando a gatas otra pendiente pronunciada cuando oí, desde un bosquecillo que había abajo, un escándalo: gritos, luego una breve calma y luego gritos otra vez. Al cabo de pocos minutos, apareció ante nuestros ojos un corral para peleas de gallos, enteramente rodeado por varias filas de hombres con sombreros de paja y pantalones y camisetas hechos harapos, calzados con zapatillas rotas, chanclas, viejos zapatos marrones de vestir sin cordones. En la periferia había un par de vendedores de comida haciéndose la competencia y dos hombres que habían montado partidas de *zo* (un tablero y una cosa parecida a una tetera victoriana para agitar los dados). También había mujeres en los bordes de la multitud. Hicieron sitio a Farmer en la barandilla y se acercó a mirar unos instantes. Los gallos se movían en círculos. De pronto uno atacó, batiendo las alas, y Farmer se giró y se marchó.

Fue hasta el borde de la arboleda, donde de pronto se materializaron un par de sillas, metálicas con asientos de escay rotos, una roja y otra azul. Siempre pasaba lo mismo en el campo cuando iba con Farmer: aparecían sillas, una para el *doktè* Paul y otra para su *blan*. Nos sentamos. Al instante estábamos rodeados. De mujeres, diez o más: mujeres con aspecto de ancianas, preciosas jóvenes con vestidos veraniegos y un tirante roto. Una mujer de mediana edad, guapa de cara, pero a la que faltaban algunos dientes de delante, se apoyó en un árbol y se puso a hablar en voz baja con Farmer. Las otras se quedaron de pie junto a otros árboles o se sentaron cerca, en el suelo, algunas hablando también con él de vez en cuando. Una mujer le estaba contando que necesitaban otro trabajador sanitario de la comunidad allí arriba, pero sobre todo estaban, simplemente, pasando el rato. ¿Hay algún concepto más extendido que el de que la gente rural es lacónica y hay algún lugar rural en alguna parte del mundo cuya gente sea de verdad así?

Yo estaba agotado y tenía la ropa totalmente empapada. Mi mente divagaba. Pensé en las sillas en las que estábamos sentados (desechadas, imaginé, al renovar el mobiliario de alguna oficina de Minneapolis o Miami) y el largo camino que habrían recorrido hasta llegar aquí. Creía saber por qué las mujeres estaban haciendo caso omiso del deporte nacional de los sábados para reunirse alrededor de Farmer y charlar de aquella forma tan inconexa, en voz baja y con un tono musical y pausado. Algunos años atrás, Farmer había sumado a su programa médico en expansión un proyecto sanitario solo para mujeres y, al no disponer de ginecólogo entre su personal, había hecho él mismo un pequeño estudio de la especialidad y durante un tiempo estuvo ejerciéndola allí. Seguramente, habría sido el primero en hacer una exploración pélvica a varias de aquellas mujeres, en hablar con ellas sobre control de la natalidad y en ofrecerles métodos para ponerlo en práctica, si lo deseaban. Los gritos y chillidos procedentes del corral parecían ir en aumento, pero sonaban muy lejanos. Sentí como si pudiera quedarme dormido, como si ya lo hubiera hecho, envuelto en feminidad.

El resto del camino de vuelta fue sobre todo cuesta abajo, pero aún había que subir algunas pendientes. Volví a quedarme rezagado en otra quebrada y, como siempre, encontré a Farmer esperándome. Estaba de pie en el borde de un risco, con la mirada en la lejanía. Me acerqué a él. Desde allí, la vista era inmensa. Cortinas de lluvia y nubes y trazos de sol barrían las montañas amarillas que teníamos enfrente y las montañas amarillas que había tras aquellas montañas y sobre el lago de Péligre. Me di cuenta de que, antes de aquel día, esa misma escena me habría parecido pintoresca. Así que tal vez había aprendido algo. No lo suficiente para alcanzar el nivel de Farmer, sospechaba. Lo que él pretendía hacer con el mundo, yo incluido, no era educarlo: era transformarlo.

Le ofrecí un caramelo ligeramente húmedo que llevaba en el bolsillo.

—¡Piña! Que, como sabes, son mis favoritos —dijo mientras lo cogía, y volvió a la contemplación.

Estaba con la vista perdida en las aguas embalsadas del Artibonito. Se extendían hacia el este y el oeste y desaparecían de la vista entre las montañas. Desde donde nos encontrábamos, la cantidad de tierra inundada por el pantano parecía inmensa.

—Para entender Rusia, para entender Cuba, la República Dominicana, Boston, la política de identidades, Sri Lanka y los caramelos de frutas, hay que venirse a la cima de esta colina —dijo, sin apartar la mirada del paisaje.

La lista, claramente, era jocosa, al igual que su tono de voz. Pero a mí me dio la sensación de que había dicho algo importante. Creí entenderlo, en términos generales. Aquel paisaje de tierras de labor anegadas, el resultado de una presa que había convertido a sus pacientes en los más pobres entre los pobres, era un prisma sobre el mundo. Su prisma. Al mirar a través de él, se empezaba a ver a los miles de millones de empobrecidos del mundo y las muchas causas interrelacionadas de su miseria. En cualquier caso, Farmer parecía creer que yo sabía exactamente a qué se refería y me di cuenta, con cierta irritación, de que en aquel preciso instante no me atreví a decir nada por miedo a decepcionarle.

PARTE II

LOS TECHOS DE HOJALATA DE CANGE

05

Era imposible pasar un tiempo con Farmer, el que fuera, y no preguntarse cómo había llegado a elegir aquella vida. Hice una pequeña investigación en el sitio habitual.

Sus padres procedían del oeste de Massachusetts. Nació en la ya envejecida ciudad fabril de North Adams en 1959, el segundo de seis hijos: tres niños y tres niñas. Su madre, Ginny, era hija de un granjero. Dejó pronto los estudios para casarse. Resultaba muy fácil reconocerla en él: era bastante alta y esbelta y tenían exactamente la misma nariz y la misma tendencia a ruborizarse.

El padre de Farmer, Paul, era un hombre alto, de casi un metro noventa de estatura y entre cien y ciento veinte kilos de peso. Era un deportista excelente y ferozmente competitivo, conocido como «el Codos» por quienes jugaban con él al baloncesto. Años más tarde, sus hijas más jóvenes lo rebautizaron «el Alguacil», por su actitud estricta: nada de maquillaje, novios ni trasnochar. Era un hombre incansable. Tenía un trabajo fijo de viajante en Massachusetts, pero un amigo le dijo que podía ganar un buen dinero de comercial en Alabama, al sur: «Alabama es un gigante dormido». En 1966, el Alguacil se llevó a su creciente familia al sur, a Birmingham.

Vistos en retrospectiva, los años pasados en Alabama fueron felices para Ginny. Andaban escasos de mobiliario, pero vivían en una casa de verdad y se compraron una lavadora automática, la primera que tuvo. El Alguacil también se las arregló para conseguir vacaciones familiares baratas comprando un gran autobús en una subasta pública. Aquel autobús, curiosamente, había sido antes una clínica de tuberculosis ambulante y, para dar cabida a un aparato de rayos X, se le había añadido una protuberancia en forma de torrecilla en el techo. La marca del autobús era Blue Bird. La «Posada Blue Bird», lo llamaban los Farmer. Mientras tanto, Paul hijo (P. J. o Pel para su familia) iba floreciendo. Sus hermanas lo recuerdan como un chaval flacucho, intenso en sus enfados y en sus afectos. «Y además —añadían— tenía muy buena cabeza». La junta directiva de su escuela primaria lo puso en una clase para niños dotados y con talento. En cuarto curso, fundó un club de herpetología. Invitó a todos sus compañeros de clase a su casa para la primera reunión y pidió a Ginny que preparara cuadrados de Rice Krispies.[1] No apareció ninguno de sus compañeros y él se quedó callado un rato, señal clara, para su hermana mayor, de que estaba disgustado. Pero la familia acabó convirtiéndose a todos los efectos en el club, de asistencia obligatoria en virtud de un decreto del Alguacil. Se reunían en el salón. P. J. se disfrazaba con un albornoz e iba señalando con un palo los dibujos a carboncillo que hacía de reptiles y anfibios; incluso sus hermanos tuvieron que reconocer que los dibujos eran bonitos. Disertaba sobre la dieta, la reproducción, la vida media, las interesantes y curiosas características de los animales. Siempre anunciaba cada especie con su nombre científico. Una hermana recuerda haber pensado: «Tendríamos que zurrarle e irnos fuera a jugar». Pero, al cabo del tiempo, ella y los demás empezaron a interesarse y a hacer preguntas.

Sus dos abuelas eran católicas devotas; su familia iba a misa y él pasó por los ritos de la primera comunión y la confirmación, y llegó incluso a ser monaguillo un tiempo, pero no se sentía muy comprometido. «Era superficial —recordaría más tarde—, aunque la misa en sí me gustaba, y todavía me gusta. Pero no era ni de lejos tan apasionante como las cosas que estaba leyendo». Los padres de unos compañeros de su clase para niños dotados y con talento tenían una librería y, cuando Paul rondaba los once años, le regalaron un ejemplar de la trilogía de *El señor de los anillos*, de

---

[1] Aperitivos dulces, muy típicos en los Estados Unidos, que se elaboran con cereales de desayuno, mantequilla o margarina y malvaviscos, aunque admiten otras variantes.

J. R. R. Tolkien. Se la leyó entera en un par de días y empezó a releerla de inmediato. Luego llevó el libro a la biblioteca pública y le dijo a la mujer del mostrador: «Quiero más libros como este». Ella le dio un puñado de novelas fantásticas, que él devolvió. «No, esto no es». La cosa siguió durante un tiempo, hasta que por fin, un día, la bibliotecaria (sin duda, con ciertos recelos, pues el niño solo tenía once años) le dio un ejemplar de *Guerra y paz*. «¡Esto sí! —dijo a la bibliotecaria más o menos una semana después—. ¡Esto es justo igual que *El señor de los anillos*!». Varios años más tarde, diría: «A ver, es que ¿qué podía ser más religioso que *El señor de los anillos* y *Guerra y paz*?».

El trabajo de comercial en Alabama decepcionó al Alguacil, que se pasó a la enseñanza. Pero el ambiente de Birmingham de finales de los sesenta no era, a juicio de los preocupados padres, seguro para los niños. El Alguacil encontró trabajo en una escuela pública de Florida y, así, un día de 1971 la familia metió sus pertenencias en la Posada Blue Bird, todo lo que cupo dentro. El Alguacil, Ginny y los niños se afanaron por meter la lavadora en el autobús, pero no cabía por las puertas laterales. Uno de los recuerdos más vívidos de Farmer era del momento en el que se alejaban de su casa de alquiler en Birmingham. Contempló a su bella y joven madre mirar tristemente, por las ventanas traseras del autobús, la lavadora, blanca entre los trozos de carbón que ensuciaban el patio trasero. Sería su última lavadora durante muchos años. Se dirigían a Brooksville, una pequeña ciudad al norte de Tampa, cerca del golfo de México

La hermana mayor de Farmer recordaba recorrer en la Posada Blue Bird la calle más elegante de la ciudad, flanqueada de árboles engalanados con musgo español y casas con pórticos de los de antes de la guerra de Secesión, y al Alguacil, sentado al volante del autobús, diciendo: «Tendremos una casa como esas». De momento, sin embargo, siguieron conduciendo hasta el *camping* Brentwood Lake, un parque de caravanas situado junto a un bosque de pinos. El Alguacil debía de estar preocupado. Se acercó hasta la recepción del *camping* y o bien se olvidó de la torrecilla del techo, o bien no vio los cables del tendido eléctrico. En cualquier caso, la torrecilla enganchó los cables y se los llevó por delante.

Una vez solucionado el lío, el Alguacil encontró un bloque de hormigón que sirviera de escalón de acceso y se instalaron. Ginny encontró trabajo de cajera en un supermercado Winn-Dixie y aprendió a manejar la caja registradora mientras sonreía a los clientes y accionaba el pedal que movía la cinta. Aquella cajera del Winn-Dixie leía *Llanto por la tierra amada* a sus hijos por la noche y, años después, fue al Smith College y se sacó una licenciatura. «Mi madre es como la Virgen María, pero sin lo de virgen —decía una de las hermanas de Farmer—. Amorosa, tierna, no te juzga. Siempre era la más tranquila». Ginny recordaría, años después, que le habría gustado hacer frente a su marido y desafiarlo más a menudo, pero que la suya era la época de la esposa solícita y que, además, «con Paul Farmer no se discutía y punto». «Sabíamos que nos quería», decía también.

En la torrecilla, el Alguacil había construido una litera de tres camas para los niños. La de P. J. era la de arriba. Se tumbaba allí a leer y a hacer los deberes mientras, abajo, su hermano Jeff practicaba la batería y, de vez en cuando, declaraba: «Y ahora viene el ritmo Krupa». P. J. sobresalía en los estudios, no obstante. Decía que tenía algunas ventajas. El tipo de padre que consideraba razonable alojar a su familia en un autobús también era el mismo que no veía motivo alguno por el que P. J. no pudiera tener un gran acuario en su interior. Farmer insistía en que, en realidad, nunca tuvo la sensación de haber pasado estrecheces en su infancia, aunque sí que reconocía que «fue bastante extraña». Recordaba haber vuelto al *camping* en el autobús del colegio y que un compañero afroamericano le preguntara: «¿Vives ahí?». Pasaron cinco años en el *camping* y se iban de viaje en el autobús.

El Alguacil no llegó a arreglar nunca bien del todo el cableado del vehículo y, cada vez que aparcaban en un *camping* y se conectaban a una toma de corriente, había una posibilidad del 50 por ciento de que quien se encargara de hacerlo introdujera mal el enchufe, invirtiera la polaridad y se llevara una desagradable descarga. Los niños protestaban: «¡La última vez lo hice yo!». No parece que el Alguacil hubiera pensado en poner unas indicaciones en el enchufe, tal vez porque nunca se encargó de introducirlo él mismo. Estaba demasiado ocupado con otras tareas, me contaría después Ginny con una sonrisa. Una vez, en mitad de una tormenta, volviendo de un viaje a Massachusetts por una carretera interestatal, se estropeó el accesorio improvisado para remolcar el coche que llevaba en la parte posterior. La Posada Blue Bird se salió de la carretera, cayó por un terraplén muy empinado y aterrizó sobre el techo. La torrecilla impidió que el autobús siguiera dando vueltas. Fue un milagro que nadie resultara herido de gravedad, pero el Alguacil tardó varios meses en reparar, más o menos, la vivienda familiar.

Cuando Farmer me contó su historia, le pregunté dónde se había quedado mientras.

—En una tienda de *camping*, por supuesto. ¿Qué pregunta es esa?

Había veces, dentro del autobús, en que el Alguacil bailaba y cantaba, veces en las que les leía obras de Shakespeare y libros como las *Fábulas* de Esopo. Pero, al menos para la hermana mayor de Farmer, Katy, incluso aquellas lecturas en voz alta resultaban irritantes. Estaba *Los robinsones de los mares del sur*. Cuando les empezó a leer aquella historia de una familia de náufragos que encuentran la felicidad en la vida rústica en una isla, Katy pensó: «Sí, vaya». Luego, cuando llevaba unas cuantas páginas de *Robinson Crusoe*, se dijo: «¡No, por favor!». Hubo otros signos de mal agüero. El Alguacil no había ido nunca a navegar, pero, incluso cuando vivían en Alabama, se dedicaba a comprar revistas de barcos. A aquellas alturas ya tenía un buen montón.

Más o menos por la época en que P. J. entró en la secundaria, el Alguacil compró, en una subasta pública, una vieja lancha motora, un casco vacío de quince metros de eslora con un agujero que reparó. Luego se tomó un año sabático de sus trabajos: daba clases y trabajaba con adultos deficientes mentales en Brooksville. Construyó una cabina para la embarcación, maldiciendo y pataleando, aprendiendo la carpintería de su barco, si se le podía llamar así, sobre la marcha. En mitad de la tarea (toda la familia tuvo que arrimar el hombro), empezó a quedarse sin dinero y anunció a P. J. y a los dos hijos más pequeños:

—Vamos a recoger cítricos.

—Pero, papá, los blancos no recogen cítricos —respondió P. J.

—¿Cómo que no? Pues ahora sí va a haber blancos.

La mayoría de los braceros subidos a escaleras en los naranjos eran negros; de hecho, P. J. los oía hablar de árbol a árbol en un idioma extraño y preguntó a su padre qué era aquello. «Criollo. Son haitianos», explicó el Alguacil, y describió brevemente al joven Paul la miseria sin igual de su país. Pero P. J. no llegó a conocer a ningún haitiano en aquella época. Los Farmer no trabajaron el tiempo suficiente en el naranjal. El salario era exiguo. Al cabo de unos días, el Alguacil cortó aquello. Volvió a trabajar en el barco, que llamó *Lady Gin* por su mujer. Cuando lo declaró terminado, compró un generador y una buena cantidad de aparejos de pesca que en realidad no se podían permitir, pero que, insistió, se amortizarían enseguida. Según su plan, el barco los haría totalmente independientes. Les serviría de casa y de fuente de ingresos, gracias a la pesca comercial.

Su primera travesía empezó un día calmo y soleado, con el Alguacil al timón. Salieron hacia el golfo de México, muy lejos de toda tierra visible. Anclaron en las aguas poco profundas del golfo, comieron y se bañaron, y P. J. y sus hermanos estuvieron jugando por todo el barco. Pero solo consiguieron capturar unos cuantos peces comestibles y después, aquella misma noche, se desató una tormenta. El viento aullaba, el barco daba vueltas alrededor del ancla y Ginny se aterrorizó. El pánico debió de volverla tan implacable como su marido porque, en algún momento de la noche, ante su insistencia, el Alguacil ató una cuerda al generador y lo arrojó por la borda a modo de segunda ancla. Mientras tanto, abajo, en sus literas de la cabina, que no dejaba de balancearse y dar vueltas, los niños se estaban divirtiendo de lo lindo. «¡Qué guay, una tormenta!». Años después, Jeff, el hermano de Farmer, me contó que había sabido desde el principio que su padre era un inútil con los barcos. Incluso cuando emprendieron el regreso aquella mañana, se dio cuenta de que el Alguacil no tenía ni idea de navegar. «Pero la cosa era (era un sentimiento extraño) que sabías que él no sabía lo que estaba haciendo, aunque también te sentías seguro. Sabías que nos sacaría de aquella situación, que en realidad nada iba a poder con él». Ginny, a pesar de todos los sustos que su marido le dio, me dijo de él: «Asumía muchos riesgos y siempre salía todo bien. —Y tras una pausa—: O sea, que nadie resultó nunca herido de gravedad».

Al día siguiente, rumbo a tierra, el Alguacil se perdió y rozó una roca, pero consiguieron llegar a puerto sanos y salvos. El *Lady Gin* hizo unas cuantas travesías más, cortas y azarosas. En una, el Alguacil no respetó las balizas del canal (al parecer, pensó que representaban unas normas arbitrarias que no estaba obligado a seguir) y Jeff le dijo:

—Papá, no estás en el canal.

—Cállate —respondió el Alguacil—. ¿Qué sabrás tú?

Instantes después, encalló con mucha fuerza. Pero la mayor parte del tiempo, después de su primera y única salida a pescar, el *Lady Gin* permaneció atracado en un pantano del golfo de México, por lo demás deshabitado, llamado Jenkins Creek.

En el estante de una librería, en su casita de las resecas colinas del interior de Haití, Farmer conservaba una fotografía de aquel otro hogar. El *Lady Gin*, pintado de blanco hacía ya tiempo, flota amarrado a un tubo metálico de la ensenada. Está rodeado de hierbas de marjal, con altas palmeras al fondo. Una rampa de desembarco conduce a tierra firme. Sobre la cabina hay una antena de televisión; la cabina, una superestructura cuadrada plantada sobre un casco redondeado, no cabe bien del todo. La Posada Blue Bird no sale en la fotografía, pero estaba aparcada cerca, lista para las excursiones familiares, en un camino de tierra junto a un arroyo.

El Alguacil era feliz allí. Tenía a su familia donde al parecer quería tenerla: en una isla, por así decirlo, a salvo de influencias malignas. En cuanto al joven Paul, le encantaba el pantano, la soledad a la luz de las estrellas, el águila pescadora que vivía en un nido cerca de la proa del *Lady Gin*, las nutrias que pasaban nadando junto al casco, los caimanes que oían rugir por la noche. Ahorraba el dinero que ganaba en sus trabajos a media jornada en Brooksville, en la farmacia Hogan's y en la hamburguesería Biff Burger, para comprar materiales con los que hacer un jardincillo y construir un estanque para peces delante de su rampa, y al parecer no se dejaba desanimar mucho por las mareas altas que, periódicamente, barrían su obra.

Quien más sufría con la vida en el pantano era Ginny. Trabajaba todo el día en el Winn-Dixie y tenía que ocuparse de seis hijos y un marido en un barco. Los dos hermanos de P. J. iban camino de ser tan altos como su padre. Tenían un apetito enorme y la nevera de la cabina era tan pequeña que Ginny se veía obligada a reabastecerla a diario. Cuando llovía, ponían ollas y sartenes bajo las goteras del techo. Por la noche, las cucarachas pululaban por la sentina como una habitación llena de mujeres impacientes dando golpecitos con las uñas sobre la mesa. Lavaban la ropa en una lavandería de autoservicio de la ciudad, y a sí mismos y la vajilla en el agua salobre del pantano. El agua para beber la traían de varios kilómetros más lejos; normalmente, de un grifo que había fuera de una tienda, con el que llenaban a escondidas las garrafas que golpeteaban en la parte de atrás de uno u otro de los vehículos que el Alguacil compró en una subasta: el «camión multicolor» o el sedán sobrante del Ejército, color verde oliva, al que llamaban el «coche del personal», adquirido en una subasta cerrada por 288 dólares.

En cierta ocasión, en la carretera solitaria desde Brooksville, el coche del personal se sobrecalentó. No llevaban agua encima, así que el Alguacil mandó a los niños orinar en el radiador. Los coches, sobre todo el coche del personal, avergonzaban a P. J. y sus hermanos. De camino al colegio, una mañana, pidieron al Alguacil que los dejara bajarse una manzana antes. En lugar de ello, su padre se metió en el carril bus, delante de toda la escuela, haciendo sonar el claxon mientras frenaba.

—Así aprenderéis —les dijo.

Farmer contaba de su infancia: «La forma en que me cuento la historia a mí mismo es un poco demasiado "limpia". Me gustaría poder decir que, de niño, vivía en un parque de caravanas, recogí fruta con haitianos, me interesé por los braceros inmigrantes y fui a Latinoamérica. Todo cierto, pero no la verdad. Se nos pide que tengamos una biografía impoluta que sea coherente. A todo el mundo. Pero lo cierto es que una versión perfectamente discrepante tiene el mismo final».

En efecto, crecer sin agua corriente en un autobús y un barco, con el Alguacil al mando, difícilmente conlleva una personalidad o destino sencillos. Todos los hermanos de Farmer acabaron viviendo en casas. Una de sus hermanas se hizo artista comercial; otra, responsable de relaciones con la comunidad en los programas de salud mental de un hospital; la tercera daba charlas de motivación. Un hermano acabó siendo electricista y Jeff se hizo luchador profesional (conocido por sus admiradores como «Súper J.» y, por su familia, como el «Gigante Amable»).

No hay duda, sin embargo, de que la infancia de Farmer fue una buena preparación para una vida nómada. Al igual que todos sus hermanos, emergió de las aguas del pantano con lo que llamaba un «sistema de soldado muy sumiso»; de las cenas a base de perritos calientes y sopa de judías, sin muchas manías con la comida; de los años de hogares abarrotados de gente, con la capacidad de concentrarse en cualquier lugar. Era capaz de dormir en un sillón de dentista, como hizo casi todas las noches de un verano que pasó en una clínica de Haití, algo que podría considerarse una mejora con respecto a otros sitios en los que había dormido, y cabía suponer que su debilidad por un hotel de categoría y una buena botella de vino tenía el mismo origen. Después del coche del personal, contaba Farmer, era difícil sentir vergüenza o timidez delante de nadie. Reconocía que crecer como lo hizo le liberó, probablemente, del instinto de regresar a casa. «Nunca tuve la sensación de ser de una ciudad concreta. Pensaba: "Este es mi *camping*". Luego llegué a lo peor de lo peor y pensé: "Esta sí es mi ciudad"». Se refería a Cange.

En parte por evitar las pesadas tareas de la casa-barco que les encargaba su padre, Farmer y sus hermanos se apuntaron a prácticamente todas las actividades extraescolares que ofrecía el instituto Hernando High de Brooksville. «En su familia nadie se sentaba a haraganear en el sofá», dije una vez a la madre de Farmer. «No había sofá», respondió ella. Farmer era muy popular en el colegio, sobre todo entre las chicas. El motivo era muy sencillo, según su madre. «Las escuchaba». Fue delegado de clase en el último curso y se marchó a estudiar a Duke con una beca completa.

Para gran sorpresa de Farmer, como recordaba Ginny, el primer semestre en la universidad no se caracterizó precisamente por los sobresalientes. Todo era nuevo. Estaba absorbiendo una cultura más elevada. Se hizo crítico teatral y de arte para un periódico de alumnos. La primera obra que vio jamás en su vida fue la que le encargaron reseñar. También estaba descubriendo la opulencia. Conoció a otro novato en la residencia, llamado Todd McCormack, hijo de un agente deportivo de gran éxito. «¿Por qué metes las camisas en plástico?», le preguntó Farmer, al ver a McCormack deshacer el equipaje. Era un chico inteligente de una pequeña ciudad del sur de Florida para quien las duchas calientes eran una novedad, que no tenía la ropa adecuada ni mucho dinero que gastar, y en Duke tenía a un par de compañeros cuyos padres les habían comprado un apartamento para que no tuvieran que vivir en una residencia. Durante un tiempo estuvo saliendo con una chica que tenía su propio caballo cerca del campus. Como alrededor del 60 por ciento del alumnado, se metió en una fraternidad y acabó siendo su director de actividades sociales. «Estaba casi cegado por la opulencia —recordaba—. Casi cegado».

Hubo una época, durante sus dos primeros años en Duke, en la que a parte de la familia le pareció que P. J. podría estar atravesando ese rito de iniciación tan habitual en los Estados Unidos y dándoles la espalda por ello. Volvió a casa desde la universidad vistiendo un polo Lacoste y dijo algo de que no podía llevar ropa que no fuera «pija».

«Sí, ya —replicó el Alguacil—, pues, por muy pijo que sea, Pel todavía puede limpiar la sentina».

Una vez, una de sus hermanas pequeñas fue a visitarlo a Duke y, durante el desayuno con P. J. y su adinerada novia del momento, contó con gran profusión de detalles la historia de cuando, en el pantano, había matado y destripado una serpiente mocasín de agua preñada y con los restos le hizo a Paul lo que llamó un gorro de Medusa. La historia tuvo el efecto deseado, que la novia tuviera que dejarse la tortilla sin terminar, mientras P. J. se ponía de un rojo subido tratando de contener la risa. Farmer recordaba volver en cierta ocasión a casa desde la universidad y que el Alguacil abriera el portón trasero de su destartalada camioneta para revelar un caos de madera vieja, de la que escaparon un par de avispas, al tiempo que decía: «Algún día, hijo, todo esto será tuyo».

Para entonces, Farmer ya había dejado la fraternidad. Les escribió que no podía pertenecer a una organización en la que solo hubiera blancos. («Recibí una respuesta bastante fría», dijo, en un tono de voz que dejaba ver que aún le sorprendía aquello). Había llegado a admirar el rechazo de su padre a darse aires, su apego por los desamparados (por los adultos deficientes mentales con los que trabajaba y los vecinos del parque de caravanas que un año regalaron a todos los niños Farmer unas huchas hechas con botellas viejas de desinfectante) y su tendencia a dar dinero a gente que de verdad fuera pobre. Farmer fue volviendo cada vez menos a casa en los últimos años de universidad, pero no porque aún pretendiera, si es que alguna vez había sido el caso, cambiar su vida anterior por algo más elegante. «Tenía que escaparse de debajo del ala de su padre —explicaba Ginny—. Cuando regresaba a casa, todo volvía al orden anterior».

Todos los hermanos Farmer, según su madre, habían ansiado la aprobación de su padre. Él no la daba tan fácilmente. A lo mejor volvía alguno del instituto con un sobresaliente en un trabajo y él decía: «¿Alguien ha sacado una matrícula de honor?». Al Alguacil le encantaban los deportes. Los hermanos varones de Farmer sobresalían en todos. A P. J. no se le daba bien ninguno, pero lo intentaba. En los anales de la familia quedó que, durante el año que jugó al béisbol, lo único que consiguió batear fue la cabeza del hijo del entrenador, por accidente. En secundaria, lo intentó con el tenis y el atletismo y se esforzaba tanto en las carreras que vomitaba en la línea de meta. «Cuando me acuerdo, me dan ganas de llorar —contaba Ginny—. Paul quería demostrar a su padre que él también era un atleta, y su padre estaría ahora orgullosísimo de él». En realidad, según su hermano Jeff, el Alguacil estaba siempre presumiendo de su hijo P. J. (sus notas, su beca completa en Duke), pero solo cuando él no estaba delante. «Estaba tremendamente orgulloso de P. J., pero no se lo decía porque era de esa clase de gente que piensa: "No quiero que se le suba a la cabeza"».

En el sueño que crecía en la cabeza del Alguacil, sus hijos se hacían mayores, formaban una familia y se establecían todos cerca de él y Ginny, en una gran tribu. En lugar de ello, empezaron uno a uno a marcharse de casa. Después, el dueño del terreno junto al arroyo Jenkins murió, el condado adquirió la propiedad y los Farmer tuvieron que irse. Se mudaron tierra adentro, a un remolque sobre una hectárea de pinar arenoso junto a Star Road, en Brooksville. Solo las dos hermanas menores, Jennifer y Peggy, seguían viviendo con sus padres. Llamaron a su nuevo hogar la «Prisión Estatal de Star Road».

Hubo que sacar al *Lady Gin* de su prolongado amarre. El Alguacil decidió llevárselo a un puerto más al sur. Solo se llevó consigo a Jennifer, por entonces adolescente. Sus dotes de navegación no habían mejorado. Conservaba el desdén por las boyas y las balizas del canal. «Encalló el barco en un banco de arena y no podía sacarlo, y allí pasamos toda la noche», recordaba Jennifer. Por la mañana, dijo a su hija: «Lo vamos a quemar aquí mismo». Dijo que quería darle a su barco un «funeral vikingo» en el mar. «Nadie más va a vivir en él», declaró. Así que Jennifer y él fueron por todo el barco recogiendo las cosas que pensaron que merecía la pena conservar, sobre todo libros y cuadros, y las cargaron en el chinchorro (el *Mini Ginny*), con el que fueron remando hasta un puerto deportivo. Estaban comprando gasolina para el funeral vikingo cuando un hombre que había en los muelles se olió las disparatadas intenciones del Alguacil. «No haga eso, se van a matar. Además, quiero el motor». El hombre sacó a remolque el *Lady Gin* del banco de arena y lo llevó a puerto. El Alguacil, no obstante, llegó a quemar en una hoguera el barco familiar, en tierra.

Volviendo la vista atrás, Jennifer decía que su hermano Paul y su padre compartían ciertas cualidades. Por encima de todo, pensaba, una vez que se habían fijado un objetivo, ninguno de los dos se apartaba de él. Su padre había creído que podría conquistar los elementos. No parecía dejarse intimidar por nada ni nadie. «La única vez que lo vi vulnerable, la única, fue la mañana en que decidió quemar el barco. Nada salía bien. El barco estaba en tierra, sus hijos se estaban marchando y a él ya no le quedaba nadie útil para ayudarle».

Murió a los pocos años, en julio de 1984, durante un peloteo de baloncesto. Tenía cuarenta y nueve años y, a juzgar por su aspecto exterior, era un hombre sano. Seguramente sufrió un ataque al corazón.

El teléfono no había sacado las mejores cualidades de aquel hombre. Cuando P. J. se enteró de que le habían aceptado en la Facultad de Medicina de Harvard, llamó a sus padres desde Haití y el Alguacil le dijo: «Ah, claro, sabíamos que entrarías». La suya fue, al menos en ocasiones, una relación difícil.

Farmer tenía una novia estable cuando el Alguacil murió. Poco después del funeral, lo acompañó a Florida. Se quedaron en la Prisión Estatal de Star Road. La Posada Blue Bird estaba aparcada allí, medio en ruinas, y Farmer entró en el autobús y encontró unas cartas y libros viejos. Su novia, que se había marchado a hacer un recado rápido, recordaba: «Volví y P. J. estaba sentado en el asiento del conductor, con una carta entre las manos que su padre le había escrito cuando entró en la Facultad de Medicina. Decía algo así como: "Solo quiero que sepas lo orgulloso que estoy de ti". Y P. J. estaba llorando».

06

Sus antiguos compañeros de la universidad lo describen como un chico al que le resultaba fácil hacer amigos (los tenía por legiones, al menos tantas chicas como chicos) y con una «memoria fotográfica» para recordar datos de cada uno de ellos. «Me preguntaba por parientes que yo ni siquiera recordaba haberle mencionado». Si te ibas a comer con él a algún garito del campus, podías tardar media hora en conseguir mesa, de las veces que se paraba a charlar con otra gente. Le gustaba tener compañía mientras estudiaba y, si te quedabas estudiando hasta tarde con él, te parecía que le resultaba más fácil que a ti, pero luego empezaba una guerra de comida o se sacaba unos primeros planos muy locos de su cara en la fotocopiadora, y al final volvíamos todos juntos atravesando el campus silencioso entonando en voz alta canciones de *Sonrisas y lágrimas* («Gotas de lluvia y pequeños gatitos»).

Después del primer semestre, Farmer empezó a sacar sobresalientes. Pasó un verano y un otoño en París. Llegó allí con poco dinero y sin trabajo y encontró a una familia francoestadounidense que buscaba un *au pair*. Su madre le mandaba un billete de cinco dólares junto con cada carta semanal, que él gastaba en ir a ver obras de teatro. Los días libres, iba a manifestaciones políticas. «Es sábado —decía el padre de la casa—. ¿A qué manifestación has ido hoy?». Cursó cuatro asignaturas en París; entre ellas, la última que impartiría el antropólogo Claude Lévi-Strauss, tan débil ya que había que ayudarlo a subir a la tarima. Cuando Farmer volvió a Duke, leía, escribía y hablaba francés con fluidez. Los dos primeros años de universidad estudió, sobre todo, ciencia, y luego se centró en la antropología médica. También leía con profusión sobre asignaturas en las que no estaba matriculado. Caía bien a muchos profesores, y ellos a él. Dedicó su trabajo de fin de carrera a «las desigualdades de género y la depresión», en parte, sin duda, porque todos los antropólogos médicos que conocía eran psiquiatras. Pero no señaló como mentor a ninguno de ellos; aquella distinción la reservó para un polímata alemán llamado Rudolf Virchow, que llevaba muerto la mayor parte del siglo.

En comparación con otros personajes históricos de la medicina, como Pasteur, Schweitzer o Florence Nightingale, Virchow no es muy conocido. Solo existe una biografía completa de él. Y, sin embargo, fue, como escribe un comentarista, «el principal arquitecto de los cimientos de la medicina científica», el primero en proponer que las unidades básicas de la vida biológica eran las células autorreproductoras y que el estudio de la enfermedad debía centrarse en los cambios celulares. Virchow hizo grandes contribuciones importantes a la oncología y la parasitología, acuñó al menos cincuenta términos médicos que aún se usan en la actualidad, definió la fisiopatología de varias enfermedades, como la triquinosis, y encabezó una provechosa campaña por la inspección obligatoria de la carne en Alemania. Diseñó un sistema de alcantarillado para Berlín que la transformó, de la fétida pocilga que era, en una de las ciudades más salubres de Europa. Fundó una escuela de enfermería y varios hospitales. Ejerció también la arqueología y desempeñó un papel fundamental en las excavaciones de Troya que dirigió Heinrich Schliemann. Ayudó a definir el campo de la antropología médica. Fue médico, profesor y político, tan irritante en su oposición a las ambiciones imperialistas de Alemania que Bismarck llegó una vez a retarlo a un duelo.

Virchow publicó más de dos mil artículos y decenas de libros. En Duke, Farmer leyó parte de su obra traducida y algunos artículos sobre él. La de Virchow fue una carrera dedicada a instigar la imaginación de una juventud inteligente, una aventura en la que se combinaban hechos e intelecto, iniciada a una edad temprana. Cuando solo contaba veintiséis años, el Gobierno alemán lo envió a la Alta Silesia para recabar información sobre una epidemia de lo que entonces se conocía como fiebre del hambre, hoy denominada borreliosis. Virchow encontró una región empobrecida por un sistema de terratenientes ausentes, en el que la población, principalmente polaca, vivía sobre todo a base de patatas y vodka y sufría malaria y disentería endémicas. En su informe escribió que las pésimas condiciones sociales, que el Gobierno había fomentado y no había hecho nada por mitigar, eran las causantes de la epidemia. Aquello fue cuarenta años antes de que la ciencia médica identificara todas las fuentes biológicas de la borreliosis (su vector es el piojo), pero los hallazgos que siguieron demostrarían que Virchow tenía razón. Las epidemias de la enfermedad suelen producirse tras situaciones de agitación social, por las aglomeraciones, escasez de higiene y malnutrición que aquellas conllevan. En su informe, Virchow formuló una ley fundamental de la epidemiología: «Si la enfermedad es una expresión de la vida individual en condiciones desfavorables, las epidemias deben ser indicativas de trastornos en masa de la vida de las masas». Su receta para curar a la Alta Silesia fue «una democracia completa e ilimitada». Ello implicaba, entre otras cosas, designar el polaco como lengua oficial, gravar a los ricos en lugar de a los pobres, sacar a la Iglesia del Gobierno, construir carreteras, reabrir orfanatos, invertir en agricultura. El Gobierno lo despidió. Virchow escribiría: «Mis medidas eran profilácticas; mis oponentes preferían las paliativas».

Tenía facilidad para los aforismos. «La medicina es una ciencia social y la política no es más que medicina a gran escala». «La maldición de la humanidad es que, a fuerza de costumbre, aprende a tolerar incluso las situaciones más horrendas». «La finalidad de la formación médica no es proporcionar a los estudiantes un modo de vida, sino garantizar la salud de la comunidad». «Los médicos son los abogados naturales de los pobres y son ellos quienes tendrían que solucionar, en gran medida, los problemas sociales». Este último era el favorito de Farmer.

Virchow estructuraba el mundo de un modo que a Farmer le resultaba coherente. «Virchow tenía una visión de conjunto —decía—. Patología, medicina social, política, antropología. Mi modelo».

Farmer había adquirido, en parte gracias a Virchow, un conocimiento moral de la salud pública. Mientras estaba en Duke, también encontró un objeto de estudio.

Leía muy profusamente, sobre antropología, historia, sociología y ciencia política. Le interesaban los acontecimientos del momento, sobre todo los problemas que sacudían violentamente a Latinoamérica. En 1980, cuando el arzobispo Óscar Romero fue asesinado por un escuadrón de la muerte, de derechas, en El Salvador, profesores y alumnos celebraron una vigilia de protesta en la capilla de Duke, a la que asistió Farmer. También leía sobre la vertiente del catolicismo conocida como teología de la liberación, por cuya predicación fue asesinado Romero. A finales de los sesenta, los obispos católicos de Latinoamérica habían apoyado ya algunos de los principios de esta doctrina, desarrollada por teólogos latinoamericanos. El obispo que confirmó a P. J. en Brooksville pronunció en cierta ocasión una homilía que versaba principalmente sobre los peligros del sexo prematrimonial. En los documentos eclesiásticos que Farmer leía ahora, los obispos latinoamericanos hablaban de la opresión de los pobres, a la que llamaban «pecado institucionalizado». Declaraban que la Iglesia tenía el deber de ofrecer «una opción por los pobres». Farmer recordaba haber pensado: «¡Vaya! Este no es el catolicismo que yo recuerdo».

Pero afirmaba no verse movido especialmente por la política ni la religión. Sentía más curiosidad que rabia hacia el mundo. Tenía la sensación de que la verdad sobre los hechos que acontecían en lugares como El Salvador permanecía oculta para la mayoría de estadounidenses. Y fue sobre todo ese mismo espíritu el que le llevó a interesarse por los campos de trabajo para inmigrantes que había no lejos de Duke. «Aquí estoy, en medio de una universidad para gente pudiente, con un montón de ideas confortables, y conozco a una monja. Era belga, Julianna DeWolf, y trabajaba con Friends of the United Farm Workers.[2] Era una persona valiente. Me acuerdo de haber pensado que era mucho más radical y comprometida que nadie que hubiera conocido antes, arrogante

---

[2] «Amigos de United Farm Workers». United Farm Workers of America (Unión de Trabajadores del Campo de los Estados Unidos) es un sindicato agrario estadounidense fundado en 1962 a partir de la unión de otras dos asociaciones que luchaban por los derechos de los trabajadores del campo y a raíz de varias huelgas previas. .

y humilde al mismo tiempo. Los braceros haitianos la tenían en muy alta estima». Conoció a otras como ella («beatas», las llamaba) y quedó impresionado, no por su piedad, sino por lo que estaban dispuestas a hacer a favor de los trabajadores inmigrantes. «Eran igual de militantes, si esa es la palabra, que los LB y los académicos. Eran quienes se alzaban ante los productores, con sus tiernos zapatos de monja. Eran quienes llevaban a los braceros de un sitio a otro, a las clínicas o a un tribunal, les hacían de intérprete, les conseguían comida o permisos de conducir».

En compañía de sor Julianna, recorriendo las plantaciones de tabaco de Carolina del Norte, conoció a varios haitianos. Las míseras condiciones en que vivían convertían en idílicas las circunstancias de su propia infancia. Empezó a leer todo lo que encontraba sobre Haití. Cuando se graduó, sabía lo suficiente para escribir un artículo de seis mil palabras sobre los braceros haitianos que trabajaban en los campos cercanos a Duke. Lo tituló «Haitians Without a Home».[3] En su país y fuera de él, llegó a pensar, los haitianos eran los desamparados entre los desamparados, «los jodidos entre los jodidos».

Farmer se fue de Duke (tras graduarse con los máximos honores) interesado por todo lo que tuviera que ver con Haití. Visitó el centro de detención de inmigrantes de Krome, en Florida, y participó en manifestaciones contra lo que consideraba la repugnante injusticia de una política de inmigración estadounidense que dejaba entrar a prácticamente todos los refugiados procedentes de Cuba y devolvía a casi todos los haitianos que huían de su país al hambre, la enfermedad y la que habría de ser la dictadura más cruel e interesada del Caribe. Para entonces ya había evolucionado, sin duda, de la curiosidad a la indignación, como él mismo afirmaba. Pero la curiosidad seguía.

La historia del país parecía digna de Homero, Tolstói o, sobre todo para Farmer, de Tolkien. La llegada de Colón a la isla que llamó La Española y el exterminio de los indios arahuacos que siguió. El reparto de la isla entre Francia y España, que dejó a los franceses en posesión del tercio oriental, donde crearon una

---

[3] «Haitianos sin hogar».

colonia de esclavos enormemente lucrativa y horripilante (un tercio de todos los nuevos esclavos enviados desde el África occidental murieron en un periodo de tres años). La revuelta de los esclavos, larga y sangrienta, que comenzó en 1791 y que ni siquiera Napoleón y sus cuarenta mil soldados pudieron sofocar. Y, por fin, en 1804, la creación de Haití, la primera nación independiente de Latinoamérica y la primera república negra del mundo. Pero a la independencia siguieron casi doscientos años de mal gobierno, con la ayuda y complicidad de potencias extranjeras, sobre todo Francia y los Estados Unidos. (Entre 1915 y 1934, el Cuerpo de Marines de los Estados Unidos ocupó y dirigió el país).

A Farmer, la historia de Haití se le asemejaba, ciertamente, a *El señor de los anillos*, el relato en curso de una lucha enorme y terrible entre ricos y pobres, entre el bien y el mal. Le fascinaba lo que leía sobre la cultura del país. Haití tenía su música y literatura propias. En los museos de Europa y los Estados Unidos colgaban cuadros de pintores haitianos. El pueblo de Haití había creado su propia religión, muy compleja, el vudú, con una deidad suprema muy distante y varios dioses más, un panteón que incluía a santos católicos. Era un sistema de creencias que le parecía aún más digno de estudio por ser tan incomprendido y ridiculizado. Y la lengua haitiana, el criollo, no era, como se decía a veces, «un dialecto tosco», sino, en esencia, una lengua romance, derivada del francés y, en algunos de sus hábitos fonéticos y estructuras gramaticales, también claramente africana. Y era exclusiva de Haití, cariñosa, expresiva y nacida de una absoluta necesidad: los amos franceses habían separado deliberadamente a los esclavos que hablaban el mismo idioma y los esclavos habían creado su propia lengua. Farmer empezó a estudiar criollo antes de marcharse a Haití en la primavera de 1983. Tenía previsto pasar alrededor de un año allí.

Había ganado un premio de mil dólares en Duke por un ensayo sobre artistas haitianos y pensaba que con eso tendría suficiente, ya que había leído que el haitiano medio vivía con mucho menos. Había trabajado de voluntario en las Urgencias del Hospital Universitario de Duke y empezado a solicitar el acceso a las dos facultades, de Harvard y Case Western Reserve, en las que se podía conseguir la doble titulación de médico y antropólogo.

Pensaba que probar con las dos disciplinas en Haití le ayudaría a averiguar si eso era lo que de verdad quería hacer.

En 1983, cuando Farmer aterrizó en Puerto Príncipe, el aeropuerto aún se llamaba François Duvalier, en honor del infame Papa Doc, que había gobernado el país, con un uso más que generoso del terror, desde 1957 hasta su muerte, en 1971. Su mandato continuaba por aquella época en la persona de su hijo, Baby Doc, algo menos taimado que su padre, pero con la misma propensión a asesinar a sus adversarios políticos y a robar y apropiarse de las ayudas extranjeras. Pronto se proclamaría a sí mismo «presidente vitalicio». En realidad, las tres décadas de los Duvalier en el poder estaban tocando a su fin, pero aún nadie lo sabía. El Haití que se encontró Farmer al llegar por primera vez se consideraba un destino exótico para los turistas, incluidos los turistas sexuales (los haitianos son gente atractiva y, la mayoría, pobre hasta la desesperación; una guía internacional para turistas homosexuales señalaba en 1983: «Sus parejas esperan recibir un pago a cambio de sus servicios, pero el precio es irrisorio»). Puerto Príncipe era una ciudad llena de suburbios, pero también tenía unos cuantos barrios elegantes y algunos restaurantes y hoteles buenos, y resultaba muy segura para los turistas, al estar patrullada por, entre otros, la guardia pretoriana de los Duvalier, los hombres con gafas de sol, los *tontons macoutes*, así llamados por el personaje mitológico infantil del hombre del saco, que metía en su saco a los niños que se portaban mal. No molestaban a los turistas, a menos que registraran una maleta y encontraran un ejemplar de *Los comediantes*, la mordaz novela antiduvalierista de Graham Greene, ambientada en Haití. Incluso en aquellos casos, se limitaban a una mera reprimenda.

Farmer no llevaba consigo su ejemplar de la novela y al principio no frecuentó mucho la ciudad. Después de graduarse, había conocido, durante una breve estancia de investigación en la Universidad de Pittsburgh, a un miembro de la familia Mellon. Los Mellon habían usado parte de su fortuna para construir un hospital en Haití, el Hôpital Albert Schweitzer, situado en la ciudad de Deschapelles, en el valle inferior del Artibonito. Farmer viajó hasta allí desde Puerto Príncipe casi en cuanto llegó al país. Tenía grandes expectativas y le parecía que el hospital tenía buena pinta.

Pero su personal estaba compuesto sobre todo por médicos blancos expatriados. Se había imaginado algo distinto: un hospital dedicado, al menos en parte, a formar a haitianos para tratar a haitianos. Además, el Schweitzer no tenía trabajo para él en aquel momento, a pesar de su contacto con los Mellon. Volvió a la ciudad sintiéndose, decía, «desmoralizado».

Empezó a buscar otras situaciones. Dio con una pequeña organización benéfica llamada Eye Care Haiti, con sede en Puerto Príncipe. Gestionaba «clínicas para la comunidad» ambulantes en el campo y tenía una casita como base para aquellas operaciones en la planicie central, en la ciudad de Mirebalais. Farmer se dirigió hacia allí.

07

Varios años más tarde, Paul Farmer recibió esta carta de una mujer con la que quería casarse:

Querido Pel:

La imposibilidad de prometerte una vida a tu lado, como esposa, no se debe a la falta de amor ni de un profundísimo compromiso contigo. De hecho, como probablemente ya sabes, no he sentido nada serio por nadie que no fueras tú desde 1983. Mi decisión se debe a que, cuando he tratado de imaginar nuestra vida juntos, he visto que no encajábamos (lo único en lo que no coincidíamos). Durante mucho tiempo he pensado que podría vivir y trabajar en Haití, labrarme una vida contigo, pero ahora soy consciente de que no puedo. Y eso, sencillamente, no es compatible con tu vida, con la vida que una vez me dijiste que te gustaría llevar, hace ya diez años. En una ocasión me señalaste, durante una discusión de pareja, que las cualidades que amo en ti (las que me atrajeron de ti) son también las que me molestan: en concreto, tu compromiso inquebrantable con los pobres, tu agenda infinita y tu enorme compasión hacia los demás. Tenías razón y yo, si fuera tu esposa, me interpondría con mis propias necesidades emocionales entre tú y tu proyecto; un proyecto cuya importancia para los pobres (y para el resto de nosotros) resulta imposible valorar en su justa medida.

He tenido la suerte de haberte conocido cuando era joven, lo bastante joven para sentir que te conozco de toda la vida, y la suerte de haber contado con tu amor y tu enorme influencia. Al fin y al cabo, espero que sepas que, como parte de mi histología, nadie podrá sustituirte jamás.

Se llamaba Ophelia Dahl. Era de Buckinghamshire, en Inglaterra. Había llegado a Haití en enero de 1983 para complacer a su padre y con la intención, bastante vaga, de hacer una buena obra. Tenía dieciocho años («unos dieciocho años algo maduros», diría) y trabajaba de voluntaria en Eye Care Haiti. Se estaba quedando una semana en la sede de Eye Care en Mirebalais.

En aquella época, Mirebalais era la casa de campo de *madame* Max Adolphe, antigua alguacil de Fort Dimanche, prisión a la que los Duvalier enviaban a sus enemigos y que un historiador asemejó a Buchenwald. *Madame* Max era ahora la jefa nacional de los *tontons macoutes*. Así pues, Mirebalais era un lugar de cierta importancia, distinto de la mayoría de las pequeñas poblaciones que salpicaban las montañas y valles de más al norte, que contaba de forma intermitente con electricidad y radios que sonaban casi todo el día, un pequeño tramo de carretera asfaltada en el centro, destartaladas tiendas semejantes a quioscos junto a la carretera y algunos sitios en los que tomarse una cerveza o un vaso del fuerte ron blanco llamado *clairin*. También tenía un Teleco, un edificio cerca del centro de la ciudad en el que se podía, con cierta dificultad, establecer conexión telefónica con Puerto Príncipe, Brooklyn o incluso Buckinghamshire.

Ophelia necesitaba llamar a casa urgentemente. En una carta, su padre había mencionado nuevos problemas y ella se sentía, de forma irracional y profunda, responsable por no estar allí. Había ido al Teleco, tratando de pensar en las palabras adecuadas que decir a su padre. No consiguió hacer la llamada.

Estaba lloviendo cuando salió, abatida. La lluvia había dejado las calles vacías de gente. Con buen tiempo, los niños se habrían arremolinado en torno a Ophelia y la gente la llamaría «*Blan! Blan!*» al pasar (sin ánimo de ofender, como ya sabía, sino simplemente para anunciar la presencia de un espectáculo poco habitual). Aquí, en las provincias haitianas, lo que la hacía destacar era, por supuesto, su piel blanca. Pero lo cierto es que era una joven preciosa. Al calor del mediodía de Haití, la cara se le llenaba de manchas rojas, pero a una temperatura normal su piel tenía una palidez encantadora.

Mientras regresaba de mal humor hacia la sede de Eye Care bajo la cálida lluvia, Ophelia alzó la mirada y, para su gran sorpresa, vio a un joven blanco de pie en el balcón del edificio. «Un tipo pálido y delgaducho», recordaba. Llevaba varios meses viviendo entre haitianos, comiendo su comida y empezando a hablar su idioma, y se enorgullecía en cierta medida del hecho de no ser una simple turista. Se sintió molesta. ¿Quién era aquel *blan* del balcón? ¿Qué estaba haciendo allí, en su territorio? Así que hizo lo que toda joven inglesa bien educada habría hecho: entró y se presentó.

La casa tenía una sala común con suelo de cemento, algunas sillas de madera y una mesa. Paul y ella se sentaron uno a cada lado de la mesa y empezaron a hablar. Al cabo de pocos minutos, recordaría ella, sintió que, por primera vez en varios meses, no tenía que contenerse, ni siquiera en esa parte de sí misma que consideraba «un poco excesiva», la parte a la que le gustaban el humor grueso y las palabrotas. Pasó poco tiempo antes de que le contara a aquel extraño lo de su intento fallido de llamada telefónica y el sentimiento angustioso que le había dejado: problemas en casa mientras ella estaba tan lejos.

—Quiero escribirle a mi padre una carta bonita —le dijo.

Paul le sonrió.

—Deberías empezar con un «Queridísimo y, de hecho, único papá».

Ella se echó a reír. En algún momento, Paul dijo:

—Háblame de tu familia.

Muchos años después, una amiga de ella sugeriría esta fórmula de seducción: «Salir a cenar y decir: "Háblame de tu vida"». Ophelia se acordaría de Paul y de que, cuando decía esas palabras, hacía que la gente sintiera que en ese momento era lo más importante para él. Por supuesto, sabías que, a veces, en su interés había también otros motivos, pero tenía ese poder porque, de algún modo, también sabías que el interés era sincero. Ella le habló de su madre, la famosa actriz Patricia Neal, y de todas las tragedias familiares: la hemorragia cerebral y larga convalecencia de su madre, muy aireadas en la prensa, y su amarga separación actual, igualmente aireada, del padre de Ophelia, el escritor Roald Dahl. Fue él quien la había enviado a Haití, prácticamente, quejándose de que tenía que hacer algo arriesgado y útil. Le preocupaba que a su hija le faltara ambición. En los dos últimos cursos de secundaria había estudiado Geografía, pero antes de embarcar en el avión hacia Puerto Príncipe había tenido que consultar un atlas para averiguar dónde estaba Haití.

Ophelia tenía muchos pensamientos acumulados y nadie con quien compartirlos... hasta ahora. Tal vez cualquier extranjero de habla inglesa le hubiera servido, pero aquel joven parecía casi perfecto. Habló sin parar sobre la historia de su familia, su propia tristeza, sus inquietudes actuales, y Paul estuvo escuchándola atentamente, sin decirle en ningún momento que no debía sentirse así, sino solo, de vez en cuando, sugiriéndole formas de moldear sus sentimientos. Ella estaba sorprendida. Allí estaba aquel estadounidense de veintitrés años, que parecía estar aún mudando la piel de la adolescencia, bastante guapo pero demasiado pálido, desgarbado y aniñado para considerarlo atractivo, y pensó: «¿Cómo es que sabe qué decirme para que me sienta reconfortada?».

Le gustó la manera en que Paul respondió al hecho de que fuera casi famosa. No le dio la impresión de estar pensando: «¡Estoy hablando con la hija de una estrella de cine!». Simplemente, parecía divertirle la circunstancia. Él le habló un poco de su familia y le contó algunas historias de su infancia que a ella le hicieron reír. Ophelia dedujo que él había aparecido en Mirebalais para decidir si incorporarse a Eye Care, así que le describió las distintas personalidades que había en el equipo. Paul no le habría gustado ni la mitad si no hubiera dicho «Gracias por contármelo» de una forma tan sentida, con los ojos abiertos de par en par.

Estuvieron charlando hasta las tres de la mañana. Los días que siguieron, él salió con el equipo en el Land Rover. Le había dicho a ella que estaba en Haití principalmente por la antropología. Ella no estaba muy segura de lo que significaba aquello. Farmer llevaba un magnetófono, una cámara y un cuaderno y ella, sentada a su lado, lo miraba hacer sus observaciones desde la camioneta. Mientras daban tumbos por los caminos polvorientos, dejando atrás las míseras chozas de los campesinos, le hacía preguntas. ¿Por qué había tanta gente enferma? ¿Por qué los caminos no estaban mejor? Él respondía, pero con tiento al principio, como si quisiera asegurarse antes de quién era ella. No obstante, mostraba un entusiasmo turbador. Cuando la gente les gritaba «*Blan! Blan!*» desde los márgenes del camino, él respondía con un «¡Hola!» y los saludaba agitando la mano. Cuando ya no eres un turista, no saludas con la mano, pensaba ella.

—¿Saludas a tus hermanos negros? —preguntó.

Farmer se volvió hacia ella.

—¿Qué se supone que significa eso?

Estaba tratando de sonreír. Al mirarlo, ella pensó: «No percibe las malas intenciones». Era el tipo de persona que no se sentía obligado a contar todos sus pensamientos, pero ella percibió que, si contaba alguno, si te dejaba entrar y te reías de él, pasaría mucho tiempo antes de que se volviera a abrir. Por primera vez en meses, estaba en compañía de alguien con quien podía divertirse y se lo había cargado.

—Lo siento, lo siento —respondió—. No lo he dicho en serio.

Él le sonrió y, la siguiente vez que alguien gritó «*Blan!*», él saludó con la mano igual que antes. Ella se sintió perdonada. Hacía otras cosas de listillo, como decirle el nombre científico de los árboles y arbustos. No era nada tímido. Parecía capaz de hablar con cualquiera, pero claramente le interesaba más hablar con los campesinos (que conformaban, según le explicó, la gran mayoría de los haitianos, incluso en los suburbios de las ciudades). Hacía fotografías. Tomaba notas de los hospitales que visitaban. Preguntaba muchas cosas a los campesinos. ¿De dónde sacaban el agua para beber? ¿Qué creían que provocaba las enfermedades? Grababa las conversaciones y las transcribía por la noche, de vuelta en la sede de Eye Care. Aprendía criollo a una velocidad envidiable. Ella llevaba varios meses en Haití y él acababa de llegar, pero, al final de su semana de viaje, ya la había superado. Casi podía, como propone el dicho haitiano, hablar criollo como una rata.

Al final de aquella semana en el campo, el equipo de Eye Care emprendió el regreso a Puerto Príncipe. Ophelia y Paul fueron juntos en el asiento de atrás durante el largo trayecto. A aquellas alturas, él ya la llamaba por el apodo que usaba su familia, Min. La estaba entreteniendo con el sinnúmero de apodos que había en su familia mientras se acercaban al tramo estrecho y abrupto de la Nacional 3 que baja de Morne Kabrit, la Montaña de la Cabra, hacia la llanura del Cul-de-Sac. El Rover empezó a tomar una curva junto al risco y se vieron arrojados los dos hacia el mismo lado; luego, más adelante, vieron una alfombra de mangos esparcidos por la carretera. Había niños precipitándose a recoger la fruta. Un poco más allá, una pequeña camioneta maltrecha volcada sobre el lateral. Obviamente, el *tap-tap* iba cargado hasta los topes de pasajeros y fruta, camino del mercado. Obviamente, tenía los amortiguadores gastados y los frenos estropeados. Por todas partes había cestas del revés y mangos desparramados. Los pasajeros eran mujeres del mercado, con turbantes en la cabeza, algunas sentadas junto a la carretera con pinta de aturdidas y otras de pie hablando acaloradamente. Se veía a una mujer en el suelo junto a la camioneta, con el cuerpo rodeado de mangos y tapada solo en parte con un trozo de cartón. También había un policía. Les dijo sonriente, entre el brillo de tres dientes enfundados en oro, que sí, que la mujer había muerto. No se podía hacer nada.

Para Ophelia, la escena que habían dejado atrás se convirtió en un elemento fijo de sus recuerdos, como el primer aroma de Haití (el olor ácido, como a basura, que la había golpeado cuando llegó por primera vez al Aeropuerto François Duvalier). Miró a Paul mientras continuaban el camino hacia la ciudad. Iba asomado a la ventanilla. Se había quedado, recordaba ella, «muy muy callado».

No se hicieron amantes aquella primavera, pero se estuvieron viendo casi todos los días durante más o menos el mes que siguió; a veces, en las visitas a la comunidad de Eye Care y, más a menudo, en Puerto Príncipe. Cuando estaban los dos en la ciudad, ella iba a la casa de él después del trabajo. Paul vivía en una vieja mansión ruinosa, cubierta de balcones y celosías de madera, en medio de un solar lleno de basura. Pertenecía a un marchante de arte. La esposa de un propietario anterior (eso contaba la historia) se puso de parto una noche en una época en la que Baby Doc había impuesto el toque de queda en la ciudad, el marido salió corriendo a buscar ayuda y murió de un tiro en la calle. La casa era enorme y estaba vacía, con la excepción de Paul y otra inquilina, una haitiana que a veces cocinaba en el patio. El olor de las brasas subía hasta las ventanas de la habitación de Paul, en el segundo piso. Tenía muchas ventanas con viejos postigos de madera, muy elaborados, que daban a balcones. Por las ventanas se veía gran parte de la ciudad y el litoral y, hacia un lado, las tiendas y chozas de cartón de un suburbio llamado La Saline. Ophelia se lo encontraba a menudo en su habitación, escribiendo. Había compuesto un poema, «La señora de los mangos», dedicado «A Ophelia». Se lo leyó en voz alta. La tercera estrofa empezaba así:

> Arrancamos, volviendo sin querer la vista atrás
> sobre las cestas, hacia la señora muerta de los mangos
> tirada, rígida, sobre su féretro de fruta tropical.
> Está casi tapada por una tira de cartón,
> como la bandera de su país ondulado,
> una tira endeble, demasiado fina para ocultar las heridas.

Sin duda, estar lejos de casa simplificó el cortejo, por lo que ni siquiera pareció tal. Cuando salían, pagaba ella. Tenía dinero. Él no tenía mucho. Que ella compartiera el suyo parecía sensato y natural, sencillamente. Y él compartía sus conocimientos, más profundos, de Haití. Le habló de *madame* Max, por ejemplo (para chincharla, le explicó que la sede de Eye Care estaba en los terrenos de *madame* Max, así que, en realidad, Ophelia estaba trabajando para los *tontons macoutes*). Una vez, ella le dijo: «He conocido a un hombre muy interesante en el Oloffson. Dice que Graham Greene se inspiró en él para su personaje de Petit Pierre en *Los comediantes*». Él contestó que era cierto y que ese hombrecillo tan gracioso que había conocido era un chivato de Duvalier. Paul la estaba instruyendo, pensaba ella, aunque no de forma deliberada. Por lo general era ella quien hacía las preguntas. A menudo se necesitaba un poco de astucia. Si él decía algo críptico o con un sentido muy amplio, era mejor no cuestionarlo, porque se podía volver reticente. Era mejor decirle: «Cuéntame más». En la habitación de la casa encantada, ella iniciaba muchas charlas («aquellas conversaciones nuestras, largas e interminables», contaría años después).

—¿Qué es exactamente la antropología? —preguntó una vez.

Él respondió que, a todos los efectos (utilizo aquí las palabras que él mismo puso sobre el papel en un artículo, alrededor de un año y medio después), la antropología se ocupaba menos de la medida que del sentido. Igual que para dominar un idioma, lo que había que aprender no era solo el sentido literal de las palabras, sino también sus connotaciones, y que, para captar estas, había que conocer la política, la economía y la historia de un lugar. Solo entonces se podría entender de verdad un suceso como la muerte de la señora de los mangos.

En el artículo que escribió al año siguiente, Farmer usó frases como «relaciones extremadamente reticuladas entre la enfermedad, el estado nutricional, los factores socioeconómicos y las creencias y prácticas relativas a la salud y la enfermedad». Por norma general, no hablaba de forma mucho más abierta sobre asuntos como la señora de los mangos, pero Ophelia hacía sus propias traducciones. Los accidentes ocurren. Por supuesto. Pero no todas las cosas malas que ocurren son accidentes. No tenía nada de accidental el estado lamentable de la carretera que bajaba Morne Kabrit, ni el *tap-tap* sobrecargado, ni la desesperación de una campesina que tenía que llegar hasta el mercado y vender algo porque, de lo contrario, su familia pasaría hambre. Todas estas circunstancias tenían causas y las más inmediatas eran la continua mala gestión de los Duvalier y la arraigada costumbre estadounidense de prodigar ayudas a dictadores como Baby Doc, que empleaba el dinero en asegurarse lujos y poder para sí y la élite haitiana y no dedicaba apenas nada a cuestiones tales como carreteras y transporte.

Antes de conocer a Paul, Haití le había parecido a Ophelia un lugar meramente vívido, terrible y extraño. El gusano de treinta centímetros de largo que vio salir retorciéndose del ano de un bebé en el primer hospital en el que trabajó. El sinnúmero de niños con enfermedades diarreicas. La ceremonia diaria del himno nacional frente al palacio presidencial, donde, por ley, todo el mundo tenía que pararse y aguantar la metálica tonada o sufrir la ira de los *macoutes*. En el proceso, Paul planteó una amplia teoría de la pobreza, de un mundo diseñado por las élites de todas las naciones para servir a sus propios fines, en el que cada una de las piezas se plasmaba en ideologías que borraban la historia de cómo habían llegado las cosas a ser lo que eran. Y él conocía los detalles de Haití, una catástrofe llena de huellas dactilares de las potencias occidentales, sobre todo de Francia y los Estados Unidos.

Ophelia miraba por las ventanas de la habitación de Paul en la mansión mientras él le leía su último poema. Su tema recurrente era la pobreza, pensaba ella, y las ventanas de aquella casa encantada eran su puesto de observación. Farmer estaba buscando otro mejor. No tenía claros los planes, aunque al parecer sí los objetivos. Había venido para poner en práctica la etnografía, el tipo de antropología que más admiraba: aprender sobre una cultura, pero no a través de libros y objetos, sino a partir de la gente que había heredado y estaba creando esa cultura. Su campo específico iba a ser la etnografía médica. Quería aprenderlo todo sobre la morbimortalidad en el país más asolado por las enfermedades de todo el hemisferio. Escribiría sobre lo que descubriera y de esa forma, le dijo a Ophelia, «daría voz a quienes no la tienen». También iba a ser médico. No estaba seguro de la especialidad que iba a elegir. Tal vez, psiquiatría. En cualquier caso, sería médico para los pobres. A lo mejor acabaría trabajando en África o en alguna ciudad del interior de los Estados Unidos.

Conforme le sonsacaba, Ophelia se iba sintiendo fascinada y perturbada a la vez. Durante una de sus largas charlas en la habitación de Farmer, de pronto se descubrió pensando: «Ay, vaya, qué bien, mi vida ha cambiado». Años más tarde, me contaría: «Creo que hay un momento en el que te das cuenta de que el mundo se te acaba de revelar. Es como darte cuenta de que tus padres son a la vez buenos y malos, de que las cosas nunca volverán a ser del todo como antes».

Después de todo, Ophelia era muy joven. Una persona cinco años mayor podía ser un mentor creíble, aunque de vez en cuando dijera algo que le recordaba que él tampoco era muy mayor. Antes de irse de Haití, aquella primavera, le dijo que se volvía a casa para hacer los estudios previos a la facultad de medicina. Ella también quería ser médico.

—Muy bien —respondió él, con seriedad. Acababa de terminar esos mismos estudios—. ¿Sabes lo que deberías hacer? Fichas.

Prometieron escribirse.

Paul había pedido a Ophelia que llamara a sus padres cuando volviera a su casa, pero había olvidado decirle que el Alguacil, más vivo que nunca en 1983, tenía la norma de que sus hijas lo llamaran todas las noches antes de emprender el camino de regreso a la Prisión Estatal de Star Road al salir de sus trabajos de Brooksville, después de las clases. Y tampoco le había dicho que a su hermana

Peggy le había dado últimamente por imitar un acento inglés bastante convincente.

Ophelia hizo la llamada.

—Hola, señor Farmer. Me llamo Ophelia y acabo de volver de Haití. Vengo de estar con Paul, que le manda un abrazo y quiere que sepa que está muy bien.

—Sí, vale, vale. Venga, Peggy, déjalo ya.

—No, de verdad, que me llamo Ophelia y acabo de estar con Paul.

—Que sí, Peggy, que vale. ¡Vente ya para casa! —dijo el Alguacil, y colgó.

Ophelia volvió a llamar y al final consiguió convencerle. El Alguacil se disculpó. De fondo se oían risas.

Ophelia le había dejado a Paul varias novelas actuales. Cuando llegó a Inglaterra le estaba esperando una carta, una especie de reseña literaria. «La novela entera es más divertida si has leído el *Infierno* de Dante, el *Ulises* de Joyce (el capítulo en el que Bloom le lleva el desayuno a la cama a Molly), a Homero, a Proust (*En busca del tiempo perdido*) y *Las criadas*, una obra de Genet». Al final, había escrito: «P. D.: Eres una zorra por haberme dejado aquí solo». A ello seguían apasionadas peticiones de que le escribiera: «Mira que eres asquerosa… ¿Por qué no has mandado para acá ninguna paloma mensajera?». Si no le escribía «*tout de suite*»,[4] la encerraría en el armario de las escobas con un conocido de ambos, bastante poco atractivo, les daría a los dos «potentes afrodisíacos» y «se llevaría el colutorio». Durante un tiempo, ella no le escribió. No estaba segura de por qué. A lo mejor era simplemente por pereza. Aún tenía intención de ser médico y no le gustaba pensar que a lo mejor jamás volvería a verlo.

Poco después de que volviera a Europa, su padre se la llevó a comer con Graham Greene, de quien Paul había dicho que era uno de sus escritores favoritos. El anciano novelista, alto y encorvado, pareció alegrarse de verdad al recibir noticias de Haití, sobre todo del atroz Petit Pierre. Le dedicó un ejemplar de *Los comediantes*: «Para Ophelia, que conoce el auténtico Haití». Si de verdad pensaba eso de ella, se preguntó la chica, ¿qué habría dicho de Paul Farmer?

---

[4] Inmediatamente.

08

En mayo de 1983, poco después de que Ophelia se marchara, Farmer vio Cange por primera vez. En busca aún de un lugar en el que hacer su trabajo, había vuelto a la planicie central y estaba pasando un tiempo en compañía de un sacerdote anglicano haitiano llamado Fritz Lafontant. Era un hombre de pequeña estatura, aunque impresionante, con un semblante imponente, casi de león, y unas maneras contundentes, a veces bruscas. Con la ayuda de la Diócesis Episcopal de la Alta Carolina del Sur, Lafontant administraba una clínica bastante rudimentaria, con un solo médico, en Mirebalais. Su esposa y él ayudaban también a construir escuelas y a organizar consejos comunitarios, grupos de mujeres y programas de alfabetización de adultos en varias poblaciones pobres de la región, Cange entre ellas. Lafontant había organizado y supervisado la construcción de una capilla y los comienzos de una escuela en Cange. Farmer llegó hasta allí desde Mirebalais en la parte de atrás de la camioneta del sacerdote.

La primavera en Haití suele ser una época bastante lluviosa y gran parte del camino estaba verde, sobre todo el tramo que discurría junto al Artibonito, donde el río había excavado una garganta demasiado abrupta para la agricultura. Farmer recordaba la admiración que le causaron los árboles, el follaje y la fuerza del río. Luego aparecieron ante sus ojos la gran presa y el pantano y, después de aquello, se vio atisbando entre nubes de polvo grisáceo (polvo en el pelo, polvo en la nariz, polvo pegado a su piel sudorosa), en un paisaje totalmente distinto, sin apenas árboles, pintado con distintos matices de marrón y blanco, un paisaje que recordaría como «sorprendente y bíblicamente seco y yermo».

Cange, el asentamiento ilegal, se encontraba en medio de aquella árida desolación, a ochocientos metros del enorme embalse de agua fresca, carretera arriba.

La mayoría de las viviendas eran toscos cobertizos de madera con suelo de tierra, construidos, al parecer, sin mucha convicción, como diría después un amigo suyo. A Farmer le llamaron la atención en especial los tejados de aquellas chozas diminutas, hechos de corteza de banano, emparchados con trapos, sin lugar a dudas con goteras. En Mirebalais, los techos de metal fino y oxidado, de «hojalata», le habían parecido los emblemas de la pobreza. «Pero —diría— la ausencia de hojalata en Cange gritaba: "Miseria"». La mayoría de adultos a los que vio y con los que habló estaban claramente abatidos. Era como si, pensó, la gente que había construido aquellos cobertizos miserables no estuviera convencida de poder vivir alguna vez en un sitio mejor; como si, de hecho, esperara que las cosas empeoraran aún más. Era evidente que muchos, tal vez la mayoría, estaban enfermos, y allí no llegaban medicinas de ningún tipo. Se parecían a la gente que había visto en las salas de espera de las terribles clínicas públicas que había visitado. Era como si todo aquel asentamiento improvisado fuera una de aquellas salas de espera. Haití ya le había redefinido el concepto de pobreza. Cange lo redefinió otra vez. En casi cualquier parte podía haber una persona que viviera en una miseria tan enorme, pero resultaba difícil imaginarse a toda una comunidad más pobre y enferma que aquella.

El grupo del *père* Lafontant pasó la noche en Cange, en el suelo de las aulas de la escuela, durmiendo sobre viejas mantas del ejército. Farmer recordaba haberse levantado a las dos de la madrugada para ir al baño y orinar ruidosamente en un cubo, un sonido que recordaba de la época del autobús, preferible a salir en mitad de la noche, entre los elementos de la creación que siempre le habían dado escalofríos: bichos enormes y, sobre todo, tarántulas.

Aquella primera vez no se quedó mucho tiempo en Cange. Siguió viajando por Haití, a veces pidiendo a otros *blan* que lo llevaran, a veces en *tap-tap*, entre los campesinos y sus pollos y cestas llenas de mangos. Cayó enfermo de disentería, probablemente porque su presupuesto lo obligaba a comer en puestos callejeros en pueblos y ciudades. Recordaba estar tumbado en un sórdido hospital de Puerto Príncipe, en una planta en la que no había baño, y que una estadounidense de mediana edad, una experta en salud pública a la que había conocido antes, fuera a visitarlo. Le estaba diciendo que, si empeoraba, lo iba a mandar de vuelta a los Estados Unidos, y él respondía que no, que estaba perfectamente, mientras pensaba: «Por favor, lléveme a casa». Cuando se recuperó, siguió explorando Haití y la antropología y medicina en el contexto de Haití. Asistió a ceremonias de vudú, habló con campesinos sobre sus vidas y acabó llegando, entre otros sitios, a un hospital de Léogâne, una ciudad situada a unos veinte kilómetros al oeste de Puerto Príncipe, en la península meridional de Haití. Allí estuvo trabajando un tiempo de voluntario, como ayudante de médicos y enfermeros.

Farmer me contó que encontró el trabajo de su vida, no en libros ni en teorías, sino, sobre todo, a través de sus vivencias en Haití. «Leía cosas en textos académicos y sabía que estaban equivocados. Viviendo en Haití me di cuenta de que un error mínimo en un lugar de poder y privilegios puede tener enormes consecuencias sobre los pobres de otro lugar». La erradicación del cerdo criollo o la presa de Péligre, por ejemplo.

Ya se sentía atraído por la teología de la liberación. «Una reprimenda contundente a quienes hacen la vista gorda ante la pobreza —decía para describirla—. Una reprimenda que trasciende los análisis académicos». En Haití, la esencia de la doctrina cobró vida para él. Casi todos los campesinos a los que estaba conociendo compartían una creencia que parecía una síntesis de la teología de la liberación: «Todos los demás nos odian —le decían—, pero Dios ama más a los pobres. Y nuestra causa es justa». Los marxistas que Farmer había leído y muchos de los intelectuales a los que conocía desdeñaban la religión, y era cierto que algunas versiones del cristianismo, y no pocos misioneros, invitaban a los pobres haitianos a lo que el *père* Lafontant denominaba «el culto de la resignación», a aceptar su suerte con paciencia, como anticipación de la vida después de la muerte. Pero el cristianismo de los campesinos con quienes hablaba Farmer tenía un matiz distinto: «La convicción común de que el resto del mundo se equivocaba al estar jodiéndolos, y de que alguien, alguien justo y tal vez incluso omnisciente, estaba tomando nota de todo». En aquel momento se sintió atraído de nuevo hacia el catolicismo, no por sus propias creencias, sino por empatía con las de ellos, a modo de acto de lo que llamaba «solidaridad». Según me dijo, «en realidad fue la experiencia de ver a gente allí en Cange, o en algún hospital inmundo, o en un funeral, o de saber que había gente que se despertaba en chozas de dos habitaciones llenas de niños hambrientos y, aun así, seguía adelante. La religión era lo único que conservaban».

¿Cómo es que un dios justo permitía aquella miseria tan grande? Los campesinos haitianos respondían con un proverbio: «*Bondye konn bay, men li pa konn separe*»; literalmente, «Dios da, pero no comparte». Aquello significaba, como me explicaría Farmer más tarde, que «Dios nos da a los seres humanos todo lo que necesitamos para prosperar, pero no es él quien divide el botín. Esa responsabilidad es nuestra». Los teólogos de la liberación tenían una respuesta similar: «¿Queréis ver dónde vive hoy Cristo crucificado? Id adonde los pobres están sufriendo y resistiendo: allí es donde está». La teología de la liberación, con su énfasis en los horrores de la pobreza y en compensarlos aquí y ahora, en el servicio y la reparación, parecía casar bien con las circunstancias de Haití. Y se adaptaba muy bien al temperamento de Farmer, porque, a pesar de su academicismo y su interés por las teorías, sus impulsos más fuertes eran pragmáticos. De empollón solo tenía la pinta. Años más tarde me dijo, con una precisión innegable: «Soy un hombre de acción».

Volviendo la vista atrás, a su primer año en Haití, Farmer hablaba de la sensación de que muchas cosas que tenía en la cabeza se fusionaron para conformar la idea del trabajo que quería desempeñar el resto de su vida. Pero, insistía, aquello ocurrió de forma gradual, no de golpe. «Para mí fue un proceso, no un hecho concreto. Un lento despertar, en lugar de una revelación». Luego recordó un incidente de la época que pasó en Léogâne. Al rememorarlo, dijo que tal vez sí que hubo una revelación, después de todo.

Trabajando de médico voluntario en el Hôpital St. Croix de Léogâne, conoció a un joven doctor estadounidense. «Adoraba a los haitianos —me contó—. Era un chico muy atento». Llevaba más o menos un año trabajando en Haití y al cabo de pocos días se volvía a los Estados Unidos. «Me di cuenta, al oírle hablar, de que a mí ya me había pasado algo —dijo Farmer—. Ya no hacía juicios de valor. Aquel médico se veía capaz de irse de Haití y borrarlo de su cabeza, y yo pensaba: "¿Podría hacer lo mismo?". Se marchaba de Haití, se iba en cuerpo y mente, y me di cuenta de que a mí me iba a costar trabajo hacer eso».

—¿No te va a resultar difícil marcharte? —preguntó al joven médico.

—¿Estás de broma? No veo el momento. Aquí no hay electricidad. Esto es inhumano.

—¿Pero no te preocupa no ser capaz de olvidar todo esto? Aquí hay muchísima enfermedad.

—No —respondió el médico—. Soy estadounidense y me vuelvo a casa.

—Muy bien. Yo también —repuso Farmer.

Estuvo pensando en aquella conversación todo el resto del día hasta bien entrada la noche. «¿Qué significa: "Soy estadounidense"? ¿Cómo se clasifica la gente a sí misma?». Entendía la postura del médico, pero no sabía cuál era la suya en realidad. Lo único que sabía con certeza era que él también iba a ser médico.

Aquella misma noche, más tarde, llegó al hospital una joven embarazada y con graves síntomas de malaria. «Tenía una parasitemia enorme —recordaba Farmer—. Un mal caso de malaria. Entró en coma y, bueno, yo entonces no conocía los detalles, ahora sí porque es mi especialidad, pero la cuestión es que necesitaba una transfusión y su hermana estaba allí con ella. No había sangre y el médico le dijo a su hermana que fuera a Puerto Príncipe a conseguirle sangre, pero que para ello necesitaba dinero. Yo no tenía dinero. Recorrí todo el hospital y conseguí reunir quince dólares. Le di el dinero y se marchó, pero volvió enseguida y dijo que no tenía suficiente para el *tap-tap* y la sangre. Y, mientras tanto, la paciente empezó a tener disnea al tiempo que empezaba a salirle por la boca una cosa rosa. Los enfermeros decían: "No hay nada que hacer", y otra gente decía: "Tendríamos que hacerle una cesárea". Yo dije: "Tiene que haber algún modo de conseguirle sangre". Su hermana estaba a su lado, sollozando. La mujer tenía cinco hijos, nada menos. La hermana dijo: "Esto es horrible. Si eres pobre, ni siquiera puedes conseguir una transfusión sanguínea. Todos somos humanos"».

Aquellas palabras («*tout moun se moun*») parecían ser la respuesta a la pregunta que Farmer se había estado planteando horas antes. ¿Acaso ser estadounidense era una identidad suficiente en sí misma? «Lo repetía una y otra vez —recordaba—: "Todos somos humanos"».

La mujer y su hijo nonato murieron. Después, la hermana se deshizo en agradecimientos a Farmer. Y, por supuesto, eso le hizo sentir con más crudeza su fracaso en la recaudación de fondos de emergencia. Estaba claramente disgustado y los médicos y enfermeros parecieron centrar en él su atención. Los enfermeros decían: «Pobre Paul. Qué ternura de joven...». Y él sabía que los médicos pensaban: «Es nuevo, está verde, es ingenuo». Al recordar más tarde aquellos años, seguía formulando su réplica: «Sí, pero conseguí capacidad de aguante. Esa es la cosa. En realidad no era ingenuo».

A lo mejor sí que lo era, un poco. Decidió recaudar dinero para conseguirle al hospital su propio banco de sangre. Escribió a su familia y a los padres de sus amigos de Duke. Les contó que estaba viendo en Haití unas cosas tremendas y les describió el proyecto. Llegaron muchos cheques. Al final, logró reunir varios miles de dólares. Estaba exultante. Escribió a Ophelia: «Me voy a Léogâne a una reunión con el director del Hôpital St. Croix, para hablar de grandes planes». Pero no mucho después, Ophelia recibió otra carta: «Mi estancia en el hospital no está saliendo exactamente como pensaba. No es que no esté feliz trabajando aquí. El mayor problema es que el hospital no es para los pobres. Eso me ha dejado de piedra, la verdad. Hay que pagarlo todo por adelantado».

El imperativo central de la teología de la liberación (ofrecer una opción por los pobres) le parecía un objetivo vital que merecía la pena. Por supuesto, se podía perseguir casi en cualquier sitio, pero claramente la doctrina implicaba elegir entre distintos grados de pobreza. Era lógico proporcionar atención médica en los lugares donde más se necesitaba y no había un sitio más necesitado que Haití, al menos en el hemisferio occidental, y él no había visto en Haití ningún sitio más necesitado que Cange. No se quedó en Léogâne para presenciar la instalación del banco de sangre. Se enteró de que el hospital iba a cobrar a los pacientes por usarlo. Me dijo que, cuando se dirigía hacia la planicie central, pensó: «A la mierda, voy a construir mi propio hospital. Y allí no habrá nada de eso, gracias».

Cuando volvió de Léogâne a la planicie central, Farmer fue a trabajar un tiempo a la clínica del *père* Lafontant, en Mirebalais. Se parecía mucho a las clínicas que había visto durante los meses en que estuvo recorriendo Haití. Los pacientes hacían cola para que los atendiera el único médico, que no se molestaba en elaborarles un historial ni en hacerles una exploración física en condiciones. «Un intercambio superficial con un médico que habría preferido estar en cualquier sitio menos allí —recordaba Farmer—. Luego los pacientes llevaban a la "farmacia" sus botellas, asquerosas y con una mazorca de maíz por tapón, y pagaban para que se las rellenaran de medicina para la tos y vitaminas a granel. Un espectáculo lamentable que incluía, en ocasiones, gritos del personal a los pacientes cuando las botellas venían muy muy asquerosas».

Con el consentimiento del *père* Lafontant, Farmer empezó a centrarse en el asentamiento ilegal, miserable y polvoriento, que había subiendo la carretera, en Cange. Fue un momento muy especial de su vida. «Subir a Cange, que entonces era un sitio verdaderamente horrible en comparación con Mirebalais, era para mí, por extraño que pueda sonar, un alivio. ¡Era un alivio que no hubiera clínica! No porque Cange no tuviera la necesidad urgente de una clínica; es que yo sabía que no podría trabajar en una clínica como la de Mirebalais, que, como ya había comprobado, era totalmente representativa del resto de clínicas destinadas a los haitianos pobres. Y también sabía, espero, que lo importante no era cómo nos sintiéramos yo o el desafortunado médico haitiano. Lo importante eran los pacientes y sus espantosos desenlaces».

Cange necesitaba una clínica, un hospital, un sistema sanitario en la comunidad. De acuerdo con la idea de Farmer, las instalaciones debían prestar un servicio gratuito a los indigentes y tales servicios debían satisfacer las necesidades reales del lugar y de cada uno de los pacientes. Así pues, el primer paso era averiguar cuáles eran exactamente aquellas necesidades. Farmer empezó de forma modesta, con un censo sanitario preliminar. Reunió a cinco haitianos, todos más o menos de la misma edad que él y todos con, por lo menos, el primer curso de la secundaria terminado, y fueron de cabaña en cabaña por todo Cange y dos aldeas vecinas, tomando nota del número de familias, los nacimientos y muertes recientes y las causas aparentes de morbimortalidad. Aquel primer sondeo fue bastante informal, pero confirmó lo que Farmer ya había sospechado: la mortalidad entre niños y jóvenes era «espeluznante». También supo de la importancia capital de la «mortalidad maternal»: que la muerte de las madres, un hecho frecuente en aquellos asentamientos ilegales, conllevaba sucesiones de catástrofes en las familias, hambre y prostitución, enfermedad y más muertes.

Ese primer sondeo fue solo un pequeño comienzo, un paso de su aprendizaje sobre salud pública, medicina y también antropología. A principios de 1984, Farmer tuvo en Cange otro encuentro con la malaria que no podría olvidar, tan instructivo a su manera como el de Léogâne. La paciente era una mujer joven. Su padre había decidido que la tratara un *houngan*, un sacerdote vudú, de la zona, pero, tras mucha discusión, la madre consintió en dejar que Farmer y un médico haitiano la trataran también con cloroquina. La chica se recuperó. En un artículo que tituló «The Anthropologist Within»,[5] Farmer escribió que, al evaluar aquel caso, se había preguntado de forma obsesiva por el papel que la antropología debería ocupar en su vida. Le habían enseñado que el etnógrafo debe observar, sin tratar de cambiar lo que está observando. Pero, así ejercida, la antropología parecía «impotente»

---

[5] «El antropólogo que hay en mí».

frente a los «problemas cotidianos de una nutrición adecuada, agua limpia y prevención de enfermedades». Al final del artículo, queda claro que la antropología le interesaba ya menos como disciplina en sí misma que como herramienta para lo que llamaba «intervención». No se había decidido por una síntesis entre la observación y la acción, sino por el ejercicio de la medicina y un trabajo de salud pública que se vieran guiados en parte por la antropología.

Sus utilidades eran evidentes. Un médico que no supiera nada de las creencias locales podría terminar enfrentado a los sacerdotes vudús, pero un médico-antropólogo que entendiera tales creencias podría encontrar la manera de convertir a los *houngans* en sus aliados. Un médico que no entendiera la cultura local tomaría las quejas de muchos pacientes por supersticiones extrañas o, en el mejor de los casos, se quedaría totalmente perplejo, por ejemplo, ante la enfermedad femenina llamada *move san, lèt gate*. Se decía que aquella afección venía dada por *sezisman*, es decir, por una sorpresa o por un susto grande. A estos podía seguirles la *move san*, «mala sangre», que a su vez podía causar *lèt gate*, un trastorno en el que la leche de la madre se estropeaba o dejaba de fluir. Nada de esto sería un misterio para un joven etnógrafo-médico que, como Farmer, estuviera dispuesto a desentrañar los significados sociales del síndrome. Farmer escribió: «Lo más sorprendente de la *move san* es lo extremadamente escabroso de su simbolismo: dos de los elementos más vitales del cuerpo, la sangre y la leche, se convierten en veneno. Estas potentes metáforas sirven, se puede deducir, de advertencia frente al abuso de mujeres, sobre todo de las embarazadas o lactantes».

En el transcurso de su investigación sobre la *move san, lèt gate*, consultó a una haitiana de la zona y le preguntó por los remedios con plantas medicinales para tratar el síndrome. La mujer le dio la información y luego añadió, en efecto: «Seguro que va a buscar esas plantas para entender mejor su potencial y mejorar su eficacia». Aquella lección se repitió en muchas ocasiones. A la gente de Cange no le interesaba que su sufrimiento se escudriñara y punto; a él tenían que interesarle tanto la investigación como la acción.

Posiblemente, Farmer tuvo la suerte (y, desde luego, él así lo creía) de haber hecho un cierto trabajo de antropología, medicina y salud pública en Haití antes de estudiar esas disciplinas en Harvard. Tenía un don para las actividades académicas, pero Haití le reafirmó en que su querencia por ellas sería limitada.

Farmer entró en la Facultad de Medicina de Harvard en el otoño de 1984. Tenía solo veinticuatro años. Aunque, por otro lado, en cierta ocasión me dijo: «Ya estaba totalmente formado a los veintitrés». Se refería, supongo, a que para entonces ya tenía claras su filosofía y su visión del mundo y a que sabía que quería combinarlas con la acción, en Cange antes que en otro sitio. No se entretuvo mucho en Cambridge. Se quedó en Harvard solo el tiempo suficiente para recibir orientación y reunir libros de texto que se llevó consigo de vuelta a la planicie central.

En la Facultad de Medicina, los dos primeros años del plan de estudios consistían sobre todo en largas series de clases magistrales. A menudo, Farmer aparecía en Cambridge justo a tiempo para las prácticas o los exámenes y luego se volvía a Haití. Y, desde luego, aquello no pasó desapercibido. En segundo curso, sus compañeros ya lo habían apodado Paul Foreigner.[6] Pero aunque aquel tipo de idas y venidas al trabajo no tenía apenas precedente en un estudiante, habría sido difícil que cualquier profesor lo reprobara. Aquel joven estaba tratando de llevar la medicina a gente que no tenía médicos. Además, sus notas eran excelentes, algunas de las mejores de su clase.

---

[6] Paul «el Extranjero».

09

La combinación de Harvard y Haití había empezado a dar forma a un nuevo tipo de creencia en Farmer. Años después, me contaría: «El hecho de que cualquier tipo de fe religiosa fuera objeto de tanto desdén en Harvard y tan importante para los pobres (no solo en Haití, sino en todas partes) me convenció aún más de que la fe debía de ser algo bueno».

Y si los campesinos sin tierra de Cange necesitaban creer en algún ser omnisciente que tomara nota de todo, Farmer sentía ya también la necesidad de creer en algo parecido. En palabras de los campesinos, una muerte innecesaria era «una muerte estúpida» y él estaba viendo muchas. «Seguro que alguien está presenciando este espectáculo de los horrores —decía para sí—. Ya sé que suena superficial, eso del opio del pueblo, la necesidad de creer, de paliar el dolor, pero a mí no me parecía superficial. Era más profundo que otros sentimientos que hubiera conocido y me atrajo la idea de que, en un mundo aparentemente ateo, que veneraba el dinero y el poder o la sensación, más seductora aún, de eficiencia y avance personal, como en Duke y Harvard, aún había un sitio en el que buscar a Dios, y ese sitio era el sufrimiento de los pobres. ¿Queréis que hablemos de crucifixión? Os voy a enseñar yo crucifixión, cabrones».

Cuando Ophelia volvió a la planicie central para trabajar con Paul, en el verano de 1985, observó que ahora, cuando se arreglaba, acostumbraba a llevar una gran cruz de madera colgada al cuello por fuera de la camisa. Pero aquel objeto no hizo más que reforzar el «aire sacerdotal» que ella ya había notado antes en él, y aquel «aire» estaba lejos de corresponderse con la realidad.

Farmer decía años más tarde que tenía «fe», para añadir a continuación: «También tengo fe en la penicilina, la rifampicina, la isoniacida y la buena absorción de las fluoroquinolonas, en la experimentación en laboratorio, los ensayos clínicos, los avances científicos, en que el VIH es la causa de todos los casos de sida, en que los ricos oprimen a los pobres, en que la riqueza fluye en el sentido equivocado, en que ello provocará más epidemias y matará a millones de personas. Tengo fe en que todo eso también es cierto. Así que, si tuviera que elegir entre la teología de la liberación y cualquier "-ología", me quedaría con la ciencia, siempre que lleve aparejado el servicio a los pobres. Pero no tengo por qué elegir, ¿verdad?».

Nunca dio mucha importancia al dogma religioso que le habían enseñado de niño, y para entonces ya no creía casi nada de él. Decía, por ejemplo: «Sigo buscando algo en las Sagradas Escrituras que diga: "No usarás preservativos"». Aún era el joven que retaba a Ophelia a competiciones de comer mangos que se convertían en pringosas batallas de comida y se mostraba bastante dispuesto a ignorar los mandatos de castidad que había promulgado el obispo en su confirmación, en Florida, varios años atrás. De hecho, le encantaba saltarse los servicios religiosos para infringir esos mandatos. Ophelia recordaba la tarde en que se «entregó» a él (soltó una risita al decir la palabra). Era domingo. Estaban en Mirebalais, les pilló una tormenta y volvieron corriendo a la rectoría del *père* Lafontant. El edificio estaba vacío porque todos los demás estaban en la iglesia, y las misas en Haití suelen durar bastante rato. Además, a la mayoría de los haitianos no les gusta estar fuera cuando llueve. «Sabíamos que, hasta que terminara la misa, no vendría nadie —me contó ella—. Nos duchamos juntos». Recordaba el sonido de la lluvia sobre el tejado, el olor del humo de la hoguera encendida en el patio para la cena del domingo. Aquel momento, dijo, permanecía en su memoria como el más romántico de su vida.

Ophelia pasó todo el verano en Haití con Paul. Por las noches tomaban café mientras ella le ayudaba con los estudios reglados de Medicina. Es decir, mientras trataba de ayudarle. Farmer había condensado el contenido de sus textos médicos en tarjetas.

Tenía montones enormes, miles de tarjetas. Por una cara, había escrito, con una elegante caligrafía de zurdo, preguntas como: «¿Qué tiene que ver la gota con los lisosomas?», a las que añadía notas musicales alrededor de las palabras, para indicar que había que cantar la pregunta. En la cara de la pregunta de una tarjeta podía poner, por ejemplo: «Dígame, señor, las lesiones del síndrome de Claude Bernard-Horner y la parálisis del nervio motor ocular común. ¿Y qué demonios es un signo de Argyll Robertson?». A menudo, las respuestas del reverso incluían dibujos (muchos de ellos, preciosos, pensaba Ophelia); en ese caso, el de las vías neuronales del ojo.

Ophelia rebuscaba entre la pila de tarjetas alguna en la que Paul pudiera equivocarse, esperando que lo hiciera. Le gustaba poder leerle la respuesta correcta, como si de verdad le estuviera ayudando.

—Venga, P. J., ¿qué es la calcificación distrófica?

—Cuando se produce un depósito anómalo de sales de calcio en tejidos necróticos, se habla de calcificación distrófica. —Levantaba un dedo—. Por supuesto, no está causada por la hipercalcemia. —Sonreía—. Aunque la calcificación metastásica sí que está relacionada con la hipercalcemia.

Ella miraba el reverso de la tarjeta y trataba de que no se le notara la decepción.

—¡Correcto! Muy bien, P. J.

De vez en cuando daban paseos a las aldeas. Por el camino, Paul iba señalando las plantas. «Índigo —decía, y añadía con una sonrisa impaciente—: ¿Cuál es el nombre científico?».

Llevaba haciendo lo mismo desde su primer encuentro. En ocasiones, ella se preguntaba si él estaba tratando de hacerla quedar por inculta. «No, boba, claro que no —pensaba—. Solo es que le gusta decir los nombres. Es una de las ideas de diversión que tiene».

Pero le costaba evitar compararse con él. En casi todas las chozas que visitaban aparecía comida, que en muchos casos les resultaba repugnante (muestras de lo que Paul llamaba «el quinto grupo de alimentos») y, poniéndose caras mientras los anfitriones no miraban, fingían deleitarse con cosas como pasteles rellenos de carne que olían a sudor. Una vez, los anfitriones les pusieron a cada uno lo que parecía un huevo frito a flote sobre grasa y cartílago de cerdo, ella probó un bocado y por poco le dio una arcada. Cuando los anfitriones se dieron la vuelta un instante, ella le pasó su plato al tiempo que susurraba:

—Toma, cómetelo tú.

Paul cogió el plato y se tomó el contenido de un sorbo. Luego la miró y sonrió.

—Notable bajo —dijo.

En el camino de vuelta se rieron del incidente y, aun así, de todas las veces que había comido cosas que apenas podía soportar mirar, aquel fracaso se le quedó marcado.

Al bajar por un empinado sendero en una de las colinas que rodeaban Cange, Ophelia dio un traspié. Había unos haitianos cerca.

—¡Mira por dónde pisas! —le dijo alguien en criollo.

Notó que se le contraían los músculos de la mandíbula. ¿Acaso pensaban que era una inútil? Un hombre mayor se acercó y le ofreció su bastón.

—¡No, estoy bien! —respondió.

Paul se puso serio.

—No rechaces algo así —le dijo, categóricamente—. Es un regalo increíble.

Por supuesto, tenía razón. Ella se ruborizó.

En Cange dormían en cuartos separados; el patriarca del lugar era, después de todo, un sacerdote. Una noche, a punto de irse a la cama, Ophelia decidió que al día siguiente se levantaría antes que él. Puso el despertador a las cinco. Se despertó con el sonido de la voz de Paul, que estaba cantándole bajo su ventana, en el patio, y se quedó tumbada en la cama pensando: «Solo quiero hacer algo mejor que él. Aunque sea un instante nada más».

Paul había ampliado y perfeccionado el censo sanitario que empezara a elaborar en Cange en 1983. Había encontrado un libro en el que se describía un censo realizado en una zona rural de la India y lo utilizó como manual. Ophelia trabajaba en la recopilación de datos. Para ello, se dedicaba a ir a pie de aldea en aldea, a veces con Paul y, más a menudo, con los jóvenes haitianos a los que Farmer había reclutado, que conocían los caminos, barrancos abajo y laderas arriba, por senderos medio cubiertos por la maleza. El calor le parecía «descomunal». La cara se le ponía coloradísima, pero cada vez hablaba mejor el criollo y todas las salidas le parecían importantes y desgarradoras. Llegaba a una choza diminuta de dos habitaciones, aparecía una silla y los campesinos le ofrecían algo de beber y le hablaban de sus dolores y miserias mientras ella tomaba notas. Les preguntaba cuándo habían nacido y ellos le decían qué presidente había entonces en el poder o fechaban sus nacimientos antes o después de la presa. Ophelia preguntaba: «¿Cuántos vivís aquí?», y la madre o el padre de la casa recitaba los nombres, a veces hasta once, y Ophelia alzaba la mirada, veía jirones de cielo por entre el techo de corteza de banano y pensaba en la temporada de lluvias. Veía las tazas de metal sobre los pilotes de sus pequeños graneros y pensaba: «Ratas». Notaba un olor característico dentro de las atestadas chozas. «No era olor a calcetín sucio, sino el olor sofocante de gente viviendo en la pobreza. De mucha gente hambrienta respirando».

A veces, iba a casas en las que había gente muriendo y a menudo, sobre todo en Cange, entre los refugiados del agua, eran niños con los dolores intensos de una u otra de las enfermedades diarreicas. Para conseguir agua, la gente de Cange tenía que bajar una escarpada ladera de doscientos cincuenta metros. Hundían sus calabazas o garrafas de plástico recicladas en el agua estancada del pantano, las llevaban de nuevo ladera arriba y, por supuesto, querían que esa agua les durara, así que se quedaba varios días, sin tapar, en las garrafas o calabazas.

La solución vino de la mano de un equipo de ingenieros haitianos y estadounidenses. Estos últimos pertenecían al grupo de la Diócesis Episcopal de la Alta Carolina del Sur que llevaba años ayudando al *père* Lafontant. Cerca de la base de aquella colina de doscientos cincuenta metros, brotaba un centelleante río subterráneo. Antes de la presa, había sido un importante suministro de agua potable para el pueblo. Los ingenieros diseñaron un plan que usaba la fuerza de ese río para transportar su propia agua en una tubería hasta unos grifos comunales que se instalarían en Cange. En cuanto se hubo ejecutado el plan, recordaba Ophelia, el número de muertes infantiles empezó a descender.

Farmer iba conociendo la enorme importancia del agua para la salud pública y empezó a sentir un gran aprecio por la tecnología en general, pero también desdén por «la trampa ludita». Le gustaba ilustrar el significado de aquella expresión con la historia de cuando volvió a Cange desde Harvard y vio que el *père* Lafontant había supervisado la construcción de treinta preciosas letrinas de hormigón repartidas por toda la aldea.

—Pero —preguntó Farmer— ¿utilizan una tecnología adecuada?

Había sacado el término de una clase en la Facultad de Salud Pública de Harvard. Por norma general, significaba que había que usar únicamente las tecnologías más sencillas necesarias para hacer un trabajo.

—¿Sabes lo que significa «tecnología adecuada»? Que las cosas buenas son para los ricos y la mierda es para los pobres —refunfuñó el cura, y se pasó un par de días sin hablarle.

Lafontant estaba supervisando también la construcción de una clínica en Cange, financiada por la gente de Carolina del Sur. El centro tendría un laboratorio, por supuesto. Farmer se hizo con un panfleto sobre cómo equipar los laboratorios en sitios del tercer mundo, publicado por la Organización Mundial de la Salud. Hacía unas recomendaciones bastante razonables. Era posible apañárselas con un solo fregadero. Si no era fácil conseguir electricidad, se podía recurrir a la energía solar. Un microscopio casero alimentado por energía solar valía para la mayoría de usos. Farmer tiró el folleto a la basura. El primer microscopio de Cange fue de verdad, robado por él mismo de la Facultad de Medicina de Harvard. «Justicia redistributiva —diría más tarde—. Solo les estamos ayudando a que no vayan al infierno».

El proyecto de Cange y las aldeas de alrededor consistía esencialmente en la creación, desde cero, de un sistema sanitario público, con el *père* Lafontant como jefe de obras (era sorprendente la rapidez con la que conseguía construir cosas, y cuánto duraban estas, en un sitio sin electricidad, tiendas ni una carretera en condiciones). La planificación de este sistema sanitario fue recayendo, cada vez más, sobre Farmer.

Gran parte del plan era sencilla, pasos que recomendaría cualquier facultad de salud pública. Había empezado por el censo porque esa era la forma de detectar problemas, empezar a elaborar registros y crear una referencia a partir de la cual valorar, con futuros censos, si el nuevo sistema estaba funcionando bien. Ideó la creación de lo que denominó una «primera línea defensiva» en las comunidades: programas de vacunación, suministros de agua e instalaciones sanitarias protegidos y, en el corazón de estas defensas, un cuadro de habitantes de las aldeas formados para administrar medicamentos y dar clases sobre salud, tratar las enfermedades leves y reconocer los síntomas de las graves, como tuberculosis, malaria y fiebre tifoidea. Diseñó su proyecto para mujeres (servicios ginecológicos, educación sanitaria y planificación familiar) para reducir la mortalidad maternal local. Lo que aquella primera línea defensiva no pudiera evitar se trataría en la segunda línea: la nueva Clinique Bon Sauveur, en Cange, y Farmer soñaba con que algún día esta tuviera un hospital asociado.

Para muchos de quienes trabajan en salud pública, aquel despliegue de proyectos podría haber parecido bastante ambicioso; de hecho, demasiado que esperar para un lugar tan pobre como Cange. Pero en 1985 Farmer ya se había impacientado con las definiciones convencionales de salud pública. Los elevadísimos índices de enfermedad de Cange no eran más que un síntoma de una privación general, dijo a Ophelia. «Tenemos que pensar en la salud en el sentido más amplio posible».

Aquel concepto provenía en parte de Lafontant. El sacerdote había construido la primera escuela de Cange a finales de los setenta. Tenía el techo de paja; las clases que no cabían en su interior se daban bajo un mango. A principios de los ochenta, con dinero de Carolina del Sur, Lafontant había levantado un edificio mucho más grande, de dos plantas, en una pequeña planicie de la ladera, por encima de la Nacional 3. A ojos de Farmer, el edificio parecía «ligeramente ostentoso», cerniéndose sobre las chozas de Cange. «Abrir una escuela puede parecer un poco fuera de lugar, dada la falta de viviendas y de tierras y el hambre de muchos de los refugiados del agua. Pero parece que ellos no opinan lo mismo», escribió. Los niños acudían en tropel al nuevo centro. Una campesina explicaba: «Muchos de nosotros nos preguntábamos cómo habrían sido las cosas de haber sabido escribir. Si hubiéramos sabido escribir, tal vez ahora no estaríamos en esta situación». Y una escuela podía ser un sitio en el que dar clases sobre salud y dar comida gratis a niños malnutridos sin herir su dignidad. Construir una escuela suponía unir lo práctico y lo moral. «Agua limpia, atención sanitaria, educación, comida, techos de hojalata y suelos de cemento: todo ello debería constituir un conjunto de bienes básicos que la gente ha de tener como derechos de nacimiento», diría Farmer.

Para todo ello hacía falta más dinero del que podía facilitar la gente de Carolina del Sur. Farmer tenía una experiencia limitada en la recaudación de fondos. En 1985, sin embargo, tuvo un golpe de suerte.

Dos años antes, en 1983, había ido a Boston, a cumplir con la formalidad de una entrevista previa a su ingreso en Harvard, y visitó una organización benéfica llamada Project Bread.[7] Pidió a la organización unos cuantos miles de dólares para construir un horno de pan en Cange. A menudo había oído decir al *père* Lafontant que Cange necesitaba una panadería.

Todo fue muy fácil. En la organización benéfica dijeron a Farmer que tenían un donante que había pedido que su dinero se destinara a alimentar a gente pobre de Haití.

—¿Quién es? —preguntó Farmer.

—Es un donante anónimo.

El horno de pan se construyó, no muy lejos de la escuela, en el verano de 1984. A principios del año siguiente, una revista de la Facultad de Medicina de Harvard publicó el artículo de Farmer «The Anthropologist Within». Poco después de aquello, el director de Project Bread se puso en contacto con Farmer. El donante anónimo para el horno de pan había leído el artículo. «Quiero

---

[7] Proyecto Pan.

conocer a ese chico —había dicho, supuestamente, el donante—. Parece un triunfador».

—Si quiere conocerme, díganle que venga a Haití —respondió Farmer.

Le habían dicho que el donante se llamaba Tom White y que tenía una importante empresa constructora en Boston. Farmer se imaginaba a republicanos rollizos fumando puros baratos y cerrando tratos clandestinos con la autoridad portuaria de Massachusetts, al margen de los sindicatos. Cuando fue a recoger a White al Aeropuerto François Duvalier, se encontró, bajo el viento cálido, a un sesentón de rostro rosado, vestido con ropa de golf de poliéster, pantalones a cuadros incluidos. White traía consigo un rollo de billetes que no tardó en repartir entre los mendigos, en un acto no ofensivo, según la filosofía de Farmer, pero apenas suficiente. Farmer le fue narrando Haití en la camioneta, de camino a Cange, y White pareció convenientemente horrorizado, pero Farmer seguía receloso y no trató de ocultarlo.

Solo tenía veinticinco años y no estaba, como llegó a admitir, «plenamente formado» en la cuestión de negociar con posibles donantes. En el interior de la camioneta, entre bote y bote, la conversación derivó hacia la política estadounidense.

—Bueno, yo no he votado a Reagan —señaló White.

—¿Qué quiere decir?

—Que no he votado a Reagan.

—Entonces, ¿votó en contra de sus propios intereses? —preguntó Farmer.

—¿Es pecado eso?

Recordando aquel momento, White me contó: «Y ahí pasó de mostrarse frío a muy cercano. Conmigo fue un impertinente de cuidado —prosiguió—, pero me cayó bien, porque, si decías algo y a él ese algo le parecía mal, te lo decía. Iba muy por delante de mí en cuanto al servicio a los pobres».

La siguiente vez que Farmer volvió a Cambridge, Tom White lo invitó a comer y estuvieron debatiendo sobre el sentimiento de culpa. White decía que le parecía una emoción vana. Farmer, al contrario, opinaba que podía resultar muy útil. White se había divorciado de su primera mujer. Había llegado con ella a un acuerdo voluntario muy generoso y corría con todos los gastos de la manutención y educación de sus hijos. Su segundo matrimonio, con una mujer que tenía ya seis hijos, estaba bastante alejado del que cabría esperar de un hombre rico. Sin embargo, contaba, se sentía muy culpable por el hecho de haberse divorciado.

Aquello no era lo que Farmer tenía en mente. Lo que sí apoyaba, dijo, era el sentimiento de culpa que algunos ricos tenían por los pobres, porque podía hacerles desprenderse de parte de su dinero. Y, además, es que tenían que sentirse culpables.

En realidad, White llevaba varios años donando dinero, a organizaciones benéficas católicas y a amigos necesitados, incluso antes de haber tenido mucho. Creció en una familia católica irlandesa devastada por el alcoholismo de su padre y muy pronto se convirtió en lo que llamaba «el imprescindible» de su familia. Al parecer, había llevado una vida bastante peculiar. Estudió en Harvard, donde se especializó en lenguas romances, y luego fue al Ejército, donde llegó a ser, de mala gana al principio, ayudante del general Maxwell Taylor, comandante de la 101.ª División Aerotransportada. White saltó en paracaídas sobre Normandía la noche antes del Día D y, más tarde, sobre Holanda. Aunque decía que no se arrepentía de haber participado, acabó odiando la guerra y, a pesar de que Taylor le caía bien como persona y de que admiraba el coraje del general, aprendió a sentir aversión por la tendencia de los poderosos a considerar a los seres humanos como chinchetas en un mapa. Y aversión, también, por las prebendas del poder, tras ver a un joven paracaidista aplastado por el peso de su propia mochila, sobrecargada con objetos innecesarios que transportaba para su general.

Después de la guerra, White había convertido la constructora de su padre en la que llegó a ser la más importante de Boston. Había sido íntimo de cardenales, participado en las juntas de nueve instituciones y acompañado al partido presidencial en la investidura de John Fitzgerald Kennedy. Pero se sentía incómodo entre la mayoría de ricos y famosos y, en general, rehuía a la prensa. Me dijo, de un modo un tanto críptico, que había estado deprimido en varias ocasiones a lo largo de su vida y que había tenido «una imagen de sí mismo bastante mala», tras lo que añadió: «Pero, en mi negocio, lo único que había que hacer era presentar la oferta más barata». Cuando le pregunté qué le había llevado a apostar tan fuerte por Farmer, un estudiante de medicina de veintipico años, respondió: «Me sedujo de inmediato. Era una persona muy inteligente, consagrada a su trabajo. —Se detuvo a pensar unos instantes—. En realidad no soy capaz de explicarlo. Probablemente, estuviera buscando también a alguien en quien confiar».

Haití, desde luego, causó malestar en White. La carretera a Cange le pareció especialmente ofensiva. «Ir dando tumbos por esa maldita carretera», decía. Nunca la recorrió sin pensar: «Con lo fácil que sería arreglarla, joder». Recordaba así la primera vez que vio un caso de *kwashiorkor*: «Había un niño de pelo rojizo y vientre hinchado y dije de inmediato: "Poned aquí un programa de nutrición"». A White le parecía fácil imaginarse siendo haitiano. Un niño de ojos grandes y sonrisa inolvidable, al que encontró en una cabaña con el suelo de tierra, le hizo querer traerse los buldóceres de su empresa.

—Por el amor de Dios —dijo a Farmer y al *père* Lafontant—. Poned un techo de hojalata y un suelo de cemento. Yo os doy el dinero. Hostia puta.

Cuando Farmer estuvo de vuelta en Boston, haciendo la residencia en el Brigham, White se acercaba a la hora de comer y compraba bocadillos en el restaurante del hospital que luego se comían en el coche de White. Un día, White preguntó a Farmer, que estaba igual de pálido que siempre:

—¿Estás comiendo lo suficiente?

—Estoy bien.

—¿Necesitas dinero?

—No —respondió Farmer—. Bueno, a lo mejor cuarenta dólares.

Resultó que White tenía un fajo de billetes de cien en el bolsillo. Lanzó uno al regazo de Farmer.

—A mí me parece que pasas hambre.

Al decirlo, se vio movido a meterse otra vez la mano en el bolsillo. Lanzó a Farmer otro billete de cien.

—Por favor, come, por el amor de Dios —dijo y, para recalcarlo, le dio otros cien dólares.

Farmer bajó la vista al botín.

—Ahora puedo contarte lo que pasó anoche.

Había ido a la casa de un paciente de sida que había tratado en el Brigham y vio que el hombre estaba a punto de ser desahuciado.

—Le cedí mi cheque.

—Por Dios, Paul, ¿no te parece que eso es poco práctico?

Farmer sonrió.

—Bueno —dijo—, hoy Dios te ha enviado a ti.

White se sorprendía a menudo yendo de un lado a otro de Boston en busca de cosas para proyectos de Cange, recogiendo fregaderos, por ejemplo, y cargándolos en el maletero de su Mercedes. (Un lote de fregaderos era para una clínica nueva. La primera clínica resultó estar mal diseñada, y White pagó la reconstrucción. Lo hizo de forma discreta, sin pedir reconocimiento. «Ni siquiera una placa con su nombre», dijo Farmer).

En cierta ocasión, estando juntos en Boston, dijo White:

—¿Sabes, Paul? A veces me gustaría mandarlo todo a paseo y trabajar de misionero contigo en Haití.

Farmer se quedó pensando unos instantes y luego respondió:

—En tu caso concreto, eso sería pecado.

10

En una fotografía tomada por Ophelia a mediados de los años ochenta, Paul aparece en pantalones cortos, con entre dos y cinco kilos más de peso que en décadas posteriores, delgado, pero no muchísimo. Está en cuclillas, con las manos aún alisando la tierra alrededor de un plantón que acaba de colocar, en la ladera antes yerma por encima de la Nacional 3, donde, cada vez que regresaba, Ophelia encontraba un bosquecillo nuevo, uno o dos edificios más. Estuvo volviendo todos los veranos entre 1985 y 1989. Eran meses de trabajo casi constante. Al entrar la tarde, Paul seguía recibiendo pacientes y ella, famélica, iba a su consulta de la clínica. «¿No tienes hambre? Lo único que has tomado hoy fue un café a las seis de la mañana». Él accedía a subir la colina con ella hasta la cocina, pero de mala gana a menudo, notaba Ophelia.

De vez en cuando, ella ansiaba escapar de aquella región desolada. Convencía a Paul de hacer excursiones a Puerto Príncipe, sintiéndose siempre «un poco despreciable» por llevárselo. Le decía: «Es para conseguir cosas para la clínica». Antes de irse, cogía un puñado de las tarjetas de Paul. Por aquel entonces, el trayecto duraba algo menos de tres horas. Cuando, como solía pasar, se pinchaba un neumático o se rompía un muelle y tenían que esperar mientras se hacía la reparación pertinente, se sentaban junto a la carretera y ella le hacía preguntas. Y, de hecho, compraban medicamentos, material y más plantas para que Paul las pusiera alrededor del complejo médico que iba creciendo en la ladera de Cange.

Al final de uno de aquellos fines de semana, iban conduciendo por la calle Delmas abajo, saliendo de Puerto Príncipe, y Ophelia pensaba en las largas y calurosas caminatas que la esperaban en Cange y en lo maravilloso que sería poder tomarse una Coca-Cola *light* al volver de ellas.

—Me gustaría comprar Coca-Cola *light* —dijo.

—No tenemos tiempo. No podemos —respondió Paul.

Ophelia entendió que él quería volver a Cange y que hacer esa parada habría supuesto no solo veinte minutos de retraso, sino también pasar junto a los mendigos que había en la puerta de los supermercados que abastecían a la élite haitiana. Pero, en aquel momento, sus palabras la molestaron. Parecía estar diciendo que, si él y los campesinos podían arreglárselas sin cosas como Coca-Cola *light*, ella también. «Estaba muy seguro de algunas cosas —recordaría ella—. Lo frustrante era que casi siempre tenía razón». En el coche, se encaró con él y lo llamó santurrón. No paraba. Al final, él dio un frenazo, se inclinó sobre ella y abrió su puerta de un empujón.

—¡Fuera! —gritó, y la insultó.

Ella no obedeció. Se quedó sentada muy tiesa en su asiento, sintiéndose a la vez ofendida y exultante, sonriendo para sus adentros y pensando: «¡Sí! Te he pillado. Tienes esta cualidad humana. Tienes fallos».

Recordaba muy bien otro viaje a Puerto Príncipe. Fue en 1986, poco después de que Baby Doc se marchara de Haití, un acontecimiento que marcó el fin del mandato de los Duvalier, al que había seguido lo que los haitianos disidentes llamaban «duvalierismo sin Duvalier», en el que el Ejército haitiano asumió, en términos generales, el papel de los dictadores. Durante todo aquel verano había habido signos de agitación, aunque aún bastante desorganizada: cortes de carreteras imprevistos con neumáticos ardiendo, manifestaciones de campesinos en Mirebalais. Muchos campesinos, al parecer, habían imaginado que sus vidas mejorarían cuando Baby Doc se marchara. Ahora estaban protestando por la continuación del *statu quo*. Según Ophelia, «flotaba en el aire la sensación de que aquello podía explotar en cualquier momento». Paul y ella habían ido a Puerto Príncipe a pasar el fin de semana y estaban alojados en la casa que Lafontant tenía en la ciudad. Habían ido al centro en coche a hacer un recado. Cuando salieron, a Ophelia le pareció que la calle se había quedado extrañamente tranquila y, entre el olor agrio habitual de la capital, percibió el de neumáticos ardiendo, «el olor de estar quemándose algo que no debería». Pero unos niños les habían quitado las llaves del coche. Mientras Paul negociaba con ellos para que se las devolvieran, Ophelia se quedó mirando la calle, hacia el cruce con una avenida más grande. De pronto, vio lo que en Haití se conoce como *kouri*, literalmente, una «carrera»: una estampida de gente que atravesaba el cruce y, detrás de ellos, enormes camiones del Ejército haitiano equipados con armas, persiguiéndolos muy de cerca. Oyó disparos. Las consecuencias de una manifestación política, sin duda. En un momento, los manifestantes llegaron corriendo calle abajo, rodearon su coche y todos los demás que estaban intentando dar la vuelta y escapar de allí. Paul y ella abrieron las puertas para dejar entrar a algunos heridos. Mientras tanto, Ophelia empezó a tener calambres en el estómago.

—¡P. J., vámonos de aquí!

Al final consiguieron escapar y Paul condujo hasta la casa de Lafontant. Ella salió, pero él se quedó detrás del volante.

—Tengo que volver, Min.

—No, P. J., por favor.

Pero se fue, se metió de lleno otra vez en el meollo del enfrentamiento, con los manifestantes pasando por encima del coche mientras los soldados los golpeaban. Metió dentro del coche a varios civiles ensangrentados y volvió indemne. «Para Paul era muy importante presenciar las cosas —contaba Ophelia, volviendo la vista atrás—. Ese olor a neumáticos ardiendo no se te acaba de ir nunca. Para mí estará ya siempre asociado a la violencia política».

En Cange la cosa no fue para tanto, pero, incluso allí, el cambio de ambiente era manifiesto. En los años precedentes, antes de la marcha forzada de Baby Doc, los campesinos apenas se habían atrevido a hablar de política. Ahora, como decía la expresión, *ba-boukèt la tonbe*, «el bozal se había caído». Farmer escribiría más tarde: «No era solo que los aldeanos hablaran sobre temas que antes estaban prohibidos; es que también hablaban de nuevas formas sobre los viejos temas». Ya no se limitaban a preguntar si la diarrea estaba causada por gérmenes, sino si los gérmenes estaban causados por el agua sucia. ¿Y acaso la suciedad del agua no se debía a la negligencia de unos Gobiernos inútiles y codiciosos?

Durante muchos años, el olor a neumáticos ardiendo, el olor a rebelión, a carreteras cortadas y a masacres sería constante en Haití y en las vidas de Ophelia y de Paul.

En 1988, Ophelia se fue a Boston a vivir con Paul. Él había entrado ya en la etapa de los estudios de Medicina conocida como rotaciones clínicas, periodos de formación en hospitales de Boston, habitualmente de un mes cada uno. Paul apenas faltaba un día. Pero, incluso cuando se encontraba en Boston, Haití no estaba nunca lejos de sus pensamientos. Cuando Ophelia empezó a trabajar con él en Cange, le preguntó: «Tenemos que traer recursos hasta aquí. ¿Me ayudas?». De vuelta a Inglaterra tras el verano de 1985, ella había conseguido recaudar algunos fondos, pocos, por su cuenta y, siguiendo las instrucciones de Paul, compró diez básculas para bebés, que se usarían para identificar en el censo sanitario a los niños en riesgo. Ophelia llevó las básculas y el resto del dinero a Cange el verano siguiente.

Para entonces, ya habían empezado a hablar sobre crear una organización que respaldara el sistema sanitario que iba creciendo alrededor de Cange. Tom White accedió a echar una mano y, en 1987, convirtió la idea en realidad: contrató a un abogado para hacer el papeleo y creó una organización benéfica en Boston llamada Partners In Health y su correspondiente «organización hermana» en Haití, Zanmi Lasante. Partners In Health solicitaría y recibiría aportaciones, conseguiría que estuvieran libres de impuestos y canalizaría el dinero, en su mayor parte de Tom White, hasta Cange. White puso un millón de dólares a modo de lo que denominó «capital semilla».

Farmer también recurrió a otro amigo adinerado, Todd McCormack, su antiguo compañero de clase en Duke, que ahora estaba viviendo en Boston. A McCormack le hizo gracia la idea de que, a los veintiocho años y trabajando en la empresa de su padre, fuera a estar en la junta asesora de ningún sitio, pero sabía que Farmer era sincero y aceptó de inmediato. Le pareció que, para Paul, PIH no era una estratagema, sino una forma de crear una nueva comunión. «Era una manera de poder institucionalizar aquello que tanto le apasionaba, un vehículo a través del cual pudieran participar sus amigos —me contó McCormack—. La Iglesia católica de Paul».

Varios meses después de la fundación oficial de PIH, Farmer amplió el grupo sumándole un compañero de Harvard, también estudiante de Antropología y Medicina: un coreano-estadounidense llamado Jim Yong Kim. Jim se incorporó a PIH tras una serie de conversaciones con Paul en Boston, no muy distintas de las charlas largas e interminables que Ophelia mantenía con Paul en Puerto Príncipe. Farmer ofreció lo que para Jim Kim fue una idea convincente de la nueva organización. La realidad era menos impresionante: una entidad benéfica con una junta asesora y sin personal contratado, con la excepción de un borrachín aspirante a poeta que vivía en una oficina de una sola habitación sobre una marisquería de Cambridge. Partners In Health, en realidad, era poco más que Paul, Ophelia, Jim y Tom White, que pasaban muchísimo tiempo juntos. A veces, los tres jóvenes se quedaban en alguna de las casas de Tom, que se acostaba mucho antes que ellos y les gruñía por las mañanas: «No sé de qué os pasáis hablando toda la noche».

Hablaban de cuestiones tales como la corrección política, que Jim Kim definía del siguiente modo: «Es una herramienta muy bien elaborada para distraernos. Una actividad muy centrada en sí misma. Se trata de que limpies tu vocabulario para poder demostrarle a todo el mundo que tienes el capital social de haber estado en círculos en los que se habla habitualmente de estas cosas». (¿Cuál podía ser un ejemplo de corrección política? Alguna gente de la universidad decían a Jim y Paul: «¿Por qué llamáis a vuestros pacientes "gente pobre"? Ellos no se llaman a sí mismos "gente pobre"». Jim respondía: «Vale, ¿qué tal "gente casi muerta"?»).

Hablaban de la insignificancia de las «barreras culturales» en lo referente a la aceptación, por parte de los campesinos haitianos, de la medicina occidental moderna: «No hay nada como la curación de una enfermedad para cambiar los valores culturales de la gente».

Hablaban del aspecto físico: «Lo ridículo de los radicales que creen que tienen que vestirse como un campesino guatemalteco.

Los pobres no quieren que te parezcas a ellos. Quieren que te pongas un traje y les consigas comida y agua. Coma».

Alguna gente decía que la medicina solo trata los síntomas de la pobreza. Ellos estaban de acuerdo y hacían «causa común» con cualquiera que tratara sinceramente de cambiar las «economías políticas» de países como Haití. Pero de ello no derivaba, como sí decían algunos supuestos radicales, que las buenas obras sin revolución solo prolongaban el *statu quo*, que lo único que se lograba con proyectos como el de Cange era crear «dependencia». Los pobres estaban sufriendo. Estaban «muriendo igual que hedían». Partners In Health creía en la utilidad de enviar recursos desde los Estados Unidos hasta Cange, bajando la «abrupta pendiente de la desigualdad», para proporcionar servicios a la gente más pobre: directamente, en ese preciso momento. A ello lo llamaban «solidaridad pragmática», un término tal vez torpe, pero lo bueno era que, si se practicaba de verdad, no necesitaba definición: se podía simplemente señalar lo que se había logrado.

Paul, Jim y Ophelia salían a cenar y seguían hablando de estas cuestiones cuando los restaurantes cerraban. Luego se iban al piso de Jim y hablaban más. Pasaban mucho tiempo definiéndose, bastante a menudo definiendo lo que no eran. Los LB estaban diciendo siempre: «Las cosas no son blancas o negras». Pero algunas cosas son muy blancas o muy negras, se decían («áreas de claridad moral», que llamaban ACM). Se trataba de situaciones, raras en el mundo, en las que lo que debía hacerse parecía perfectamente claro. Pero la realización siempre era complicada, siempre difícil. A menudo hablaban de esas dificultades. De que Paul y Jim tenían que encontrar un equilibrio entre trabajar para PIH e ir a la facultad y sacarse el título. De qué tenía que hacer PIH a continuación en su trozo adoptado de Haití, donde abundaban las ACM.

Entre otras muchas cosas, decidieron construir otra escuela en una aldea desolada cerca de Cange. Se llamaba Kay Epin (Casa de Pinos) y le faltaba casi de todo, árboles incluidos. El padre de Ophelia puso el dinero, tres mil libras esterlinas. Una noche de 1988, Farmer iba corriendo por Cambridge, haciendo recados de última hora antes de viajar a Haití, donde estaba a punto de empezar la construcción de la escuela. Dio un traspié en un bordillo y lo atropelló un coche que le destrozó la rodilla. Así que, en lugar de ir a Haití, fue al Massachusetts General Hospital. Estuvo languideciendo allí varias semanas y luego volvió, con una escayola gigantesca, al piso que compartía con Ophelia. Ella intentó cuidarlo.

Organizar una rutina de quehaceres domésticos con Paul no había hecho que el afecto se resintiera. «Yo sabía que me quería. Y yo lo quería a él», decía Ophelia. Pero, para ella, la relación era tensa: «La tensión de vivir con un tío que estaba enamorado de otra cosa, de algo con lo que yo jamás podría competir, ni aunque quisiera». A menudo, si podía escaparse temprano los viernes de la Facultad de Medicina o de los seminarios de Antropología, cogía un vuelo a Haití para pasar allí unos días, a veces incluso solo un fin de semana.

—No te vayas, por favor —le pidió ella en una de aquellas ocasiones—. Quédate conmigo.

—Vente tú conmigo —respondió él.

Discutieron. Él le dijo:

—Siempre he sido muy claro con lo que quería hacer con mi vida, y pensaba que tú querías acompañarme.

Luego, sola ya en el piso, Ophelia pensó: «Es cierto. Nunca ha dicho que fuéramos a pasear por el bosque, a visitar museos ni a la ópera».

Todo se volvió más difícil después del accidente. Paul estaba inquieto con aquella escayola tan burda y enfadado porque ansiaba volver a su clínica de Cange. Ella le recordaba que no podía cargar peso sobre la pierna rota, pero él no hacía ni caso. Ella cocinaba, pero él no comía. Ophelia hacía todo lo que podía, pero no sufría en silencio. Tuvieron algunas broncas. Al final, él acabó diciendo:

—Me voy a Haití. Allí no les importa cuidarme.

Años más tarde, ella aún recordaba la fecha: 10 de diciembre de 1988. Habían hecho las paces, pero ella sabía, en su interior, que algo había terminado. Cuando él le pidió matrimonio un par de años después, a ella le resultó difícil decir que no, pero imposible decir que sí. Herido y enfadado, él respondió:

—Si no puedo ser tu marido, no puedo ser tu amigo. Sería demasiado doloroso.

Después de aquello, durante un tiempo, ella solo tuvo noticias suyas a través de Jim Kim. Lejos de Paul, su interés por ser médico se fue desvaneciendo; en realidad, no le gustaba la química. Pero no soportaba estar separada de Paul. Más que nunca, le parecía una persona importante, alguien en quien creer. No una persona a quien mirar desde la distancia, pensando: «Anda, mira, pues sí que existe el bien en el mundo». No como un ejemplo reconfortante, sino lo contrario. Como demostración de que era posible presentar batalla. Como estímulo para que otros se dieran cuenta de que, si se podía evitar que la gente muriera sin necesidad, había que actuar. Trató de seguir formando parte de PIH y de la vida de Paul. Sabía que él tenía una gran debilidad por perdonar a la gente. Era, pensaba, la más destacada de entre sus cualidades de cura. «Poco a poco, conseguí ir metiéndome de nuevo», dijo.

Partners In Health seguía formándose todavía; era el tipo de organización en la que los miembros podían inventar las descripciones de sus puestos. Una vez que consiguió meterse de nuevo, Ophelia se encargó de las finanzas de PIH y empezó a maquinar para crear una dotación de fondos. Insistió en que se le pagara un sueldo, de alrededor de quince mil dólares, y cada año aportaba el triple de esa cantidad. En cuanto a su relación con Paul, al cabo de pocos años le parecía casi perfecta. A veces, cuando él la llamaba, recién bajado del avión desde Haití, después de pasar una semana o un mes separados, ella se imaginaba siendo su mujer y haciéndole amargos reproches. Pero ya no había nada de eso. Sencillamente, se sentía feliz ante la perspectiva de volver a verlo y veía que a él le pasaba lo mismo cuando aparecía por la puerta. «¡Min!», gritaba él, al tiempo que abría los brazos hacia ella, con una sonrisa desenfrenada y sonrojándose. Solo sus hermanas podían hacerle reír como ella. Ophelia se sentía imprescindible para él cuando soltaba alguna broma obscena sobre algún conocido común y lo veía tirarse sobre un sofá, agitando las piernas en el aire, riendo tan fuerte que se le desataba el asma. Él parecía sentir que podía contárselo todo a Ophelia, ahora que no tenían ninguna obligación formal. Ella se decía a veces: «Ser su mujer no habría sido ningún chollo. Pero ser su amiga es, simplemente, maravilloso».

11

En diciembre de 1988, Farmer volvió a Cange en silla de ruedas y, mientras se le iba curando la pierna, dio comienzo a su estudio para mejorar el tratamiento de la tuberculosis en la planicie central. Si en Cange se estaban produciendo sucesos importantes, lo del resto de Haití era ya tremendo. Farmer fue testigo de algunos de estos hechos, una vez sanada su pierna, en diversos viajes a Puerto Príncipe. En más de una ocasión, le pilló un tiroteo dentro de alguna iglesia de la capital y tuvo que refugiarse tras una columna.

Desde la partida de Baby Doc Duvalier, se habían ido sucediendo varios Gobiernos no electos, pero en la práctica fue el Ejército haitiano quien dirigió el país entre 1986 y 1990, con la ayuda de los Estados Unidos, tal y como Farmer descubriría después, mientras buscaba en publicaciones oficiales. Estaba estudiando la historia de Haití y sabía que cambiar un Gobierno corrupto, represor y no electo por otro no era nada nuevo ni para el país ni para la política estadounidense respecto de Haití. Como tampoco lo eran los levantamientos entre la mayoría empobrecida. Pero a él le daba la sensación de que en aquel momento se estaba gestando un verdadero movimiento popular.

En lo que parecía una unanimidad poco habitual, los campesinos y los habitantes de los suburbios habían emprendido lo que llamaban *dechoukaj*, un proceso de «arrancar de cuajo» todo símbolo visible de los Duvalier, que implicaba la persecución pública y, en ocasiones, el asesinato de los antiguos *tontons macoutes*, en su mayoría mocosos, claro. La reacción del Ejército haitiano y sus paramilitares fue extrema. Había violencia en todos los bandos, pero, como de costumbre, el que tenía las armas y el dinero fue quien más la ejerció. Farmer presenció algunos de los incidentes y tuvo noticia de otros; algún tiempo después, consiguió desenterrar pruebas: los soldados del ejército haitiano disparaban a manifestantes desarmados, entraban en hospitales urbanos, amenazaban al personal y, a veces, ejecutaban a pacientes; llegaron incluso en ocasiones a robar los cadáveres. En 1987, los paramilitares del ejército masacraron a numerosos votantes en los colegios electorales, con lo que frustraron las que podrían haber sido las primeras elecciones democráticas de la historia de Haití.

Según un antiguo dicho, tal vez menos cierto entonces que ahora, Haití era un 90 por ciento católica y un 100 por cien vudú. (Refiriéndose a un campesino, devoto cristiano, Farmer me dijo una vez: «Por supuesto que cree en el vudú. Lo único es que cree que está mal»). Las iglesias católicas estaban en el corazón de la revuelta popular; no las catedrales, presididas por la jerarquía duvalierista, sino las conocidas como *ti legliz*, las pequeñas iglesias de la mísera campiña y de los suburbios de las ciudades. La más importante entre ellas era St. Jean Bosco, en Puerto Príncipe, presidida por el sacerdote Jean-Bertrand Aristide.

Farmer le había oído hablar por primera vez en 1986, por la radio, en Cange. Había decidido ir a la iglesia de Aristide y oírle en persona. La multitud estaba cautivada, al igual que Farmer. Aristide dijo, según Farmer: «La gente lee el Evangelio como si perteneciera a otra época y lugar, pero las batallas que en él se describen son del hoy y del ahora. La opresión de los pobres, el maltrato a los vulnerables y la redención que se obtiene al luchar por lo que es justo: ¿qué ideas podrían ser más pertinentes en nuestro amado Haití?». Farmer recordaba: «Había estado buscando por todo Haití la Iglesia progresista de la teología de la liberación y allí estaba». Se unió a la multitud que fue al encuentro de Aristide al finalizar la misa. Habría sido difícil que Aristide no se fijara en él. («No tenía muchos parroquianos blancos, altos y que hablaran criollo»). Se hicieron amigos, pero Farmer no vio mucho a Aristide en 1988. Él estaba muy ocupado en Cange, y Aristide, por su parte, estaba ocupado sobreviviendo a una serie de intentos de asesinato, incluido el bombardeo de su iglesia orquestado por el alcalde de Puerto Príncipe.

Farmer deseaba que se produjera un cambio de verdad en Haití y, al mismo tiempo, detestaba lo que llamaba «el derribo», las revueltas, el derramamiento de sangre y su inevitable consecuencia: el empeoramiento de la ya precaria sanidad pública de Haití. Un día de 1989, subió solo a la cima de una colina con vistas a Cange. En Haití no solía escribir nada, excepto correspondencia oficial y notas de agradecimiento. Casi nunca tenía tiempo y, además, aquí escribir le parecía mucho menos importante que la labor médica y la construcción de escuelas y sistemas de suministro de agua. Pero aquel día hizo una excepción y subió a la colina para trabajar en su tesis doctoral sobre antropología. «AIDS and Accusation»,[8] la llamó; el primero de sus títulos aliterados.

El sida había aparecido en Cange unos dos años después que él, en 1985. En su tesis, estaba escribiendo sobre la llegada de la enfermedad. Cataloga lo que denominó «la geografía de la culpa» y el papel de chivo expiatorio que se había adjudicado a Haití. Contaba la historia de que, en los inicios de la epidemia de sida en los Estados Unidos, algunos sociólogos e incluso médicos habían propuesto la hipótesis de que el VIH había pasado de África a Haití y luego a los Estados Unidos. Varios expertos conjeturaron incluso que la enfermedad era originaria de Haití, donde, decían algunos, los *houngans* vudús arrancaban las cabezas a los pollos, se bebían la sangre y luego mantenían relaciones sexuales con niños pequeños. Escribió que los Centros para el Control de Enfermedades, una institución federal de los Estados Unidos, habían llegado al extremo de señalar a los haitianos como «grupo de riesgo», junto a otros grupos cuyos nombres empezaban por la letra hache (homosexuales, hemofílicos y heroinómanos), y hablaba también del daño incalculable que todo ello había causado en la frágil economía de Haití y a los haitianos, vivieran donde vivieran. En su tesis, presentaba un sinfín de datos epidemiológicos que demostraban que, casi sin lugar a dudas, el sida había llegado de América del Norte a Haití

---

[8] «Sida y acusación»; en el título en inglés sí hay aliteración.

y que bien podría haber sido a través de turistas sexuales estadounidenses, canadienses y haitiano-estadounidenses, que podían comprar citas secretas a cambio de sumas ridículas en un suburbio de Puerto Príncipe llamado Carrefour.

La tesis debía ser una «antropología interpretativa de la aflicción» en la que se combinaban pruebas de carácter etnográfico, histórico, epidemiológico y económico. Comenzaba, no obstante, con la historia de Cange. Siguiendo la tradición antropológica, dio a la aldea un nombre ficticio, Do Kay. Sentado en la cima de la colina, sobre un saliente rocoso, escribió: «La mejor vista de Do Kay es desde la cima de una de las colinas cónicas, particularmente empinadas, que rodean el pueblo casi por completo».

Desde donde estaba sentado, Cange parecía un conjunto de pequeñas viviendas esparcidas sin ningún orden concreto sobre la ladera de una montaña casi despoblada de árboles. Allá, cerca de la cima, estaba la casa de Dieudonné, ahora vacía porque su dueño había muerto de sida el octubre anterior. Por allí, cerca de la carretera, estaba la casa en la que Anita Joseph había muerto lentamente de sida. El paisaje llevaba aparejados muchísimos recuerdos dolorosos. Farmer recordó a muchos otros pacientes que habían muerto, juntos con sus datos clínicos, y, especialmente, a tres jóvenes haitianos que habían trabajado con él en el primer censo sanitario de Cange: Acéphie, de malaria; Michelet, de fiebre tifoidea; Titap Joseph, de septicemia puerperal. Una buena medicina habría podido evitar todas esas muertes. Todos estos amigos habían muerto estando bajo atención médica, en los típicos centros sanitarios haitianos de pésima calidad que Farmer había llegado a detestar.

Pero desde su puesto de observación podía ver algo más que fracaso y muerte. Veía los grupos de árboles que señalaban dónde estaban las fuentes de agua comunales de Cange, conectadas al limpio y centelleante río subterráneo. Veía algunas de las letrinas comunales del *père* Lafontant, que prácticamente habían erradicado la fiebre tifoidea del pueblo. Veía parte de la ladera en la que Zanmi Lasante había ido creciendo y podía imaginarse el resto: el dormitorio, la iglesia, el despacho del proyecto de salud pública y una esquina de la escuela, y, detrás de los bosquecillos que había plantado, la casa de huéspedes, el taller de los artesanos, el edificio fundamental que albergaba la Clinique Bon Sauveur, reconstruido con dinero de Tom White. Y, al volver a mirar la aldea, veía un asentamiento que ya no estaba hecho de cobertizos toscos. Cange había crecido, de 107 a 178 familias, y ahora la ladera estaba salpicada de casitas.

La mujer del *père* Lafontant, Manmito, la matriarca de Zanmi Lasante, había supervisado un proyecto de mejora de viviendas, que consistía en distribuir materiales sufragados por Tom White e ir organizando poco a poco la reconstrucción de las casas que estuvieran peor. La mayoría de las viviendas solo tenían dos habitaciones y muchas conservaban el suelo de tierra, pero casi todas contaban ya con techos de hojalata, algunos pintados, otros oxidados, otros brillantes bajo la luz del sol. Hacía seis años de la primera vez que puso el pie en Cange y el pueblo ya no parecía un campo miserable de refugiados, sino la típica aldea paupérrima de Haití.

Farmer leyó su tesis y obtuvo el título de Medicina a la vez, en la primavera del siguiente año, 1990. Ganó un premio por la tesis y una editorial universitaria aceptó publicarla. Desde muy pronto, determinados profesores de la Facultad de Medicina (sobre todo, el eminente antropólogo Arthur Kleinman y el no menos eminente psiquiatra infantil Leon Eisenberg) quedaron prendados por Farmer y sus heterodoxos hábitos de asistencia y, conforme fueron pasando los años, ellos y otros lo protegieron de las hostilidades y las normas del mundo académico. Las vidas en servicio dependen de otras vidas que las respalden. Recibió ayuda de mucha gente.

Las ausencias de Farmer de sus clases en Harvard no habían perjudicado su situación académica. Para su trabajo de posgrado en Antropología, Haití había sido un sitio mejor que Harvard, evidentemente. Y sus notas en la Facultad de Medicina eran excelentes, en parte debido a que, mientras estudiaba con las tarjetas, también había ejercido de médico en Cange, aun sin serlo, durante gran parte de aquellos seis años. A esas alturas, con treinta y un años de edad, ya había tratado más enfermedades de las que la mayoría de médicos estadounidenses ven en toda su vida. También había aprendido a diseñar y gestionar un sistema de salud pública y una clínica construida desde cero, en uno de los lugares más difíciles imaginables, entre personas cuyos Gobiernos las mantenían iletradas, donde, con suerte, el hormigón se transportaba en burro. No fue de extrañar, pues, que el Brigham and Women's Hospital lo aceptara en su programa de residencia. Era uno de los más prestigiosos del mundo y, además, flexible. Un residente del Brigham podía obtener permiso para dedicarse a otra área de interés. Farmer y Jim Kim, a quien también aceptó el Brigham, compartieron una residencia clínica; es decir, Farmer obtuvo un permiso formal para pasar la mitad del tiempo en el Brigham y la otra mitad, en Cange.

Parecía posible que Haití celebrara unas elecciones nacionales de verdad a finales de 1990. No obstante, quedó claro que aquello no ocurriría sin la oposición del Ejército y de las élites duvalieristas y los paramilitares que trabajaban para ellas, normalmente por la noche. Al volver a Cange desde Harvard, conduciendo hacia el norte desde Puerto Príncipe, Farmer tenía que atravesar cinco controles militares distintos. En cada uno de ellos, los soldados pedían el soborno de rigor. En ocasiones, confiscaban material médico que llevaba a la clínica. No todo el acoso era rutinario. Zanmi Lasante tenía una oficina en Puerto Príncipe. Durante los meses previos a las elecciones, el teléfono sonó varias veces; la voz del otro lado de la línea preguntaba por Farmer y decía, por ejemplo: «Te vas a reunir con los huesos de tu abuelita». Al descolgar, Farmer notaba unos chasquidos muy audibles en la línea. Se subió al tejado del edificio, encontró el aparato que habían utilizado para pincharle el teléfono (un chisme burdo, hecho de aquella manera) y, con no poco júbilo, lo pisoteó hasta hacerlo pedazos.

Todo aquello le resultaba algo desconcertante. Él no se había manifestado políticamente. Tal vez había atraído la atención del Ejército porque, cada vez que arrestaban a sus pacientes, iba a la cárcel e intentaba sacarlos. Los soldados de los barracones de Mirebalais lo habían echado a empujones en dos de aquellos intentos de lo que él llamaba «extracciones de prisión». O tal vez es que se había señalado más de lo que pensaba. Era posible, por ejemplo, que alguien que no le convenía lo hubiera visto en compañía de Aristide.

En 1990, se vio mucho con el sacerdote, para entonces ya famoso. Un día que coincidió que Farmer estaba en la ciudad, Aristide se pasó a saludar por la oficina de Zanmi Lasante, con aspecto desaliñado, al volante de una camioneta blanca cargada de harina para su orfanato. Al irse, la camioneta no arrancaba, así que Farmer y él cargaron la harina en la de Zanmi Lasante y se marcharon. Pisaron un gran charco, la camioneta se caló y Farmer dijo:

—No creo que vayamos a conseguirlo —y añadió, dirigiéndose a Aristide—: En el periódico dicen que vas a ser candidato a la presidencia. Supongo que no te conocen muy bien, porque tú nunca te presentarías a presidente.

Aristide respondió con una evasiva y, una semana después, anunció su candidatura. Farmer se pasó un tiempo enfadado. «¿Cómo podía participar en algo tan irremediablemente asqueroso como la política haitiana?». Pero luego pensó: «¿Qué dicen los haitianos sobre esto? Están pidiendo que se presente». En un diario personal que llevaba en aquella época, escribió: «Tal vez es una oportunidad única para cambiar Haití».

Pronto se hizo ferviente partidario de Aristide, como casi todo el mundo en Cange y, como ellos, se pasaba casi todo el tiempo oyendo por la radio los comunicados que venían de la capital. Estuvo en Puerto Príncipe, junto con el *père* Lafontant, el día de las elecciones. Muchos observadores extranjeros, como Jimmy Carter, certificaron los resultados: el 67 por ciento de los votos para Aristide y solo el 33 por ciento para los otros doce candidatos. En su diario, Farmer se mostraba exultante. El nuevo presidente de Haití no solo era el jefe de Estado electo más popular del mundo, sino que también profesaba la teología de la liberación y había prometido llevar al país hasta una «pobreza dignificada». Aristide también había prometido, de forma no muy sutil, un cambio de suerte para la élite haitiana. «Las piedras que están en el agua no saben lo que sienten las rocas que están bajo el sol», decía un proverbio haitiano. En uno de sus discursos, Aristide lo había parafraseado: «Las rocas que están en el agua se van a enterar de lo que sienten las rocas que están bajo el sol».

Al día siguiente, Farmer regresó a la planicie central. Al entrar en Cange, vio a un anciano trepando descalzo por una ladera erosionada. Con una mueca de dolor al imaginarse los pies del hombre cortados por la pizarra («piedras con dientes», como decían las gentes del lugar), le pasó por la mente un pensamiento sombrío. «Me pregunté por un instante qué podría hacer incluso un Gobierno de santos y eruditos frente a tales adversidades», escribió poco después en su diario. Pero el entusiasmo volvió. Para Farmer, el auténtico vencedor no era Aristide. Quienes de verdad habían ganado las elecciones eran, según él, los campesinos haitianos, gente como sus amigos y pacientes de Cange. Habían desafiado la intimidación, incluso las masacres, para poder votar. Por fin parecía que, tras siglos de miseria, de esclavitud y del mal gobierno y las injerencias extranjeras que siguieron, el pueblo de Haití se había hecho con su país. Nada había logrado nunca conmoverlo tanto como aquello, contaría después.

Tenía muchas razones para sentirse esperanzado cuando, en el verano de 1991, se fue a Boston a trabajar en el Brigham. Abundaban los rumores de golpes de Estado. Se consiguió frustrar un intento real. Pero el nuevo Gobierno ya estaba en el poder. De camino al aeropuerto, no tuvo que pararse en controles del Ejército ni de carreteras. Se habían marchado de la Nacional 3. Lo que parecía un Ministerio de Sanidad revitalizado había empezado a colaborar con Zanmi Lasante en las tareas de prevención del sida en la planicie central. Y, por fin, parecía que se podría construir un hospital de verdad en Cange. De hecho, se había recaudado la mayor parte del dinero.

El 29 de septiembre de 1991, una fecha imposible de olvidar para él, Farmer pidió a Jim Kim que le sustituyera en el Brigham y partió para un breve viaje a Haití, para una reunión relativa al nuevo hospital. En aquella época, muchos taxistas y bedeles de Boston eran haitianos. El que lo recogió en el Brigham resultó ser haitiano y, además, se conocían. Mientras lo llevaba al Aeropuerto Logan, le dijo por encima del hombro:

—Doctor Polo, allí abajo hay problemas.

«Imposible —pensó Farmer—. Este Gobierno tiene más apoyo popular que cualquier otro del mundo».

—No se preocupe. Esta noche estaré en Haití.

Se conocía la ruta de memoria. Cuando aterrizó en Miami, se dirigió hacia la puerta de embarque habitual para Puerto Príncipe. Pero en el cartel que había sobre el mostrador ponía: «Cancelado».

—¿A qué se debe? —preguntó Farmer a la mujer del mostrador.

—No tengo ni idea —respondió ella.

Cogió una habitación en un motel cerca del aeropuerto, encendió el televisor y puso la CNN, que justo en aquel momento estaba emitiendo la noticia de que el Ejército haitiano había depuesto a Aristide. Farmer se pasó despierto el resto de la noche, mirando, estupefacto.

Estuvo esperando a que se reanudaran los vuelos y al final le dijeron que no podría tomar ninguno. Las nuevas autoridades, la Junta, lo habían incluido en una lista de personas no gratas, así que se volvió a Boston. Durante dos meses, estuvo llamando a diario a los Lafontant, a Haití, preguntándoles si podía volver ya. Finalmente, a principios de 1992, le dijeron que sí. El *père* Lafontant había sobornado a un coronel del Ejército haitiano para que eliminara el nombre de Farmer de la lista.

Cuando se bajó del avión en Puerto Príncipe, estaba empapado en sudor. Pensó: «Las feromonas están delatando mi miedo». Pero consiguió pasar por inmigración sin incidentes y fue directo a Cange, pasando por los numerosos controles militares que se habían vuelto a instalar. Dos días después, estaba trabajando en su consulta de la clínica, ya más tranquilo, cuando una antigua paciente de tuberculosis, una joven campesina con un bebé, entró hablando alborotada. Las autoridades locales habían dado una paliza a su marido. Se estaba muriendo, decía entre sollozos. Pero los haitianos eran siempre muy dramáticos. Farmer pensó que sería cuestión de unos cuantos huesos rotos, cogió su maletín y salió con ella. Cruzaron la presa a pie, hasta una choza situada en el otro lado del pantano.

Para proteger a la familia de la víctima, Farmer dio al marido de su paciente el pseudónimo de Chouchou Louis. Mientras atravesaba la planicie central en una furgoneta de pasajeros, Chouchou había hecho un comentario negativo sobre el estado de la carretera. Dentro de la furgoneta había un soldado vestido de paisano. Oyó el *pwen* de Chouchou, su comentario mordaz, y lo interpretó correctamente como contrario a la Junta y favorable a Aristide. En el siguiente control, en la ciudad de Domond, varios soldados y miembros de un grupo de civiles llamados *attachés* arrastraron a Chouchou fuera de la furgoneta, lo metieron en el cuartel y le dieron una paliza. Después lo dejaron marchar. Pero su nombre fue a parar automáticamente a una lista negra que tenía la rama local del aparato de seguridad del Estado. Chouchou trató de pasar desapercibido un tiempo, pero, cuando trató de escabullirse de vuelta a su casa, el jefe de la sección local y un *attaché* estaban esperándolo. Habían terminado su trabajo y Chouchou estaba tirado en el suelo de tierra de su choza cuando Farmer llegó.

Hizo todo lo que pudo con el material que traía en el maletín, pero, probablemente, ni siquiera la sala de urgencias del Brigham habría bastado. Después de aquello, Farmer dejó constancia de las lesiones:

El 26 de enero, Chouchou, un apuesto joven de veintipico años, estaba prácticamente irreconocible. Tenía la cara, sobre todo la sien izquierda, deforme, hinchada y lacerada; también tenía cicatrices en la sien derecha, pero era obvio que de una herida anterior. La boca de Chouchou era un charco coagulado de sangre oscura; en los momentos de agonía, llegó a toser más de un litro de sangre. Tenía el cuello especialmente hinchado, la garganta plagada de moretones, las huellas de la culata de un arma. Se apreciaban graves cardenales en el pecho y los costados y tenía varias costillas rotas. Le habían mutilado los genitales.

La descripción continuaba:

Eso era en la parte anterior; era de suponer que la peor parte de los golpes había venido desde detrás. La espalda y muslos de Chouchou llevaban las marcas de profundos latigazos. Tenía los glúteos horriblemente lacerados, desollados hasta dejar ver el músculo. Muchos de aquellos estigmas parecían infectados.

Era probable que quienes habían hecho aquello no estuvieran muy lejos. Farmer no se atrevió a volver por el mismo camino, a pie por encima de la presa. Pidió prestada una canoa, un tronco excavado de mango, a un pescador de la zona, y fue remando a través del embalse.

Farmer tenía que sacar aquella historia a la luz. Se puso en contacto con Amnistía Internacional, que añadió el nombre de Chouchou a una lista, cada vez mayor, de víctimas de la Junta, y él escribió un artículo titulado «A Death in Haiti»,[9] que *The Boston Globe* accedió a publicar firmado por otra persona.

A sus compañeros de clase, y después a sus alumnos, la memoria médica de Farmer les parecía enciclopédica y abrumadora, pero no era inexplicable. «Lo fecho todo en relación con los pacientes», me dijo una vez. Los pacientes, al parecer, no constituían un mero calendario de hechos pasados, sino una enorme estructura mnemotécnica, en la que cada uno de los rostros y pequeños detalles (recordaba, por ejemplo, que un determinado paciente tenía un tipo concreto de animalito de peluche en su habitación del hospital) era como un índice de los síntomas, la fisiopatología, los remedios de innumerables males. El problema, por supuesto, era que recordaba demasiado bien a algunos pacientes. En los años posteriores no le gustaba hablar de Chouchou. «Tomo precauciones activas para no pensar en él», me dijo. Para entonces, ya había descrito el caso en varios artículos. A mí me dijo simplemente: «Murió en un suelo de tierra».

---

[9] «Una muerte en Haití».

12

Ophelia visitó Cange durante la época de la Junta, a principios de los noventa. Se alojaba en el dormitorio principal, encima de la cocina común. Una mañana, cuando bajó a desayunar, Paul le contó, bastante de pasada, que la noche anterior había visto a alguien de pie frente a su ventana, encendiendo cerillas.

Ella se había puesto nerviosa muy a menudo en Haití, en los años turbulentos que siguieron a la expulsión de Duvalier, pero aquello era peor. Cuando se encontraban con soldados en los controles y en los puestos de la carretera, Paul ni siquiera se mostraba cortés con ellos. No quitó la escultura de hierro que había colgada en su pequeña habitación frente a la clínica, el símbolo de Aristide del *kòk kalite*, el gallo de pelea «de calidad». Dejaba a la vista sus libros sobre el Che Guevara, Fidel Castro y similares. «Si vienen a hacer un registro, esto va a ser espantoso», pensaba ella. Se pasaba la noche tumbada en la cama, oyendo el ladrido de los perros, el canto de los gallos y el sonido de los tambores en las colinas. Una noche, se despertó cuando la luz de unos faros atravesó las persianas de listones que tapaban las ventanas de su habitación. Por la mañana, la gente contaba que unos soldados habían estado husmeando por Zanmi Lasante la noche anterior. «La planicie central es el corazón de la resistencia y no hay forma de salir de aquí, excepto la carretera, y todo el mundo sabe que este sitio está lleno de partidarios de Aristide», pensó. Preguntó a la mujer que se encargaba de la cocina (la conocían como «Pantalones de Hierro», apodo habitual en Haití para las mujeres fuertes):

—¿Y si vienen a masacrarnos?

—Defenderemos este lugar con nuestras vidas —respondió Pantalones de Hierro.

«¿Con qué? —pensó Ophelia— ¿Con las ollas, las sartenes y el dispensador de agua fría?».

Paul siguió haciendo el atrevido trayecto entre Cange y Boston. De hecho, lo hizo aún más atrevido. Pidió a Tom White que le diera diez mil dólares en efectivo, que pretendía meter de contrabando en Haití para entregárselo al movimiento clandestino de resistencia pacífica. En el coche, mientras conducía con el dinero desde la casa de Tom, en Cape Cod, Jim Kim dijo a Paul:

—Como mártir no le serás de utilidad a nadie. —De inmediato trató de suavizar el tono—: Si haces que te maten, Pel, te mato.

Paul enrojeció de furia.

—¡¿Y qué coño quieres que haga?!

Paul ya le había gritado antes, pero Jim jamás le había oído aullar así. Paul metió el dinero de contrabando en Haití.

Sana y salva de vuelta en Boston, Ophelia se inquietaba por la suerte de Paul en Cange. Estaba tan enfadado que podría hacer cualquier cosa, pensaba ella. ¿Y si llegaba un soldado a Zanmi Lasante e intentaba detener a uno de sus pacientes? «Ay, Dios mío».

Farmer parecía comportarse cada vez de forma más temeraria. Invitó a unas monjas del grupo católico Pax Christi a Haití, con la esperanza de que lo ayudaran a dar a conocer los estragos de la Junta. En los controles de carretera, los soldados los registraron en dos ocasiones a él y a las monjas. En una de ellas, los soldados le ordenaron que se bajara del todoterreno y dijeron:

—Larga vida al Ejército de Haití.

—No voy a decir eso.

—Más te vale decirlo —replicaron, y levantaron las armas.

—Vale —respondió él con dulzura.

En Cange, dormía vestido y con los zapatos puestos. Su habitación estaba al lado de una parcela de terreno con una densa vegetación que él mismo había reforestado. Se imaginaba qué haría si llegaban los soldados y *attachés*: saltar por la ventana y esconderse de los haces de sus linternas entre las vides y los árboles. Aquello era moralmente aceptable, pensaba. «Porque vendrán a por mí».

Y entonces, un día, un soldado solitario hizo ademán de entrar en Zanmi Lasante portando un arma. Farmer salió al patio. Como siempre, había una multitud esperando.

—Aquí no puedes llevar armas —le dijo al soldado.

—Y tú, ¿quién coño eres para decirme lo que puedo hacer?

—Soy la persona que te va a curar cuando te pongas enfermo —respondió Farmer.

La situación estaba empezando a parecerle divertida hasta que, entre la multitud que tenía a sus espaldas, oyó decir:

—*Ket* —«Ay, mierda», en una traducción aproximada.

Sonaba a que alguien estaba previendo un desastre. «Ay, Dios, no he calibrado bien la situación», pensó Farmer. De pronto, la multitud le pareció un lastre. El soldado no podía dar marcha atrás delante de ellos sin quedar mal. Pero la respuesta que le había dado al soldado era probablemente la mejor y, además, encerraba el principal motivo por el que no lo habían expulsado, o algo peor, en todos aquellos años. En efecto, era el mejor médico de toda la planicie central y Zanmi Lasante era el único sitio en el que cualquiera, incluidos los soldados y sus familias, podía recibir un buen tratamiento médico. El soldado mascujó algunas palabras de amenaza y se marchó. A Farmer le cayó una reprimenda de sus amigos y colegas haitianos. Después de aquello, limitó sus desplazamientos. Había habido disparos en la oficina de Zanmi Lasante de Puerto Príncipe y el *père* Lafontant había decidido cerrarla. Farmer se mantuvo alejado de la ciudad, excepto cuando iba a coger un avión para volver a Boston.

Recibió la Beca MacArthur el verano de 1993, cuando parecía que la Junta no iba a abandonar nunca el poder. Fue a la ceremonia de entrega en Chicago, pero enseguida volvió a su habitación del hotel (para esconderse, según él, y ver las noticias de Haití en la tele). Estaba sentado en la habitación, abatido, pensando: «Me acaban de dar una MacArthur, ¿y qué? Estupendo, vamos. Mi estrella sube mientras la de los haitianos se pone». De pronto, oyó unas voces fuera. ¡Haitianos! Claro que sí. ¿Quiénes, si no, iban a estar limpiando hoteles en los Estados Unidos? Salió al pasillo y se puso a charlar con ellos, lo que consiguió animarlo un poco.

En Haití, el número de muertos no dejaba de aumentar. Tres amigos cercanos de Farmer habían sido asesinados. Le pidió dinero a Ophelia y se fue a Quebec, su ciudad favorita (siempre le había encantado la nieve). En los diez días que pasó en una habitación de hotel, escribió doscientas veinte páginas, la mayor parte del borrador de un libro que acabaría titulando *The Uses of Haiti*.[10] Es, en mi opinión, el mejor libro de Farmer, sin duda el más apasionado y, en esencia, una historia de la política estadounidense respecto a Haití, contada como si la hubiera escrito en colaboración con un campesino haitiano.

La perspectiva es interesante. El lector se entera, por ejemplo, de que los Estados Unidos trataron de ayudar a Francia a sofocar la Revolución haitiana en la década de 1790 y de que, en tiempos de la esclavitud estadounidense, se negaron a reconocer a Haití como país y ejercieron allí una diplomacia de cañonero. Además, de que, durante la ocupación estadounidense, el Congreso de ese país había recompuesto el Ejército haitiano moderno y había ayudado a financiarlo justo hasta que depuso a Aristide; de que el responsable de los escuadrones de la muerte de la Junta, cuyos secuaces habían matado a Chouchou, se había formado en la Escuela de las Américas de Fort Benning; de que algunos de los seguidores y oficiales de la Junta en el Ejército haitiano también trabajaban para la CIA; de que, mientras oficialmente condenaba el golpe de Estado, Washington, con la ayuda de una prensa convencional estadounidense por lo general obediente, se afanaba en denunciar a Aristide, incluso en inventar mentiras sobre él, y en mantener un embargo permeable que parecía calculado para conservar las apariencias, pero no para sacar a la Junta del poder.

En el libro hay varios héroes que no salen muy bien parados. Los revolucionarios franceses, en cuyo concepto de «*fraternité*» no entraban los esclavos de Santo Domingo, y los «mulatos» haitianos que fueron a Francia a ayudar a esos revolucionarios con la esperanza de ganarse el derecho a tener sus propios esclavos. Woodrow Wilson, presidente durante la invasión estadounidense de Haití. Incluso Franklin Delano Roosevelt, que llegó a vanagloriarse de

---

[10] *Los usos de Haití.*

haber redactado la Constitución de Haití en 1918, mientras era ayudante del secretario de la Marina. (Hay otros en la lista a quienes Farmer menciona a menudo en otros escritos: el antiguo esclavo estadounidense y gran abolicionista Frederick Douglass, que asumió con entusiasmo el puesto de embajador de su país en Haití y representó allí, a todos los efectos, la Doctrina Monroe. Y la Madre Teresa, que viajó a Haití en 1981, en los tiempos de Baby Doc, y, como contó un historiador, «habló con entusiasmo» del derrochador dictador y de su odiadísima esposa, Michele, que había saqueado millones de las arcas haitianas en sus compras compulsivas por todo el mundo. La Madre Teresa dijo que Michele le había dado una lección de humildad y se maravilló de la cercanía de la primera dama a su pueblo).

En los Estados Unidos, se decía que era posible que el nuevo Gobierno de Clinton enviara tropas para devolver el poder a Aristide, aunque con condiciones, como la aceptación de planes para un «ajuste económico estructural». A principios de 1994, justo antes de la publicación de *The Uses of Haiti*, Farmer escribió un editorial para *The Miami Herald*. El destacado era: «¿El Ejército estadounidense debe intervenir en Haití? Ya lo ha hecho. Ahora hay que hacerlo de otra forma, para reinstaurar la democracia». El editorial se mencionó en Haití, en la radio del Gobierno. Se dijo que Farmer había difamado al Gobierno haitiano. Varios soldados fueron a buscarlo para escoltarlo fuera del país. Pero él ya estaba en Boston. De nuevo quedó formalmente expulsado; esta vez, con una rotundidad que ni siquiera el soborno podía deshacer («Yo también me habría expulsado, de haber sido ellos»). Pasaba el tiempo deambulando, abatido, por la oficina de PIH. Ophelia le compró una guitarra y Paul llegó incluso a recibir algunas clases, hasta que le llegó la noticia de que en Haití habían asesinado a otro amigo suyo. Aquella noche, Jim tuvo que llevarse medio arrastrando a Farmer hasta su casa, entre sollozos y vómitos, de la barra de un bar. Al día siguiente, Farmer regaló su guitarra.

Durante el resto de aquel verano de 1994, se dedicó a dar charlas sobre la situación de Haití ante cualquiera que quisiera escucharlo, en pequeñas ciudades de Maine y Texas, de Kansas y Iowa, donde solía alojarse en casas de «beatas». Ofreció su testimonio a un comité del Congreso y a varias monjas, aunque la mayoría de los congresistas estaban dormidos. Debatió con un general estadounidense. «Básicamente, lo solté todo —me contó más tarde—. La situación en Haití no se entiende a menos que se sepa que fueron los Estados Unidos quienes crearon el Ejército haitiano. Bla, bla, bla, Enfermedades Infecciosas». La principal respuesta del general fue gritarle: «¡Paul, qué retorcido eres!».

La mayoría de las fuentes que Farmer había usado en su libro eran documentos del Gobierno estadounidense. Pensaba que podía limitarse a decir que era médico y que había escrito sobre cosas que había visto con sus propios ojos o investigado y que con ello le creerían. Tuvo buena acogida en algunos círculos, aunque, en general, no en la radio. Durante un programa en Fort Lauderdale, un oyente llamó y, en referencia a los barcos cargados de refugiados que venían huyendo de la pobreza y la violencia de Haití y trataban de llegar a Florida, dijo:

—No podemos permitir que los haitianos vengan a nuestro país.

—¿Por qué no? —preguntó Farmer—. Pues mi familia pasó mucho tiempo en un barco.

El presentador, claro está, no lo entendió.

—Doctor Farmer, ¿usted es haitiano?

Varias veces y, sobre todo, después de que le gritara el general, llegó a pensar: «A la mierda esto. Quiero volverme a mi clínica». Regresó el día después de que se restituyera a Aristide en la presidencia, a mediados de octubre de 1994.

Los tres años de régimen militar en Haití habían sido muy similares a una guerra y, como todas las guerras, habían supuesto un desastre para la salud pública. Las Naciones Unidas estimaron que fueron asesinadas alrededor de ocho mil personas; la mayoría, a manos del ejército haitiano y sus paramilitares. Muchos de los que huían en barco, tal vez miles, se ahogaron mientras intentaban escapar, y el hundimiento de un viejo *ferry* lleno de vías de agua llamado *Neptune* causó más muertes que el del *Titanic*. Pero, probablemente, las muertes por ahogamiento, disparos y tortura no supusieron más que una fracción del total. No había forma de saber con exactitud en qué medida se había deteriorado la salud pública cuando terminó el régimen militar, pero Farmer se lo pudo figurar, viendo el desastre que se encontró cuando volvió a Cange.

El *père* Lafontant había conseguido arreglárselas para construir el nuevo hospital. Pero todos los proyectos de Zanmi Lasante en las aldeas de la zona de Cange se habían visto interrumpidos: los programas de alfabetización de mujeres, de vacunación infantil, de saneamiento y agua potable, de distribución de preservativos y otras medidas de prevención del sida. Partners In Health había financiado una película sobre el VIH. Los pacientes elaboraron el guion, que narraba la historia de un conductor de camioneta y un soldado que cortejaban a varias víctimas femeninas. Se estaba reproduciendo ante un nutrido público, en una escuela del pueblo, cuando entraron los soldados y dispararon al proyector. Durante el gobierno de una junta militar, no era lo más sensato poner una película en la que se culpaba del sida a los soldados. Zanmi Lasante tuvo guardada la cinta en un cajón hasta que terminó aquello.

En toda la zona, solo Zanmi Lasante se había atrevido a tratar a las víctimas de palizas o disparos. El ejército había tiroteado una vez la clínica, brevemente. El lugar estaba señalado. Por miedo a que se les viera allí, por miedo a moverse de sus casas, no fueran a terminar como Chouchou, muchos pacientes no habían acudido hasta estar muy enfermos. Muchos, simplemente, se habían mantenido alejados. El número de pacientes cayó a la mitad durante aquellos años; sin embargo, la clínica registró el doble anual de heridos por agresiones (entre ellas, cuatro violaciones cometidas por soldados y *attachés*), un gran aumento de casos de fiebre tifoidea y veintidós veces más casos de sarampión que la media de antes del golpe. Los años de régimen militar habían exacerbado la malnutrición crónica, y la tuberculosis se había incrementado notablemente en la región. La Junta había dirigido la mayor parte de su violencia contra los suburbios urbanos, ya que en ellos se concentraba parte del apoyo más ferviente a Aristide, y los suburbios eran también el núcleo de la epidemia de sida de Haití. Cientos de miles de personas huyeron al campo. En Zanmi Lasante, en

1993, el número de pacientes con sida había crecido alrededor de un 60 por ciento.

Parte del personal se había despedido, víctima del miedo. Farmer escribió que la «parálisis» y la «lasitud» afectaban a casi todo el equipo médico que se quedó. Faltaban a reuniones o las cancelaban, abandonaban la investigación, buscaban excusas para no reanudar los proyectos interrumpidos. Había observado ya mucho tiempo atrás que los médicos haitianos aprendían pronto a aceptar todo tipo de deficiencias: falta de medicamentos, suciedad en los hospitales. Tal vez haya una tendencia universal a tomarse con filosofía la muerte de personas extrañas. Este defecto estaba más justificado entre los médicos haitianos que entre la gran mayoría de sus colegas. No era de extrañar su tendencia a encogerse de hombros cuando sus pacientes morían de enfermedades tales como el sarampión, el tétanos o la tuberculosis. Farmer se había esforzado muchísimo para enseñar a su personal a esperar más de sí mismos. Y ahora muchos volvían a encogerse de hombros.

Pero la situación estaba lejos de ser desesperada y él estaba encantado de haber vuelto.

Farmer tenía ya treinta y cinco años y su prestigio como médico y antropólogo iba en aumento. Había ganado una Beca MacArthur. Se estaba formando como especialista en enfermedades infecciosas en uno de los mejores hospitales universitarios del mundo, era profesor asociado de Antropología Médica en Harvard y había escrito dos libros y unos veinticinco artículos. Al parecer, esperaba que todo continuara más o menos así y se imaginaba que su principal tarea ahora, como la de PIH, era arreglar Zanmi Lasante y seguir ampliándolo.

Partners In Health se había mudado de oficina dos veces desde 1987. Finalmente, habían comprado en Cambridge un pequeño edificio para su sede; la idea había sido de Jim Kim y el dinero, de Tom White. El equipo de allí estaba formado por poco más de diez personas: algo menos de la mitad, voluntarios; el resto, empleados mal pagados. Tenían en marcha un programa de prevención del sida para adolescentes haitianos en Boston y, en los barrios deprimidos que había junto al Brigham, un programa para prestar servicios médicos y sociales a gente que no podía acceder a ellos. Apoyaban, con pequeñas sumas y asesoramiento, varios proyectos de salud pública en lugares remotos como Chiapas, en México, y la rama de investigación, dedicada a criticar el *statu quo* de la salud internacional, estaba elaborando un libro sobre la especial vulnerabilidad que sufrían las mujeres pobres de todo el mundo frente al sida (*Women, Poverty, and AIDS*,[11] se llamó. Al oír el título, un amigo de Farmer le dijo: «Eso es lo que me gusta de tus libros, Paul, los temas tan alegres que tratan»). Habría resultado difícil ya seguir llamando a PIH «la Iglesia católica de Paul», pero, a pesar de su perspectiva cosmopolita, no dejaba de ser una pequeña organización benéfica pública con un complejo médico importante en Haití, y Farmer parecía pensar que iban a quedarse en eso. En el informe anual de PIH de 1993, escribió que no deberían cambiar jamás su propósito ni suavizar su mensaje para ganar más apoyos. En consecuencia, escribió, debían resignarse a «un estado en cierta medida marginal».

Pero, en realidad, PIH estaba a punto de empezar a experimentar un gran cambio. Iba a convertirse en una pieza clave de la salud internacional.

---

[11] *Mujeres, pobreza y sida.*

PARTE III

MÉDICOS AVENTUREROS

13

Para elaborar un mapa epidemiológico sencillo, basado en lo que hace enfermar a las personas y lo que las mata, en qué cifras y a qué edades, pueden utilizarse dos colores. Uno serviría para señalar las poblaciones que tienden a morir entre los setenta y los ochenta años, sobre todo por enfermedades que parecen indisolublemente unidas al envejecimiento del organismo. El otro color serviría para señalar los grupos que, por término medio, mueren diez e incluso cuarenta años antes, a menudo por causas violentas, hambre y enfermedades infecciosas que la ciencia médica sabe prevenir y tratar, si no siempre curar. En este mapa, la línea divisoria entre las dos partes coloreadas de la humanidad (lo que Farmer llamaba la «gran división *epi*», donde *epi* era la forma abreviada de «epidemiológica») fracturaría muchos países, muchas ciudades. Casi todo el territorio de Haití sería del color de la enfermedad, pero partes de las colinas de Puerto Príncipe serían zonas aisladas de bienestar. El mapa de los Estados Unidos, al contrario, representaría una nación sana con motas de enfermedad. Por ejemplo, en el barrio bostoniano de Mission Hill, justo al lado del Brigham, la mortalidad infantil es mayor que en Cuba. En el Harlem de Nueva York, según demostró un famoso estudio de 1990, el índice de muerte en varones de entre cinco y sesenta y cinco años era superior al de Bangladés.

Unos ingresos exiguos no garantizan unas estadísticas sanitarias pésimas, pero ambos suelen ir aparejados. Muchos de los grupos de población que viven en la parte mala de la gran división *epi* tienen la piel marrón o negra. Muchos son mujeres. Lo que todos tienen en común es la pobreza. Una pobreza absoluta, la carencia de casi todos los elementos básicos (agua potable y zapatos, medicinas y alimentos) en un lugar como Haití. Una pobreza relativa en un lugar como Nueva York.

Para Farmer y Jim Kim, como para muchas otras personas interesadas en la distribución de las enfermedades, la tuberculosis era un claro ejemplo de la gran división *epi*: sus curvas de nivel, sus causas, sus efectos. Si no se trata bien o no se trata en absoluto, la tuberculosis es terrible y mortal; por lo general devasta los pulmones, pero a veces también otros órganos y puede que hasta los huesos. Por suerte, había diversos fármacos de primera línea contra la tuberculosis, buenos y asequibles. Debían administrarse durante varios meses (de seis a ocho, normalmente), pero acababan curando la práctica totalidad de los casos. Gracias en parte a esos antibióticos, la tuberculosis estaba casi erradicada de las zonas ricas del mundo. Pero la enfermedad seguía siendo una plaga en las zonas pobres, hasta un punto que a la mayoría de estadounidenses y muchos europeos occidentales les costaría creer. A finales del siglo xx, la tuberculosis seguía matando a casi dos millones de personas al año, a más adultos que cualquier otra enfermedad infecciosa, a excepción del sida, y compartía con este lo que Farmer llamaba «una sinergia perniciosa», ya que, a menudo, un caso activo de una activaba también un caso latente de la otra. En los países pobres, la tuberculosis era la causa inmediata de muerte más habitual entre los enfermos de sida. Y, aun así, dado que afectaba sobre todo a la parte pobre de la división *epi*, las naciones industrializadas y empresas farmacéuticas habían abandonado casi por completo la búsqueda de nuevas tecnologías para combatirla. Las herramientas de diagnóstico de la enfermedad estaban anticuadas, no se había puesto en marcha ninguna campaña a gran escala para hallar una vacuna plenamente eficaz y el último fármaco contra la tuberculosis se había desarrollado hacía ya veinticinco años.

A Farmer le gustaba decir que la tuberculosis tenía su propia opción por los pobres. Ese aforismo contenía una cierta verdad literal. Según las mejores estimaciones actuales, alrededor de dos mil millones de personas, un tercio de la humanidad, son portadoras del bacilo de la tuberculosis, pero la enfermedad tiende a permanecer latente. Solo alrededor del 10 por ciento de los infectados llega al estadio de pérdida ósea y pulmonar. La probabilidad de enfermar aumenta enormemente, sin embargo, entre quienes padecen malnutrición o diversas enfermedades, sobre todo sida, por sí mismo ya asociado en gran medida a la pobreza. Por lo general, la tuberculosis activa se alimenta de los pulmones y se extiende a partir de estos; las toses y los estornudos la esparcen como el viento las semillas. Quienes viven en abarrotadas chozas de campesinos, suburbios urbanos, barrios de chabolas, cárceles y albergues de indigentes tienen las mayores probabilidades de inhalar el bacilo, de que la infección se transforme en una enfermedad activa y, en algunos entornos, de recibir solo el tratamiento suficiente para que la tuberculosis se vuelva farmacorresistente.

Una persona con tuberculosis activa de los pulmones alberga cientos de millones de bacterias, bastante para garantizar que un pequeño número de estas sean mutaciones inmunes a los fármacos. Si un paciente recibe solo un antibiótico o dosis insuficientes de varios, o si se toma los medicamentos de forma irregular o durante muy poco tiempo, los bacilos sensibles a los fármacos pueden morir mientras que las mutaciones farmacorresistentes prosperan. El paciente se convierte en el escenario de una rápida evolución bacteriana en la que los fármacos aportan la presión selectiva. En los casos más graves, los pacientes acaban infectados por bacilos que los dos fármacos más potentes no pueden matar. La medicina reserva un nombre especial para ese tipo de tuberculosis: tuberculosis multirresistente, TB-MR. Es una enfermedad escalofriante y un problema grave cuando aparece, pero aún es peor, por supuesto, en los sitios donde hay menos recursos para hacerle frente.

La tuberculosis multirresistente tiende a surgir cuando la riqueza y la pobreza están entremezcladas, cuando la gente pobre recibe un cierto tratamiento, pero no el suficiente. Es muy poco frecuente que se dé en sitios de pobreza casi universal, como Haití, donde la mayoría de la población no recibe tratamiento alguno. Pero, a mediados de los noventa, Farmer se las había visto con varios casos de TB-MR en Cange. El primero apareció en tiempos de la Junta. Recordaba la sensación de pánico que le invadió cuando se dio cuenta de lo que tenía su paciente. Y el pánico estaba justificado: el joven murió.

Farmer se culpaba a sí mismo, pero lo cierto es que el tratamiento de la TB-MR era difícil incluso en las mejores circunstancias y, durante un tiempo, en los años de la Junta, ni siquiera podía hacer llegar hasta Cange los medicamentos necesarios. Desde la muerte de aquel paciente, había reunido los recursos para combatir la enfermedad en Zanmi Lasante, tanto las herramientas como los procedimientos. Conseguía curar casi todos los casos que iban apareciendo esporádicamente en Cange cuando, en 1995, la TB-MR atacó a un amigo íntimo que había estado viviendo en un poblado chabolista de las afueras de Lima, en Perú.

14

Cuando estudiaba en la Facultad de Medicina, Farmer se estuvo hospedando varios años en St. Mary of the Angels, parroquia al cargo de un sacerdote conocido como el padre Jack. Farmer se instaló en una habitación situada bajo el alero de la rectoría. La iglesia estaba en Roxbury, uno de los barrios deprimidos de Boston, de población principalmente afroamericana. En aquel santuario de techos bajos, sombrío y con olor a moho, la misa estaba rodeada de música góspel y los sermones tenían el ambiente de unas jornadas de convivencia. Jack Roussin, el párroco, un hombre corpulento y rubicundo, declamaba sobre la pobreza y la injusticia y de su congregación se alzaban voces que gritaban «amén».

Jack era de ese tipo de curas cuyos obispos, nerviosos, denominan «un personaje». Mediaba en disputas entre pandillas del barrio, organizaba vigilias a la luz de las velas contra el tráfico de droga, llevaba pancartas frente a la Casa del Estado para protestar contra los recortes en prestaciones sociales. En su tiempo libre, le gustaba contar historias subidas de tono y chinchar al joven estudiante de Medicina que vivía arriba. Cuando Farmer empezó a hacer prácticas de vivisección (en el laboratorio de perros, como se le llamaba en la facultad), tuvo una larga conversación con Jack acerca de sus recelos por manipular una criatura a la que iba a tener que matar. A la mañana siguiente, Farmer se despertó con el sonido de lo que parecían unas uñas rascando su puerta, luego una imitación de sollozos y, por último, unos cuantos aullidos.

Ophelia se quedaba a veces en la casa parroquial. Revolvía las sábanas de la habitación que le asignaban las monjas y luego se santiguaba mientras reptaba por las escaleras hasta la buhardilla de Paul. El padre

Jack fingía no enterarse, pero hablaba de las novias anteriores de Farmer delante de Ophelia solo para ver a Paul ruborizarse. Cuando Farmer creó Partners In Health, puso al padre Jack en la junta asesora.

A principios de los noventa, Jack dejó St. Mary por una iglesia de un lugar llamado Carabayllo, un suburbio de las afueras de Lima, en Perú. En posteriores visitas a Boston, no dejaba de decirles a Paul, Jim y Ophelia que PIH debería poner en marcha un proyecto allí, en su nueva parroquia.

Jim Kim aceptó sin dudarlo. Durante casi ocho años, se había dedicado felizmente (muy felizmente, insistía) a ser el segundo de a bordo de Paul o, como dijo un miembro de la organización, el *bakayou* (en criollo, la persona que recoge los excrementos) de PIH. Cogía el teléfono en PIH, ayudaba a Paul a conseguir medicinas y aparatos para Zanmi Lasante, redactaba solicitudes de subvención. Cuando Paul tenía que ir del Brigham a una reunión, era Jim quien se aseguraba de que llegara a tiempo y quien lo acompañaba al salir del hospital, diciéndole: «Venga, Pel, que tenemos prisa. Solo un abrazo y dos besos por bedel». Ahora, Jim quería hacer más. Quería aprender a hacer lo que Paul había hecho en Haití.

Farmer no mostró mucho entusiasmo, pero, una vez que se dio por vencido, hizo todo lo que pudo por ayudar. En primer lugar, convenció a Tom White de que pusiera treinta mil dólares, la mitad del coste inicial del proyecto. Y estuvo dando consejos y ánimos a Jim casi a diario, a menudo en llamadas de teléfono entre Lima y Cange.

Jim tenía previsto imitar una parte de Zanmi Lasante. Había creado un sistema de trabajadores sanitarios de la comunidad en Carabayllo que llamaron Socios en Salud, la versión en español del nombre original. Ideó un pequeño proyecto de mejora sanitaria, pero no estaba pensando en menudencias. Era incapaz. Soñaba con un proyecto tan bien diseñado y gestionado que sirviera de inspiración en otros suburbios periurbanos de todo el mundo. En fotos de la época se ve a un Jim joven, arreglado y bien proporcionado, algo más bajo que Farmer, con el pelo negro azabache peinado en una onda perfecta y gafas de montura metálica sobre sus ojos rasgados. Tenía un rostro expresivo. Los ojos le desaparecían por completo cuando sonreía. Hablaba rápido e irradiaba intensidad, sobre todo en aquel momento. Estaba emocionado. Escribió una carta al padre Jack. «He comprado los tres volúmenes del método Pimsleur y me he comprometido a aprender español lo más rápido que pueda. ¿Me puede recomendar algún libro sobre Perú?». Casi en cuanto llegó a Lima, Jim empezó a hacer llamadas a larga distancia a Paul.

—Paul, no te vas a creer lo que acaba de hacer el padre Jack. Está contratando a un montón de gente porque le dan pena y resulta que no son capaces de hacer el trabajo.

—No te enfrentes a Jack —respondía Paul—. Eres nuevo ahí. Tú sigue trabajando.

Varias personas destacadas de Carabayllo pidieron a Socios que construyera una farmacia para dispensar medicamentos gratis a la gente más pobre del suburbio. Socios levantó la farmacia justo al lado de la iglesia del padre Jack. Pero Perú estaba en medio de una guerra civil, entre el Gobierno y la guerrilla de Sendero Luminoso. Algunos guerrilleros, se decía, utilizaban Carabayllo de dormitorio y tenían sus propias ideas sobre lo que era mejor para el suburbio. En la medianoche de la víspera de Año Nuevo, mientras Jack estaba dando misa, la farmacia voló por los aires. La iglesia tenía una hilera de puertas de cristal, pero a Jack le gustaba tenerlas abiertas durante la misa, así que no salieron cristales disparados hacia el interior. Luego se supo que los guerrilleros habían puesto la bomba porque la farmacia representaba «migajas para los pobres», un paliativo diseñado para frenar el crecimiento del fervor revolucionario. Paul y Jim se tomaron la noticia con filosofía. Sí que era cierto que estaban dispensando paliativos, dijeron. Lo que hizo PIH fue, sencillamente, reconstruir la farmacia en un lugar distinto. Hubo muchas frustraciones, grandes y pequeñas, muchas ocasiones en las que Jim se sintió insultado. Paul le decía: «Recuerda que ayudar a los pobres de Carabayllo es más importante que confortar tu propio ego. Se llama comer mierda por los pobres». Ese tipo de consejo tenía un efecto balsámico sobre Jim. Cuando le parecía que se avecinaba una catástrofe, llamaba a Paul y le contaba el problema, y Paul le decía, con compasión: «Sí, recuerdo que en Cange pasó algo parecido tres veces».

Farmer también fue a Lima, para elaborar un censo sanitario en el suburbio, como había hecho Ophelia para ayudarlo a él diez años atrás en Cange. Allí encontró muchos problemas similares, pero ninguno igual de grave. No es de extrañar, después de tanto tiempo en Haití, que se preguntara si la tuberculosis suponía un problema en Carabayllo. En el pasado, sí, le dijeron. En Perú, el control de la tuberculosis había sido caótico durante muchos años, pero se acababa de crear en el país un programa de ámbito nacional. Para ello habían contado con el asesoramiento y la ayuda de la Organización Mundial de la Salud (OMS, una entidad de las Naciones Unidas). Los dictámenes de la OMS tienen mucho peso en los países pobres y la organización había destacado el nuevo programa de control de la tuberculosis de Perú como el mejor del mundo «en vías de desarrollo». A Farmer, cuando leyó los datos oficiales, las alabanzas le parecieron justificadas. Recordaba, no sin cierto arrepentimiento, haberle dicho a Jim: «La tuberculosis es lo único de lo que no tenemos que ocuparnos aquí».

Y entonces el padre Jack cayó enfermo. En mayo de 1995, viajó a Boston y Jim lo llevó al Brigham, donde le diagnosticaron tuberculosis. Los médicos del Brigham le prescribieron un tratamiento convencional de cuatro fármacos de primera línea para la tuberculosis, prácticamente infalible en la mayoría de situaciones. Pero Jack murió al mes de haber empezado el tratamiento. Le sobrevivió una muestra de su tuberculosis, en un cultivo del Laboratorio Estatal de Massachusetts, donde se estaba analizando su sensibilidad a los fármacos. Los resultados llegaron un día o dos después de la muerte de Jack y demostraban que los bacilos de su organismo eran resistentes a los cuatro fármacos que se le habían suministrado y también al otro fármaco de primera línea existente.

En el vuelo a Lima para el funeral, Farmer no dejaba de preguntarle a Ophelia, una y otra vez, qué podría haber hecho para salvar a Jack. En la habitación del hotel, después de la ceremonia, parecía que nunca fuera a parar de llorar. Cuando bajaron a cenar y el camarero les preguntó si querían sentarse en la *zona*[1] de no fumadores, dijo Jim:

---

[1] En español en el original.

—¿Qué os parece si vamos a la zona de no llorones?

Paul siguió llorando, pero también empezó a reírse.

La emoción y el remordimiento se convirtieron en un estímulo. Pero el verdadero problema eran los datos clínicos de la muerte de Jack, que hicieron a Farmer cambiar su punto de vista sobre el proyecto de Jim. Antes pensaba que, si Jim necesitaba de verdad hacer algo por sí solo, Carabayllo era un buen sitio, otro lugar necesitado en el que PIH podía ser de ayuda. Ahora le parecía probable que se hubieran topado con algo mucho más complicado, más significativo y, tal vez, también aterrador. El padre Jack no había recibido nunca antes tratamiento para la tuberculosis, por lo que solo había una forma posible de haber contraído una cepa resistente a los cinco fármacos: tenía que habérsela contagiado otra persona, casi con total seguridad en Carabayllo.

Antes de la muerte del padre Jack, mientras estaba ayudando a Jim con el censo sanitario, Farmer había preguntado al director de proyectos de Socios en Salud si la tuberculosis farmacorresistente suponía algún problema en los suburbios septentrionales de Lima. El director, llamado Jaime Bayona, examinó los registros oficiales y no encontró nada, aunque decidió investigar más. Fue a varias clínicas públicas y preguntó a médicos y enfermeras si habían tenido algún paciente con cepas muy resistentes. Invariablemente, dijeron que no. Pero Jaime se dio cuenta de que, a menudo, hacían una pausa antes de responder. Así que empezó a plantear la pregunta de otro modo: «¿Han tenido pacientes de tuberculosis que hayan recibido tratamiento, pero no se hayan curado?».

«Sí, claro», respondió una enfermera, que procedió a explicarle el caso de una vecina pobre de Carabayllo, la señora Brígida. Jaime fue a visitarla y ella le contó su historia. La habían tratado de tuberculosis en una clínica pública, pero había recaído. El segundo ciclo de tratamiento se vio interrumpido por una huelga del personal médico: el Gobierno de Alberto Fujimori había hecho unos recortes drásticos en gasto social y los sanitarios se manifestaron en contra. Finalmente, se le hizo un cultivo y se averiguó que su tuberculosis era resistente a cuatro fármacos de primera línea. Se la volvió a someter a tratamiento (extrañamente, con los mismos fármacos) y ahora estaba enferma otra vez y tosiendo sangre. En el proceso, los médicos la habían acusado de «no seguir el tratamiento» y su hijo había muerto de tuberculosis, más que probablemente de una cepa de la enfermedad que le había contagiado ella. Jaime relató la historia a Farmer en el aeropuerto de Lima, justo antes de que Paul cogiera un vuelo a Miami. Farmer le prometió buscar los fármacos para tratar a la señora Brígida y estuvo reflexionando sobre su caso mientras contemplaba Lima desde las alturas. Si había tuberculosis farmacorresistente circulando por los abarrotados barrios chabolistas, razonó, acabaría extendiéndose por toda la ciudad. «Las autoridades peruanas van a tener que prestar atención a este asunto», pensó.

Pero a Jaime Bayona le daba la impresión de que estaban haciendo más bien lo contrario. Jaime era peruano. Había sido monaguillo con un cura amigo del padre Jack y se había sacado un título de Salud Pública. Jim lo había contratado para dirigir Socios. Le había caído bien al instante: un hombre menudo y tranquilo de treinta y pico años, de sonrisa comedida, siempre impecablemente vestido y subiéndose las gafas por el puente de la nariz. Tras la muerte de Jack, Jaime redobló sus visitas a las clínicas públicas. Planteaba la pregunta y, a veces, una enfermera le traía una pila de historiales médicos y los abría, diciendo: «Tenemos aquí algo que podría interesarle, pero no se lo puedo enseñar».

«Muy bien, estupendo», respondía Jaime. Se recolocaba las gafas y miraba los archivos abiertos por encima del mostrador. Pronto aprendió a leer historiales puestos del revés. Una y otra vez, leía historias de pacientes que no se habían tratado con quimioterapia normal o con un retratamiento con fármacos de primera línea. Salía andando tranquilo de los centros de salud y luego conducía lo más rápido que podía hasta la oficina de Socios en Carabayllo, un edificio de hormigón perteneciente a la iglesia del padre Jack, ahora llamado Centro Padre Jack Roussin. Entraba a toda prisa, se sentaba frente al ordenador y escribía lo que había leído en mensajes de correo electrónico dirigidos exclusivamente a Farmer y a Kim.

15

La primera vez que vi Carabayllo era de noche e iba acompaña-do de Farmer. La carretera que venía del aeropuerto, una autovía de cuatro carriles, se notaba bastante lisa, incluso después de que el conductor se alejara del antiguo barrio colonial español y los rascacielos del centro y se dirigiera a los asentamientos de las afueras del norte de Lima. En la mediana, las palmeras crujían a nuestro paso. Miré por la ventanilla las colinas envueltas en oscuridad pero salpicadas de luces titilantes, como farolillos japoneses, preciosas de noche.

—Lima no parece el tercer mundo —dije.

—Sí que lo es —respondió Farmer—. Ya verás.

Lima es una enorme ciudad costera, enorme y seca. A la luz del día, los barrios septentrionales parecían un suburbio que se extendía hasta donde alcanzaba la vista; calles atascadas de coches, mototaxis y minibuses que se usaban de transporte público; los márgenes de las calles, llenos de vehículos averiados y de basura, de basura ardiendo; edificios destartalados, como de centros comerciales estadounidenses venidos abajo antes de terminarse. Sobre las paredes de bloques de hormigón había anuncios de bares, clubes y peluquerías y por todas partes, al parecer, de médicos, con los precios de consulta pintados en la pared. En el aire plomizo de la Lima diurna (el sol se filtra por la fina niebla procedente del Pacífico y luego por las capas perennes de polvo e hidrocarburos que flotan sobre el nivel del suelo), me detuve frente a la sede de Socios, alcé la vista hacia las colinas de Carabayllo y me di cuenta de que las luces que había visto la noche anterior estaban montadas sobre torres del tendido eléctrico, similares a las de las autopistas, que se alzaban sobre chabolas de una o dos habitaciones. Las casuchas estaban encaramadas en las abruptas laderas de las colinas, de color marrón grisáceo: pilas gigantes de arena y piedra en las que no crecía nada excepto las chabolas, algún pequeño huerto junto a ellas y aquellos postes de la luz tan extrañamente desproporcionados.

Muchos de los habitantes de Carabayllo procedían de las aldeas de los Andes. Tenían el pelo negro azabache y los pómulos altos. La primera vez que los vio subiendo y bajando fatigosamente aquellas colinas, que ellos comparaban con la superficie de la luna, Farmer, aun con todo el conocimiento de primera mano que tenía sobre la pobreza de Latinoamérica, se sintió sacudido por la perplejidad. Pensó en los sitios que aquella gente había dejado atrás y le vinieron a la cabeza las típicas imágenes de montañas verdes y agrestes que salen en los libros de fotos sobre los incas. Pero al mirar las torres de alta tensión pudo intuir sus motivos. La gente con la que hablaba le contaba una historia familiar, como las que había oído de los campesinos emigrados a los suburbios de Puerto Príncipe. Habían llegado a Carabayllo con la esperanza de encontrar cosas que en sus pueblos natales no tenían, como electricidad, agua potable, escuelas, atención médica y trabajo, además de alejarse de la guerra que estaban librando Sendero Luminoso y el Ejército peruano.

En una parte de Carabayllo, en la zona baja junto a la carretera, había tiendas, talleres de coches, puestos ambulantes, quioscos cubiertos con sombrillas y, en las calles laterales y la falda de las laderas, gruesos racimos de casitas hechas de ladrillo y hormigón. Los postes de la luz y calles pavimentadas subían las colinas. El asfalto se convertía en tierra, las calles en caminos y las casas iban escaseando. Esparcidas entre ellas, había tiendas con el suelo de tierra, puestos de comida en chozas de techo metálico (donde los residentes compraban la cena, porque no podían permitirse hornillas ni el combustible para alimentarlas), barberías, incluso cementerios. El aire llevaba un fuerte olor a orina. Allí arriba no había alcantarillado y los únicos baños eran espacios apartados entre las piedras, por encima de las últimas viviendas. Miré hacia el norte. En la distancia vi un río, una línea verde, pero todo a mi alrededor y por encima no había más que tierra y rocas. Un par de niños jugaban cerca de mí con una pelota. Me aparté de ellos. Estuve mirando la pelota dar botes ladera abajo hasta que la perdí de vista, mientras pensaba en la gravedad, el alcantarillado y las enfermedades.

En estas colinas y en la zona baja, Jaime Bayona había encontrado, con bastante rapidez, a diez carabayllanos con posible TB-MR. Para confirmar el diagnóstico, había que cultivar muestras de cada paciente y analizarlas para determinar su sensibilidad a los fármacos. El procedimiento general tenía más de un siglo, pero estaba fuera del alcance de muchos de los sitios del mundo con mayor incidencia de tuberculosis. El laboratorio nacional de Perú podía encargarse, pero Socios no tenía acceso a él. Farmer solucionó el problema como había hecho mucho tiempo atrás en Haití, donde tampoco podía hacer cultivos. Cogió muestras de esos diez pacientes, metió los botes en su maleta y los acabó dejando en el laboratorio estatal de Massachusetts, fuera de Boston. En las etiquetas de los botes, escribió: «Paul Farmer, miembro de la Comisión de TB» (de hecho, pertenecía a la Comisión Estatal de Tuberculosis). Disfrutaba de aquellas excursiones de diagnóstico transnacional, para él pequeños actos de redistribución. Pero los resultados de los cultivos fueron alarmantes. En el tratamiento de la TB-MR, cada fármaco que se pierde por resistencia hace que la cura sea más difícil y cara, y la mayor parte de los diez pacientes de Carabayllo tenían una tuberculosis resistente, no solo a los dos fármacos más potentes, sino a los cinco antibióticos de primera línea, justo lo mismo que le pasaba al padre Jack. Según la experiencia de Farmer, aquellos patrones de resistencia tan graves eran poco habituales, pero aquí parecía ser la norma y se preguntaba por qué.

Farmer voló de Haití a Lima y Jaime Bayona lo llevó directo desde el aeropuerto hasta una pequeña clínica dirigida por el Gobierno y situada en la base de las colinas de Carabayllo, junto a la antigua iglesia del padre Jack, Cristo Luz del Mundo. Tenía el nombre escrito fuera, en la pared: EL PROGRESO. Era un edificio de hormigón, pequeño y polvoriento, con un minúsculo armarito de medicinas en una esquina; casi todos los cuartos de baño de las casas estadounidenses estaban mejor surtidos. Los diez pacientes estaban esperando al doctor estadounidense que había dentro.

Farmer se sentó en un banco de madera con el estetoscopio al cuello y Jaime se instaló a su lado para hacerle de intérprete (Farmer aún no sabía hablar español). Uno tras otro, los diez pacientes fueron entrando y sentándose en un banco frente a Farmer. Algunos estaban tan enfermos que había que ayudarlos a moverse. Examinó sus radiografías torácicas: los contornos de las cavidades enquistadas, llenas de bacilos, que la tuberculosis había hecho aparecer en los pulmones de muchos de ellos; los infiltrados, que aparecían en forma de enormes manchas blancas, como cirros, sobre un fondo negro; los huecos en los que los bacilos se habían comido los lóbulos superiores de los pulmones. Les auscultó el pecho con el estetoscopio, en una especie de conexión entre su oreja y los pulmones de los pacientes: oyó los crujidos que se conocen como crepitantes (el sonido de los alvéolos pugnando por abrirse entre el líquido) y los silbidos prolongados llamados roncos (la respiración del paciente al pasar rápidamente por las vías obstruidas).

Farmer era experto en tuberculosis. Cuando aún era residente en el Brigham, escribió un manual de tratamiento para el personal del centro. Llevaba diagnosticando y tratando la enfermedad desde la primera vez que pisó Haití, donde casi toda la población estaba infectada y los casos activos corrían descontrolados. Ahora, al estudiar los historiales de los diez pacientes, se dio cuenta de una diferencia con respecto a la norma haitiana. En Cange, sus pacientes de TB-MR le hablaban de tratamientos interrumpidos por una huelga, una inundación o el cierre repentino de una clínica; en otras palabras, de una resistencia grave debida a no haber tomado suficientes medicamentos. Los diez pacientes de Carabayllo tenían un tipo de historia distinto. Habían recibido tratamiento gratuito a diario, bajo los auspicios del programa nacional para la tuberculosis, que seguía al pie de la letra las directrices publicadas por la OMS. Se habían sometido a lo que la Organización

Mundial de la Salud llamaba DOTS,[2] una estrategia barata y muy eficaz, la misma que llevaba años usándose en Zanmi Lasante. Farmer consideraba el DOTS el avance más importante en el control de la tuberculosis desde la llegada de los antibióticos y aplaudió el plan de la OMS de extenderlo por todo el mundo. Pero allí, en Carabayllo, al menos para aquellos diez pacientes, algo había salido mal.

La primera ronda de DOTS no les había curado. En esos casos, las directrices de la OMS requerían un retratamiento con los mismos antibióticos, más otro. Esta prescripción venía de ensayos clínicos hechos en África, donde había funcionado bien. En aquellos ensayos, al parecer, la mayoría de fracasos en el tratamiento se debían a que los pacientes no lo seguían adecuadamente (porque no se tomaban todas las píldoras, no porque estuvieran infectados de cepas muy farmacorresistentes). Así pues, cuando la terapia convencional no funcionaba con un paciente, parecía razonable volver a intentarlo, reforzar un poco el tratamiento y asegurarse de que se tomara todas las dosis.

Pero los estudios africanos tenían más de veinte años y Perú no era África. En primer lugar, en Perú no se habían usado los mismos fármacos durante la época de control caótico de la tuberculosis. Y por muy pequeña y polvorienta que fuera aquella clínica, había hecho bien su trabajo. Farmer estaba seguro de ello. Los historiales de los pacientes indicaban que estos ingerían las píldoras bajo la observación directa de enfermeros y auxiliares. Por medio de Jaime, Farmer les fue preguntando, uno a uno, si se habían tomado todas las dosis. Cuando respondían, diciendo que sí, los miraban a los ojos. Farmer pensaba que llevaba siendo médico el tiempo suficiente para detectar una mentira. Creía a aquellas personas. Tres eran profesionales sanitarios. Sabían qué píldoras tenían que tomarse y aseguraban que habían seguido las órdenes de los médicos.

---

[2] Directly Observed Treatment Short-course (chemotherapy), «(quimioterapia de) tratamiento abreviado estrictamente observado», también conocido en español, aunque menos comúnmente, como TAES.

Farmer hojeó sus historiales con Jaime inclinado hacia su hombro, haciéndole de intérprete. Aquellas diez personas llevaban mucho tiempo enfermas. Se les había tratado con DOTS y luego vuelto a tratar y muchos se habían sometido a más retratamientos, y ahora todos tenían resistencia a cuatro o cinco fármacos. Farmer fue revisando mentalmente las posibles explicaciones. Ya había descartado el incumplimiento terapéutico y tampoco se podía aducir la baja calidad de los fármacos, ya que varios expertos internacionales habían certificado su eficacia. Además, esos pacientes no podían haberse contagiado de la misma cepa extremadamente resistente, porque había leves diferencias en el patrón de resistencia de cada uno.

Había otra posibilidad. De pronto, las sospechas que habían ido tomando forma en la mente de Farmer parecieron plausibles; incontestables, de hecho.

La dinámica de la tuberculosis hace casi imposible que una persona desarrolle resistencia a más de un fármaco a la vez, pero un tratamiento inadecuado repetido puede seleccionar mutaciones cada vez más resistentes y crear cepas resistentes a cualquier número de fármacos. Esto era lo que debía de haberles pasado a esas diez personas, pensó Farmer. Habían ido a la clínica con resistencia a uno o, más probablemente, dos fármacos y, a través del tratamiento y del retratamiento prescrito por las fórmulas estandarizadas del DOTS, habían salido con resistencia a cuatro y cinco fármacos. Los principios biológicos eran elementales. No es que Farmer pensara que había descubierto algo nuevo. Pero, durante unos instantes, sentado en el banco de la clínica, con las piezas encajando en su cabeza, sintió un antiguo placer que le resultaba familiar. El avance de su mente hacia las causas raíz siempre le había emocionado. Le encantaba el reto que suponía el proceso de diagnóstico y todos sus accesorios: las tinciones en las placas del microscopio, las bellas morfologías de las criaturas bajo la lente. Pero lo que llamaba «el momento eureka» le dejó un mal sabor de boca en esta ocasión. «Detestaba sentirme victorioso en una situación tan horrible», me diría después.

Había un procedimiento adecuado para tratar la resistencia. Cuando un paciente no mejoraba con la terapia convencional, el médico debía sospechar que la tuberculosis era insensible a algunos fármacos del tratamiento, averiguar lo más rápidamente posible cuáles eran y sustituirlos por otros. Administrar a los pacientes unos fármacos inadecuados era inútil y peligroso; podía conllevar lo que los especialistas en enfermedades infecciosas llaman «adquisición de mayor resistencia». El término describía con exactitud el proceso que Farmer había visto en los historiales de los diez pacientes. Decidió llamar «amplificación» al proceso, ya que así sonaba peor. Aquellos diez peruanos habían ido al médico enfermos y habían salido, unos dos años después, más enfermos, con una tuberculosis que se iba haciendo resistente a cada vez más fármacos mientras seguía devorándoles los pulmones. No por no haber seguido las órdenes de los médicos, sino, precisamente, porque las siguieron. Y aquellas órdenes no eran simples actos de estupidez o negligencia: estaban consagradas como una política oficial. Procedían de lo más alto, de los encargados del programa de tuberculosis de Perú, quienes a su vez las habían recibido de Ginebra, de la propia OMS.

Conforme Farmer la iba descifrando, la historia se hacía cada vez más dolorosa. Tras amplificar la resistencia en aquellos diez pacientes, el programa nacional se había desentendido de ellos, prácticamente. Los pacientes de tuberculosis podían acudir a neumólogos privados, pero había que pagar las consultas y los carísimos fármacos de segunda línea que prescribían estos especialistas. Farmer, Kim y Bayona no tardaron en conocer a gente cuyas familias habían vendido la mayoría de sus escasas posesiones para comprar todos los fármacos que pudieron. No los suficientes para curarse, sin embargo, sino solo los justos para adquirir aún más resistencia. Otros se habían rendido y habían regresado a sus chozas de las laderas yermas y polvorientas a esperar allí la muerte.

A efectos prácticos, la OMS también había prescrito esto para ellos. El manual oficial de DOTS contenía la siguiente afirmación: «Cuando los recursos son limitados es necesario asignar racionalmente los recursos para otorgar prioridad a las categorías de tratamiento de la TB en función de la eficiencia del tratamiento de cada categoría». Farmer y Kim empezaron a recopilar varias declaraciones oficiales de la OMS. En algunas, se explicaba con más claridad: «En los países en vías de desarrollo, las personas con tuberculosis multirresistente suelen acabar muriendo, ya que normalmente es imposible acceder a un tratamiento eficaz en los países pobres».

Para Farmer, así como para Jim y Jaime, allí había un principio mayor en juego. Una epidemia de tuberculosis, adornada de TB-MR, había visitado la ciudad de Nueva York a finales de los años ochenta; se había concentrado en cárceles, albergues de indigentes y hospitales públicos. Cuando se calculó el coste total, resultó que las distintas entidades estadounidenses habían gastado alrededor de mil millones de dólares para contener la epidemia. Mientras tanto, en Perú, donde el Gobierno pagaba más de mil millones de dólares al año a bancos estadounidenses e instituciones de préstamo internacionales para amortizar su deuda, los expertos en control de tuberculosis internacional habían considerado que costaba demasiado dinero tratar la TB-MR.

16

Perú había empezado a aplicar su riguroso programa de tuberculosis, su programa modelo de la OMS, solo cuatro años antes, en 1991. Ello ocurrió tras varias décadas de tratamiento mal financiado y sin supervisión, que había generado cepas farmacorresistentes. A Farmer le parecía probable que esas cepas se hubieran extendido mucho. Jaime Bayona ya había descubierto decenas de casos probables y lo había hecho solo, leyendo historiales puestos al revés. Así pues, aunque no sabían con exactitud cuánta gente del suburbio tenía TB-MR, Kim y Farmer estaban bastante seguros de que habría más de un puñado de personas, más de las diez que Jaime había llevado a la clínica para que Farmer las reconociera. Y la perspectiva de tratar a más de un puñado resultaba abrumadora.

Algún tiempo atrás, la primera vez que se encontró con un caso de TB-MR en Haití, Farmer había acudido a un hombre llamado Michael Iseman en busca de consejo. Iseman era la mayor autoridad clínica del mundo sobre la enfermedad y trabajaba en el mejor centro de tratamiento de TB-MR del mundo, National Jewish, en Denver. Aun así, en 1993, él y sus colegas habían referido unos índices de curación de solo alrededor del 60 por ciento, con unos costes que habían llegado a ascender, en un caso especialmente complicado, a doscientos cincuenta mil dólares. La enfermedad resultaba difícil de tratar en cualquier parte y con toda seguridad más difícil, si bien menos costosa, en Carabayllo que en Denver. Las principales herramientas, los llamados fármacos de segunda línea, tenían que importarse. Eran carísimos. Algunos, escasos. Todos eran débiles y tenían unos efectos secundarios horribles, que los pacientes debían soportar durante unos dos años: en el mejor caso, dolor de estómago y meses de inyecciones intramusculares; en el peor, hipotiroidismo, psicosis y, si el médico no tenía cuidado, incluso la muerte. La mayoría de los pacientes de Carabayllo eran pobres. La mayoría necesitaba no solo fármacos y una cuidadosa atención, sino apoyo, comida, tejados nuevos y tuberías de agua.

Paul, Jim y Ophelia hablaban sin parar, en Boston, a bordo de aviones y por correo electrónico, sobre si debían hacerse cargo de aquel problema. Pero, en realidad, no había muchas dudas con respecto a retirarse. Jim tenía una visión amplia: «Perdonad que diga esto, pero lo bueno de la tuberculosis es que se transmite por el aire». La tuberculosis era sobre todo una enfermedad de los pobres, sí, pero no exclusivamente, razonaba Jim. Había más gente que la contraía solo por respirar. En la época del sida, el mundo rico tenía que prestar atención a la amenaza de una tuberculosis muy difícil de tratar y a la posibilidad terrible pero real de que las «superbacterias», cepas resistentes a todo antibiótico conocido, se extendieran más allá de las fronteras: entre los albergues de indigentes y Park Avenue en Nueva York, entre países pobres y ricos.

—Tenemos que decir que la TB-MR es una amenaza para todo el mundo —declaró Jim—. Podemos atemorizar a la humanidad y, si hacemos bien este proyecto, conseguir un efecto a escala global.

—Muy bien —dijo Paul—. Pero primero vamos a probar con diez pacientes.

Empezaron a tratar a los pacientes a finales de agosto de 1996: trasladaron el programa de tuberculosis de Zanmi Lasante a Carabayllo y lo adaptaron a la TB-MR y otras circunstancias locales. Ya tenían a un equipo de gente autóctona: un grupo de jóvenes peruanos con formación en trabajo sanitario para la comunidad y a Jaime para dirigirlos. Farmer y Kim también se trajeron a un pequeño grupo desde Boston: una brillante epidemióloga llamada Meche Becerra, que aún estaba formándose en la Facultad de Salud Pública de Harvard, y dos alumnas de la Facultad de Medicina de Harvard, protegidas de Farmer y Kim, que se fueron prácticamente a vivir a Carabayllo y dormían en una de las pequeñas habitaciones que había en la planta de arriba del Centro Padre Jack Roussin. Las estudiantes de Medicina reconocían a los pacientes y trataban los efectos secundarios, no como médicos de verdad, sin embargo, sino como alumnas de Farmer. Todo el equipo médico (las estudiantes, Jaime, un médico peruano, varios enfermeros y Farmer) se intercambiaba información a diario a través del correo electrónico. Farmer enviaba órdenes muy detalladas y diseñaba el tratamiento farmacológico de cada paciente, con trucos, como decía él mismo, para los casos más resistentes. Durante un tiempo, Jim también se encargó de atender a pacientes, aunque luego se dedicó en exclusiva a la formación y la gestión y, más tarde, a tratar de recaudar fondos. Tuvieron muchos problemas, sobre todo al principio. Cuando, por ejemplo, los trabajadores sanitarios se enteraron de que tendrían que ir a las casas de los pacientes de TB-MR, protagonizaron una pequeña insurrección en la que exigieron un salario más alto. Jim y Jaime la sofocaron al modo habitual de PIH: Jim consiguió una beca universitaria para el cabecilla, que se marchó a México. Pero la mayor dificultad, la única que no parecían capaces de solucionar, tenía que ver con la política.

Las autoridades peruanas no querían ni oír que su ejemplar programa de tuberculosis tenía defectos, y no resultó de mucha ayuda que fueran unos médicos de Harvard quienes les dieran la noticia. Algunas autoridades adoptaron una actitud abiertamente hostil. «*Médicos aventureros*»,[3] llamó un médico peruano a Farmer y Kim. Otro le dijo a Jaime:

—Paul Farmer es un gringo. ¿Qué va a saber un gringo de tuberculosis? En los Estados Unidos no hay tuberculosis.

—Parece un gringo —respondió Jaime amablemente—, pero es un gringo falso.

Ni Paul ni Jim tenían permiso para ejercer en Perú. Al principio, el propio director del programa de tuberculosis les había amenazado con expulsarlos, cosa que habría hecho si Jim, Paul y Jaime no hubieran suplicado a una monja amiga del director que intercediera

---

[3] En español en el original.

a su favor. Pero, aunque se les permitió continuar, tenían que obtener un permiso oficial para tratar a cada paciente de TB-MR que encontraban y las autoridades insistían en que se siguieran escrupulosamente *las normas*[4] del programa nacional. Todos los pacientes tenían que seguir hasta el final el tratamiento convencional y el retratamiento antes de que sus casos pudieran considerarse «fallos de tratamiento». Solo entonces podía intervenir Socios.

Pronto, aquellas normas se hicieron insoportables. Una joven médico de Harvard, Sonya Shin, había encontrado una posible víctima de TB-MR en Carabayllo, un chico llamado David Carbajal, y, aunque Farmer y ella habían suplicado a las autoridades, no les permitieron tratarlo. Así que Sonya no pudo hacer más que verlo morir. Después, ayudó a la hermana de David a afeitarlo y vestirlo para el funeral. Los padres del joven le dijeron, para consolarla:

—Es un problema del sistema. El sistema no podía hacer otra cosa, por miedo a estar admitiendo que hay un problema más grande.

Entendían las circunstancias con más claridad que Farmer, que estaba cegado por la furia. Escribió una airada carta a los responsables del programa de tuberculosis que no surtió efecto alguno. Un comportamiento inapropiado por parte de un médico extranjero, respondieron.

Jaime ya había tratado de razonar con sus compatriotas, las autoridades peruanas encargadas del programa de tuberculosis. Les pidió que dejaran a Socios tratar antes a los pacientes, al menos cuando hubiera fallado la primera ronda de DOTS y antes de someterlos al régimen de retratamiento convencional. Insistió en que Socios se haría cargo de todos los gastos. Pero los responsables del programa pusieron objeciones. Explicaron que no querían sentar un precedente. Aunque no estaba de acuerdo con ellos, Jaime entendía sus motivos.

El programa de tuberculosis de Perú se había puesto en marcha en 1991, en gran medida debido a las protestas protagonizadas por residentes de lugares como Carabayllo y sus monjas y curas.

---

[4] En español en el original.

Algunos de los responsables actuales del programa habían participado en las manifestaciones. En una época de austeridad fiscal en Perú, habían conseguido que el Gobierno pusiera el dinero para el DOTS y le habían dado un buen uso. Habían terminado así con varias décadas de tratamiento inadecuado. En aquellos momentos, un escándalo sobre la TB-MR podría poner en riesgo los avances que tanto les había costado lograr. Pero, si permitían que Socios creara un nuevo modelo para tratar la TB-MR en la zona de Carabayllo, ellos tendrían que aplicar ese mismo modelo en todo el país. No tenían dinero para hacerlo, a menos que lo cogieran de su programa de DOTS, y eso implicaría una vuelta a las condiciones que habían dado pie a la TB-MR allí originariamente.

Los peruanos no tenían la misma libertad de acción que Paul o Jim. Si se quejaran, por ejemplo, de que podrían tratar todas las cepas de tuberculosis por solo una parte del dinero que el presidente Fujimori estaba dedicando a cazas de reacción, únicamente lograrían que su causa se viera perjudicada. Además, los peruanos no habían inventado *las normas*. En enero de 1997, después de la muerte de David Carbajal, Jaime dijo a Farmer:

—Si quieres cambiar esto, olvídate del programa nacional. Tienes que acudir a instancias más altas.

Farmer estuvo de acuerdo y pensó que sabía de un foro más apropiado.

Le habían invitado a dar una charla sobre la tuberculosis en Chicago, a finales de febrero, durante la reunión anual en los Estados Unidos de una destacada organización, ya veterana, llamada International Union Against Tuberculosis and Lung Disease. Habría por allí funcionarios de la división de tuberculosis de la OMS, además de muchos burócratas, especialistas en salud pública y profesores de facultades de medicina: todos los miembros de la confederación de personas que habían hecho del control de la tuberculosis el principal trabajo de sus vidas. En cierta ocasión, en Ginebra, oí a varios de ellos referirse a su tribu como «TB», en frases como «TB y VIH tienen que trabajar codo con codo».

Farmer tenía algunos amigos en «TB»; de hecho, era un viejo amigo suyo quien había organizado aquella charla. Pero muchos miembros de «TB» no habían oído hablar nunca de Farmer. Se puede decir sin temor a equivocación que muchos de los asistentes a la conferencia sabrían menos de las ideas de Farmer que él de las suyas.

Farmer sabía que gran parte de su público no creía que hubiera que tratar la TB-MR en un entorno desfavorecido: el tratamiento era muy caro y difícil en aquellos sitios y, tal vez, innecesario, ya que la TB-MR no eran tan contagiosa ni virulenta como la tuberculosis normal y seguramente desaparecería frente a un buen programa de DOTS. En otras palabras, gran parte del público pensaría que lo que Socios estaba haciendo en Carabayllo era quijotesco, incluso herético. Farmer sabía también que muchos miembros de «TB» lo verían como un simple médico clínico, demasiado interesado en que sus pacientes vieran el cuadro completo: que lo que realmente importaba no era curar a las personas, sino detener la transmisión de la enfermedad. Él rechazaba esa idea de plano: prestar atención a cada uno de los pacientes era un imperativo moral, pero también era esencial controlar la tuberculosis en las comunidades, como había demostrado en Cange. Pero no quería irritar mucho al auditorio, así que había escrito lo que calificó de discurso «flojo». Pocos días antes de viajar a Chicago, lo reescribió.

El discurso corregido empezaba más bien moderado, pero luego Farmer pronunció desde el atril: «Mitos y mistificaciones sobre la TB-MR» y empezó a recitar una lista bastante larga. Leyó una cita de la OMS: «La TB-MR resulta demasiado cara de tratar en los países pobres; resta atención y recursos del tratamiento de la enfermedad sensible a los fármacos». ¿Pero realmente era tan caro tratar la TB-MR?, preguntó. «Incluso aunque el control de la tuberculosis deba regirse por consideraciones de rentabilidad, no ha de ser difícil demostrar que lo que de verdad resulta caro es no diagnosticar ni tratar la TB-MR». Pidió a los asistentes que pensaran, por ejemplo, en el caso de una familia de Texas: uno de sus miembros había expuesto a los otros nueve a la TB-MR. «Tratar solo a esas diez personas costó más de un millón de dólares».

Segundo mito: había quien pensaba que es posible detener los brotes de TB-MR solo con DOTS. Aquello era una tontería, dijo Farmer. ¿Qué ocurriría, preguntó al público, si los programas trataran adecuadamente la tuberculosis sensible a los fármacos y dejaran prosperar la TB-MR? La transmisión de la TB-MR continuaría e, incluso allí donde los casos de TB-MR supusieran en la actualidad un porcentaje minúsculo de todos los casos de tuberculosis, su importancia relativa aumentaría. Además, el DOTS acrecentaría la resistencia a los fármacos ya existente. En pocas palabras, la sombra del fracaso se cernía sobre programas que en el momento presente se consideraban historias de éxito.

¿Y qué había de la creencia de que la TB-MR era menos virulenta y contagiosa que la normal? Una mera ilusión, dijo Farmer, que prosiguió con su lista de «mitos y mistificaciones», es decir, de ideas que compartían muchos miembros de «TB». Habría tenido el mismo efecto calificar de tontos y villanos a la mitad de los asistentes.

–Gracias, Paul, por este discurso tan provocador —dijo el moderador, especialista en tuberculosis de los Centros estadounidenses para el Control de Enfermedades, un amigo de Farmer llamado Ken Castro.

Farmer iba ya saliendo del escenario. Volvió.

—Perdona, Ken, pero ¿por qué dices que mi discurso ha sido provocador? Solo he dicho que deberíamos tratar a la gente enferma si tenemos la tecnología adecuada.

Pocos días después, en Lima, Jaime Bayona oyó el rumor de que alguien del público había llamado al director del programa nacional de tuberculosis de Perú y le había dicho: «Paul Farmer dice que estáis matando a los pacientes». Pero, al menos, consiguió plantear su protesta y hacerla llegar hasta las instancias más altas.

17

En 1994, Ophelia había escrito, en una carta a Paul: «Gracias por contarme lo de tu incipiente relación con Didi. Me alegro mucho, de verdad».

La nueva mujer que había en la vida de Farmer, Didi Bertrand, era la hija del maestro de Cange y «la mujer más guapa de Cange», como solía decir la gente de Zanmi Lasante. Farmer la conocía desde hacía mucho y la había estado cortejando durante unos dos años cuando se casaron. Fue en Cange, en 1996, en mitad de la frenética primera etapa del proyecto de Perú. Jim Kim y un viejo amigo de Duke fueron los padrinos de Farmer; el *père* Lafontant y tres sacerdotes católicos oficiaron la ceremonia; acudieron unas cuatro mil personas, todo Cange entre ellas. Farmer consiguió encontrar tiempo para las ceremonias y para una segunda recepción en Boston.

Para entonces, Perú estaba gravando enormemente los recursos de PIH. Por término medio, los fármacos para tratar a un solo paciente costaban entre quince y veinte mil dólares. Y el número de pacientes no dejaba de crecer. Ya había alrededor de cincuenta carabayllanos en tratamiento. Su edad media era de veintinueve años. Eran estudiantes, jóvenes en paro, amas de casa, vendedores callejeros, conductores de autobús, profesionales sanitarios. Las cifras en sí parecían pequeñas, pero aquellos cincuenta casos de TB-MR representaban más o menos el 10 por ciento de todos los casos activos de tuberculosis del suburbio, alrededor de diez veces más de lo que habría cabido esperar. Y a saber a cuántos más habrían ido infectando al moverse por Lima, tosiendo. O cuánta gente en otras partes de la ciudad ya tenía TB-MR, aunque Jaime tenía conocimiento de cientos de casos en otros barrios. En el propio Carabayllo, los trabajadores de Socios encontraron a familias enteras enfermas, muriéndose de lo que resultaron ser cepas de la enfermedad con relación genética, un fenómeno tan frecuente que le pusieron nombre, «familias tebeceanas» (familias con tuberculosis).

Ophelia estaba inquieta. Lo que antes había parecido un proyecto asumible parecía estar metastatizándose. Cuando Paul y Jim describieron el proyecto como un ACM, había dicho: «Muy bien, chicos. Estoy de acuerdo. Pero ¿dónde está la pasta?».

En el Brigham, un amigo de ellos llamado Howard Hiatt estaba preguntándose algo bastante parecido. Hiatt tenía setenta y pico años y era una eminencia en medicina: antiguo decano de la Facultad de Salud Pública de Harvard, antiguo jefe de medicina en el Beth Israel Hospital y actualmente profesor en la Facultad de Medicina de Harvard. Entre otras tareas, tenía asignada la de prestar consejo y ayuda a médicos jóvenes que estuvieran labrándose carreras poco convencionales. Paul y Jim se encontraban entre sus favoritos y estaban empezando a ponerle nervioso. ¿De dónde, se preguntaba, conseguían los fármacos de segunda línea? ¿Cómo diantres los pagaban? Y de pronto, un día, el director del Brigham paró a Hiatt en un pasillo.

—Tus amigos Farmer y Kim tienen un problema conmigo. Le deben a este hospital noventa y dos mil dólares.

Hiatt investigó el asunto. «Pues claro. Paul y Jim se pasaban por el Brigham antes de irse a Perú y llenaban los maletines de fármacos. Habían engatusado a varias personas para les dejaran marcharse con los fármacos». La situación le divertía, después de todo. «Esa es su actitud de Robin Hood».

En realidad, solo los habían tomado prestados. Tom White no tardó en enviar al Brigham un cheque por el importe completo, junto con una nota en la que decía que, en su opinión, el hospital debería ser más generoso con los pobres.

«Mejor pedir perdón que permiso», había sido la expresión favorita del padre Jack. Para Farmer era una regla general. Cuando

Jim y él decidieron encargarse de la epidemia de Carabayllo, Farmer acudió a Tom White y le dijo:

—Compra solo los fármacos para diez pacientes. Te prometo que no habrá más.

Incluso entonces, Farmer ya sabía que aquello era lo que llamaba «una mentirijilla». Desde entonces, había vuelto muchas veces a pedirle más dinero a White. White compartía el nerviosismo general. Quería terminar sus días sin un centavo, decía a menudo. Conforme el número de pacientes aumentaba, empezó a preguntarse si Paul y Jim darían al traste con sus cálculos. «Durante un tiempo, pensé que se gastarían todo mi dinero antes de que yo muriera». Pero nunca les negó nada.

A los ojos de muchos responsables experimentados de proyectos de salud pública, lo que Farmer y Kim estaban haciendo podría ser bastante temerario (un ardid publicitario, como algunos insinuarían después). No tenían garantizado el suministro de fármacos, solo la determinación de obtenerlos y la capacidad de conseguir que se los prestaran valiéndose de carantoñas. También tomaban prestados de Massachusetts los servicios de laboratorio. Carecían del apoyo institucional adecuado. El peso de la opinión de los expertos estaba en su contra. Su organización era pequeña y tenía otros proyectos, en Haití, Boston y más sitios, y Perú suponía una carga para todos.

Jim tenía que viajar a Carabayllo al menos una vez al mes. Farmer, algo más a menudo. No dejó de lado mucho trabajo para dedicarse a Perú: ni sus obligaciones en Haití, ni sus labores en el Brigham, ni sus clases en Harvard ni sus compromisos para dar charlas, cada vez más numerosos. Simplemente, añadió Perú a su itinerario.

A menudo, hacía viajes de dos días. Salía de Cange antes del amanecer y conducía hasta Puerto Príncipe. A veces se quedaba atrapado en un atasco de tráfico y, tras ceder la camioneta a un ayudante haitiano, se bajaba y hacía corriendo el último kilómetro hasta el aeropuerto. Cogía el vuelo de la mañana a Miami y luego volaba hasta Lima, para llegar a Carabayllo aquella misma noche, ya tarde. A la mañana siguiente, desde muy temprano, se dedicaba a subir y bajar a zancadas las colinas polvorientas con los estudiantes de Medicina de Harvard o con alguno de los enfermeros de Socios para visitar a los pacientes en sus chabolas. Después, cuando los responsables locales del programa de tuberculosis relajaron un poco su actitud hacia Socios y se pudo trasladar a los pacientes al Centro Jack Roussin, los veía allí, en una pequeña habitación con una mesa y suelo de hormigón. Así podía ver a más gente. Trabajaba hasta la hora de salir para el aeropuerto. Tomaba el vuelo nocturno a Miami, cogía el de por la mañana temprano a Puerto Príncipe y estaba de vuelta en Cange por la tarde. De las cuarenta y ocho horas, pasaba unas veintidós únicamente viajando; más si los vuelos se retrasaban o cancelaban, si la camioneta de Zanmi Lasante se estropeaba, si algún accidente bloqueaba el tramo de la Nacional 3 que subía Morne Kabrit o si la lluvia impedía salvar los arroyos que cruzaban la carretera.

Cuando dio la charla en Chicago, en febrero de 1997, Farmer no se encontraba bien. Se sintió peor cuando llegó a Boston para trabajar durante un mes en el Brigham. «Estaré agotado —recordaba haber pensado—. Ya me decía todo el mundo que esto me iba a pasar». Se enorgullecía de ser rápido en los diagnósticos, pero se tomó su tiempo en su propio caso. Siguió trabajando y los síntomas empeoraron. Los repasó: náuseas, vómitos, fatiga, sudores nocturnos. «Ay, Dios mío —pensó—. Tengo TB-MR».

Su mujer, Didi, había empezado a estudiar en París, así que, cuando estaba en Boston, Farmer seguía quedándose en el sótano del edificio de PIH («la cueva», lo llamaba la gente de PIH). Se despertaba allí en mitad de la noche empapado en sudor, pensando: «Si tengo TB-MR, he expuesto a todos mis pacientes a la enfermedad».

Acudió a un amigo radiólogo, le hizo jurar que mantendría el secreto y se sometió a una radiografía de tórax. Examinó la placa. Era normal.

Llamaba a Didi a París por lo menos una vez al día.

—Tienes que ver a un médico —le dijo ella por teléfono.

—Oye, que yo soy médico. Termino este mes en el Brigham y me voy a Haití. Allí descansaré.

Consiguió diagnosticarse la mañana de su último día en el Brigham. La noche antes, había rehusado una *pizza* y, aquella mañana, el olor del café le dio náuseas. Un síntoma clásico de la hepatitis, pensó. Asco por comida que te encanta. En el cuarto de baño, vio que tenía la orina oscura. «Oh, no. Sí que tengo hepatitis. ¿De qué tipo? ¿B? No, estoy vacunado. C no es, no me drogo. ¿A? Pero… ¿cómo?». Había descubierto el ceviche en Lima. A lo mejor había comido pescado contaminado.

Cuando llegó al Brigham, se pasó por el laboratorio y pidió que le hicieran análisis al instante. Se quedó por allí para ver el primer resultado, el recuento de glóbulos rojos. «Es un desastre absoluto», pensó. Se notaba deshidratado, así que, mientras esperaba el resto de resultados, llamó a Jim Kim a su casa. Jim también había vuelto a Boston y estaba al cargo de una planta del Brigham.

—Jim, voy a subir a tu servicio. Necesito líquido.

Poco después, Farmer estaba tumbado, con el traje puesto, en una de las habitaciones de la planta de Jim, de bastante buen humor. Cuando la enfermera hubo terminado de rehidratarlo por vía intravenosa, se levantó de la cama y fue al encuentro de la especialista en enfermedades infecciosas a la que estaba formando, una chica joven.

—Marla —le dijo—, me encuentro peor. Vamos a hacer las rondas antes.

Normalmente, Marla era bastante impaciente con él. Lo interrumpía en sus constantes paradas por el hospital para hablar con unos y con otros. «Farmer, cállate —le decía—. Vamos a trabajar». En esta ocasión, le espetó:

—Estás mal de la cabeza. Deja que alguien te sustituya.

—Marla, termino hoy.

Ella se marchó, refunfuñando. Farmer entró en la habitación de un paciente y estaba diagnosticando un caso de prostatitis aguda (era evidente) cuando Marla volvió. Estaba pálida, pensó él.

—Paul, los valores de la función hepática son tan altos que la máquina no ha podido calcularlos. Han tenido que diluir la muestra.

—De acuerdo, me doy por vencido.

Volvió a la habitación del servicio de Jim, se puso un camisón de hospital y se rindió a la enfermedad.

La hepatitis A rara vez es letal, pero su caso era grave; a Jim y otros médicos les preocupaba que pudiera necesitar un trasplante de hígado. Durante un tiempo, Farmer estuvo tan enfermo que apenas conseguía hacer oír su voz. Sin embargo, cuando llevaba pocas noches en la cama del hospital, un joven trabajador de PIH recibió una llamada en la que una vocecilla chirriante le dictó instrucciones para conseguir fármacos para Perú. Cuando salió del hospital, dos semanas más tarde, Ophelia los envió a él y a Didi a un hotel al sur de Francia, las primeras vacaciones de verdad de Paul desde hacía años. Nueve meses después tuvieron una hija, Catherine. Así que todo salió estupendamente.

Pero, al oírle contar la historia, me asombró su temeridad. En el Brigham, no había dejado de predicar la importancia de la vacunación contra la hepatitis A, sobre todo entre gente de mediana edad. «Estaba avergonzado», me dijo. Pero solo, al parecer, por no haberse vacunado, no por hacer caso omiso de los síntomas durante todo un mes. No les había dicho a Ophelia ni a su madre que estaba enfermo y yo me pregunté si fue porque sabía que intentarían convencerle de que dejara de trabajar. Los médicos destacan por adoptar unos puntos de vista peculiares sobre sus propios cuerpos. Tienden a desarrollar hipocondría en la facultad y, una vez que la superan, si lo hacen, pasan a creerse invulnerables. Mucha gente se niega a dejar a un lado su trabajo por cuestiones de conveniencia personal. Pero Farmer parecía reticente a dejarlo a un lado fuera cual fuera el motivo. Era como si no pudiera permitirse ser él quien lo dejara a un lado. Tenía que intervenir una fuerza mayor que su propia voluntad, como el coche que lo atropelló en 1988.

Hablando de su episodio de hepatitis, Farmer me dijo:

—Si enfermo, será casi fatal. Casi.

Estaba señalando las diferencias entre él mismo y los pobres del mundo. Un pensamiento generoso, pero ese hábito suyo de no prestar atención a su salud no parecía precisamente la mejor forma de expresar «solidaridad pragmática». Dadas las responsabilidades que había asumido sobre la vida de los demás, a mí me parecía que había hecho justo lo contrario.

Por otro lado, en algún momento (no recuerdo con exactitud cuándo) me di cuenta de que había desarrollado una propensión a esperar de Farmer más que de la mayoría de las personas, yo mismo incluido. Y, por norma general, al verlo en acción se le perdonaba todo.

El proyecto de TB-MR iba logrando avances con los pacientes y los especialistas de tuberculosis peruanos se habían dado cuenta. Al mismo tiempo, Farmer y Kim iban logrando avances con ellos.

Un día, cuando ya estaba claro que el proyecto iba teniendo éxito, acompañé a Farmer a una consulta en el hospital infantil del centro de Lima. Cuando salió de entre el ruido y el humo del atasco que había frente al hospital, un pequeño séquito de personal médico peruano se precipitó a darle la bienvenida y a meterlo en el hospital, dejando atrás a los vendedores de papel higiénico, globos y periódicos y al guarda armado de la puerta. A juzgar por el revuelo, Farmer ya no era un *médico aventurero*. No obstante, parecía preocupado. O tal vez solo fuera en mi imaginación, ya que pensaba que tenía motivos para estarlo. Jim, Jaime y él habían hecho grandes esfuerzos por establecer relaciones de colegas con el estamento médico peruano y ahora, por culpa del tráfico, había tenido esperando más de una hora a un grupo de médicos orgullosos.

Farmer se sacó un estetoscopio del bolsillo de la chaqueta de su arrugado traje negro y se lo acomodó en el cuello mientras nos adentrábamos en un laberinto de pasillos estrechos con paredes de hormigón: el ala de tuberculosos del hospital. Iba andando deprisa. Y, de pronto, se paró en seco.

Un poco más adelante, había una familia de tres miembros de pie en el pasillo. Un niñito, su madre y su padre. La madre era delgada e iba vestida con una falda y una camiseta de Mickey Mouse. Se quedó apartada, medio escondida tras una esquina, mientras el padre se adelantaba. Farmer y él se abrieron de brazos a la vez y se dieron un fuerte abrazo. («En mi cultura no nos damos la mano», me decía siempre Farmer en un intento de quitarme a mí también esa costumbre, como ya había empezado a sospechar). Enseguida les preguntó por su hijo.

El niñito, de pie junto a su padre, estaba regordete y claramente sano. Cuando Farmer se agachó y le tendió los brazos, se acercó balanceándose como un pato sobre sus piernecitas rechonchas, riéndose nervioso mientras se tiraba hacia él para luego volver dando tumbos con su padre. Un baile alegre.

—¡Pero Christian! ¡Hay que ver lo bien que estás! —exclamó Farmer.

Se le encendió el rostro. Tenía la sonrisa alocada con la que saludaba a los viejos amigos. Se volvió hacia mí.

—Fue un caso terrible —me dijo en voz baja, en inglés.

Casi dos años atrás, un médico de ese hospital había llamado a Jaime Bayona a la sede de Socios y le había dicho: «Tenemos aquí a un niño con el que debéis ayudarnos». Cuando se hizo la llamada, Christian llevaba ya varios meses en cama. Jen Furin, la estudiante de Medicina de Harvard que trabajaba con Sonya en Carabayllo, fue al hospital. El niño que encontró allí tenía tres años y pesaba solo unos diez kilos. Le costaba trabajo respirar y la mascarilla de oxígeno que llevaba le había hecho llagas alrededor de la nariz. La tuberculosis le había invadido los dos pulmones, había empezado a devorarle la columna y le había fracturado los huesos largos de las piernas. Se había sometido a seis meses del ciclo corto habitual de quimioterapia antibacteriana. El cultivo que se le hizo después en el laboratorio señaló que su tuberculosis era resistente a varios fármacos. A Christian le estaban administrando esos mismos fármacos cuando Jen llegó. Los médicos, siguiendo *las normas*, estaban aplicando el plan de retratamiento de la OMS.

Jen se encargó de la mayor parte del trabajo clínico. Farmer había diseñado el tratamiento de Christian. Había hablado del caso con expertos en tuberculosis peruanos y estadounidenses, pero nadie en el mundo sabía gran cosa de cómo tratar a un niño con fármacos de segunda línea. «Aquí funcionaba la creencia popular. No se pueden administrar fluoroquinolonas ni etambutol en grandes dosis a los niños. ¿De dónde salía aquello? Las fluoroquinolonas provocan daños en el cartílago en cachorros de beagle inmaduros. A grandes dosis, el etambutol se asocia a neuritis óptica y la pérdida de la visión en color en una pequeña proporción de adultos, pero los niños no pueden referir una pérdida de la visión en color, por lo que no debe usarse. Sobre eso versaba gran parte de la discusión y, mientras tanto, allí estaba aquel niño, desgastándose literalmente, con la TB-MR devorándole la carne y los huesos, delante de nuestros ojos».

Farmer propuso un tratamiento «empírico», basado en suposiciones, que consistía en etambutol a grandes dosis y cuatro fármacos de segunda línea; entre ellos, una fluoroquinolona. Para conseguir la autorización oficial, dijo a los médicos peruanos que había tratado el asunto con los mejores expertos del mundo y que había estudiado todas las publicaciones pediátricas. Aquello era cierto. Pero no contó que las publicaciones pediátricas no decían nada en absoluto sobre el tratamiento de la TB-MR. «Solo era cuestión de aplicar los conocimientos sobre enfermedades infecciosas», me dijo después. Basó la dosis en las recomendaciones de los laboratorios farmacológicos, que no decían nada sobre niños, pero aconsejaban el uso de tantos miligramos de fármaco por tantos kilogramos de peso corporal. Ya lo había hecho muchas veces con otras enfermedades pediátricas en Haití. Recomendó un ciclo muy agresivo de fármacos de segunda línea. Demasiado agresivo, dijeron algunos de los médicos estadounidenses a quienes consultó. «Quienes, debo añadir, jamás habían tratado a un bebé con TB-MR». Los peruanos tampoco tenían experiencia alguna con tales casos. Aceptaron la recomendación de Farmer. Era evidente que el niño estaba agonizando y que iba a morirse. Así que… ¿por qué no intentarlo?

Farmer había sabido, por correo electrónico, que Christian estaba mejorando, pero hasta aquel momento, en el pasillo del hospital infantil, ignoraba cuánto. ¡El niño podía correr y todo! Farmer sonrió y el rubor se le extendió desde lo alto de la frente hasta el cuello y, me imaginé, corbata abajo hasta los pies, mientras el niño daba pasitos de pato riéndose frente a él, el padre lo miraba radiante de felicidad y la madre se asomaba desde la esquina, también sonriente.

Y ahí terminó la cosa. Christian no era el caso principal que le habían pedido a Farmer atender aquel día. Estaba haciendo aquella visita al hospital por indicación de Jaime, como favor a un especialista en tuberculosis peruano cuya hija estaba enferma. Los acompañantes de Farmer lo guiaron hasta una consulta: techo encalado, paredes de hormigón, un equipo de médicos y una niñita con un vestido. Sobre un visor de la pared habían colocado una serie de radiografías y TAC, imágenes del interior del pecho de la niña. Farmer se disculpó ante los médicos por su tardanza, con una leve inclinación, y luego pasó a examinar las placas con ellos. La niña tenía tuberculosis pulmonar.

—Infiltrados. No es bueno —dijo a los médicos en español.

Estudió el informe que venía del laboratorio estatal de Massachusetts. Era inequívoco. Me asomé por encima de su hombro para ver la hoja: una lista de los cinco antibióticos de primera línea con la letra *r*, de «resistente», junto a cada uno de ellos. La niña, la hija del médico, se había sometido al DOTS y ya llevaba varios meses de retratamiento. Es decir, la estaban tratando con aquellos mismos cinco fármacos.

—Esto es terrible —me murmuró Farmer en inglés, entre dientes.

Se arrodilló y auscultó a la niña con el estetoscopio. Luego, sonriendo, miró al padre y dijo:

—Tiene asma, igual que yo. Es adorable, como mi Catherine.

A continuación, se puso en pie y comenzó una larga perorata en español, dirigida al padre de la niña y a los demás médicos.

—Yo no sé más que este equipo médico, estimados colegas. Tiene sibilancias y el TAC es peor que el de febrero. La situación es preocupante.

Repasó las opciones. Podían hacerle otro análisis, por si acaso el laboratorio estatal de Massachusetts había cometido algún error, aunque tenía un historial casi impecable, bien acreditado. O también podían esperar y supervisar el estado de la niña, aunque estaba empeorando. O, incluso, podían fiarse del trabajo del laboratorio, dejar el retratamiento de DOTS y empezar a administrarle el tratamiento pediátrico diseñado por Farmer de fármacos de segunda línea, que era su favorito. Él prefería esta última opción, dijo.

—Este es mi prejuicio. —Sonrió otra vez a los médicos—. Como saben, por nuestra experiencia juntos, de trabajar codo con codo.

La habitación pareció llenarse de un sentimiento intenso, contenido por la cortesía profesional. El padre de la niñita estaba detrás de su hija. Estuvo sonriendo todo el rato. Mantenía los hombros erguidos, me pareció a mí, para no perder la compostura profesional. Después de todo, era un médico especialista en tuberculosis. Pero, cuando Farmer mencionó a su hija, se echó hacia delante para tocarle los hombros a la suya. «Lo sabía —me dijo Jaime Bayona un tiempo más tarde—. Llevaba meses sabiendo que tenía TB-MR». Pero el hombre no se había atrevido a ir contra las estrictas *normas* del programa nacional. Era fácil imaginar los motivos. Habría estado poniendo en riesgo su puesto de trabajo, y un trabajo como el suyo era tan difícil de conseguir en Perú que ponerlo en riesgo habría significado poner en riesgo la supervivencia de toda su familia. Jaime se había hecho cargo del asunto. Había enviado esputos de la niña a Boston, saltándose el laboratorio nacional, y, cuando llegaron los resultados, su padre, viejo amigo suyo, había suplicado a Jaime («suplicado», insistió Jaime) que Farmer la examinara. Porque las opiniones de Farmer tenían ya peso entre muchos médicos peruanos.

El padre ya sabía de antemano que Farmer prescribiría un tratamiento de segunda línea, así como el resto de los médicos allí reunidos. («Solo estaban esperando que Paul se pronunciara», me contó Jaime después. De hecho, poco después iniciaron el tratamiento de Farmer y la niña empezó a recuperarse, con pocos efectos secundarios). Así pues, la consulta fue, en realidad, una farsa. Farmer representó con aplomo el resto de su papel. Prometió enviar su informe y recomendaciones al padre por correo electrónico. Fue contando con los dedos los motivos para sentirse optimistas.

—Es posible que aún tenga la rifabutina de su lado. Está en buena forma. Tiene poco daño pulmonar. Su resistencia no es total. Estamos dispuestos a ayudarles en todo lo que podamos.

Poco después, tras muchos agradecimientos, reverencias, floreos y mejores deseos para sus hermosas mujeres y distinguidos maridos, Farmer se marchó.

Mientras salíamos del hospital, me dijo, hablando de la niña:

—Esa niña tiene sibilancias y un TAC peor que el anterior. Está tomando los cinco fármacos de primera línea y es resistente a todos ellos. Y he tenido que decir: «Me pregunto por qué no está mejorando» y repasar la fisiopatología. En lugar de preguntar: «¿Qué es lo que os pasa?». No quieren creer en la TB-MR. Lo delicado del asunto es que queremos hacer avances con ellos. Insultarlos y olvidar el tema. Ellos quieren hacer lo correcto. No hacen más que seguir instrucciones de arriba.

Pero Christian, el niñito del pasillo, se había convertido en un argumento convincente para añadir flexibilidad a *las normas*.

—Un par de casos más como el de Christian y se dejarán convencer —iba diciendo Farmer mientras cruzábamos el aparcamiento en busca del coche de Socios.

Y entonces, cuando se giró para abrir la puerta, Farmer vio a la madre de Christian, la mujer con la camiseta de Mickey Mouse. Lo había seguido a cierta distancia. Se acercó, bajó los ojos y dijo en español:

—Quería decirle que muchas gracias.

Farmer apartó la vista, una miradita rápida a izquierda y derecha. Lo había visto hacerlo en las habitaciones de los pacientes del Brigham: mirar al paciente, subir la mirada un instante al televisor y luego volver, como si desconectara para poder reconectar por completo. Miró fijamente a la mujer, frunció los labios y respondió con dulzura en español:

—Para mí es un privilegio.

18

En abril de 1998, se convocó una reunión especial de «TB» en la American Academy of Arts and Sciences de Boston, a fin de presentar los resultados del pequeño proyecto de tratamiento de la TB-MR en Perú. La reunión fue idea de Howard Hiatt.

En aquella época, Socios estaba ya tratando a más de cien personas con TB-MR en los suburbios del norte de Lima. Llevaban casi dos años tratando a las primeras cincuenta y tres y allí estaban los resultados. Al parecer, más del 85 por ciento se había curado. Sus pacientes eran más jóvenes, por término medio, y padecían menos enfermedades concomitantes que los del doctor Iseman, en Denver, y, como ocurre con muchas dolencias, la juventud y la ausencia de comorbilidades suponían ventajas terapéuticas. Aun así, el índice de curación era notable. «Un resultado sorprendente», había dicho Howard Hiatt. Según él, el mundo debía conocer aquella noticia. Esperaba, entre otras cosas, que, si se enteraban las personas adecuadas, PIH pudiera garantizarse una nueva financiación para su proyecto.

Gran parte de los principales expertos mundiales en tuberculosis habían aceptado acudir a la reunión, como Arata Kochi, director del programa de tuberculosis de la OMS. Farmer había conseguido granjearse su simpatía. Y, además, Kochi había sido alumno de Hiatt en la Facultad de Salud Pública de Harvard.

Kochi había trabajado durante años para vender el DOTS al mundo y, tal y como yo entendí sus motivos, pensaba que tenía que aquietar la mala publicidad que Farmer había empezado a suscitar. Antes de la reunión, había decidido que la OMS debería contar con una estrategia que incluyera el tratamiento para la

TB-MR en sitios en los que hubiera una farmacorresistencia significativa. A alguien de su equipo se le ocurrió un término nuevo bastante pegadizo: «DOTS-plus».

Algunos años después de aquella reunión, Arata Kochi me dijo, en su inglés entrecortado (su lengua nativa es el japonés): «La TB-MR se debe básicamente a errores humanos. Si no se puede tratar bien, es mejor no hacerlo. Además, muchos países no pueden permitírselo. Es difícil, es caro. Y, por supuesto, utilizamos la TB-MR como una especie de táctica del miedo. Pero, al revisar el programa en Sudáfrica, vimos que el 34 por ciento de todo un presupuesto para la tuberculosis se iba en unos pocos casos de TB-MR y que tenían un programa de DOTS malísimo. Les dijimos que usaran su dinero para el DOTS. Luego llegó Paul Farmer. Un método muy distinto. Parecido al de los activistas del VIH. Todos ellos buenos médicos sin mucha experiencia en salud pública. El paciente que tengo frente a mí es lo más importante. Un conflicto irresoluble. Son muy elocuentes y el problema es muy emocional. ¿Cómo reaccionar? Para mí es un reto enorme. Estos tíos están gritando. Quieren dispararnos. Políticamente, tenemos que responder. De forma positiva. Al mismo tiempo, tenemos que empezar a dialogar».

Kochi utilizó el término «DOTS-plus» en sus observaciones iniciales, en la reunión. «¡Es impresionante! ¡Fantástico!», le dijo más tarde Jim Kim, mientras tomaban unos cócteles. Así que Farmer y Jim consiguieron parte de lo que esperaban de «TB» antes incluso de que empezara la reunión. Al hablar de aquello algunos años después, Kochi sonrió y dijo: «DOTS-plus. El mundo está cambiando. Nosotros también tenemos que cambiar. Si no puedes vencerlos, únete a ellos.

—Y añadió—: Y luego, en cierta medida, podremos controlarlos».

Kochi había hecho una concesión estratégica. En efecto, había convertido el tratamiento de la TB-MR en un tema objeto de debate. Pero el debate en sí no había hecho más que empezar.

Cuando los grupos sobre salud internacional se reunían, fuera en Suiza, Indonesia o Boston, ocupaban un lugar y un ambiente. Una sala con una mesa enorme o muchas mesas unidas para formar un rectángulo gigante, con botellas de agua y tarjetas con el nombre en cada sitio. Sobre el tintineo de las tazas de café y el sonido de las diapositivas al desplazarse y ponerse en su sitio en el proyector, los expertos leen las observaciones que traen preparadas, plagadas de términos técnicos y acrónimos, adornadas aquí y allá de dichos manidos («No permitamos que la perfección sea enemiga de lo bueno»). Por los pasillos y vestíbulos, fuera de las salas de conferencias, se puede oír, por ejemplo, a un experto en tuberculosis italiano decirle a un canadiense: «¡Voy a agredirle físicamente!». Pero dentro de las salas suele reinar la calma. Es fácil dejarse arrastrar por las voces, imaginándose colores en los acentos (rosas y morados en los caribeños y el subcontinente indio, blancos y negros de Japón) y olvidarse de que lo que está ocurriendo de verdad es que se están elaborando prescripciones que pueden afectar a la vida de miles de millones de personas.

Hiatt presidía, alto y delgado, pronunciando las observaciones iniciales con su habitual ritmo pausado, como si su lengua fuera sopesando cada una de las palabras. El ambiente era civilizado, aunque hubo algunos debates acalorados sobre cuestiones científicas. La tarde del primer día del encuentro empezó una discusión de otro tipo, cuando un hombre con barba llamado Alex Goldfarb se acercó a su micrófono y dijo, con un marcado acento:

—Bueno, pues Rusia es una pesadilla en lo que a tuberculosis respecta.

Goldfarb era un microbiólogo de aspecto desaliñado, antiguo disidente en los últimos días de la Unión Soviética. Ahora estaba trabajando para la Fundación Soros en la epidemia de tuberculosis de Rusia. Cien mil presos de aquel país tenían tuberculosis activa, contaba Goldfarb, y la mayoría, si no todos, estaban recibiendo el peor tratamiento posible (con un solo fármaco) porque el Gobierno no había puesto dinero para comprar más.

—Así que esto es una pesadilla. La mayor parte de esos cien mil presos morirá, prrrobablemente, sin saber siquiera si tienen TB-MR o no.

Su grupo estaba tratando de solucionar la situación y de «aplicar algún tipo de método racional». Estaban organizando proyectos de demostración, proyectos de DOTS, en varios lugares. Aún no podía saberse cuántos rusos tenían TB-MR, pero era seguro que en las cárceles el porcentaje era elevado.

—Y ahorrra, ¿qué hacemos con estos casos? —preguntó Goldfarb, y se respondió—: No tengo ni la más remota idea. —Se volvió hacia Farmer—. Y me gustaría muchísimo saber cuántos fármacos ha usado para sus cincuenta y tres casos y cuánto han costado. Tal vez podamos tratar de implantar un tratamiento para la TB-MR, al menos en la cárcel. No creo que pueda hacerse en toda Rusia, aunque sí por lo menos en la cárcel, si hay dinerrro. Pero la cuestión es el coste.

Farmer trató de dibujar la mejor situación que pudo, pero al final tuvo que dar las cifras reales.

—No estoy diciendo que no sea caro. Ha costado mucho dinero. No estoy diciendo que no vaya a ser difícil. Pero sí diré, como ha sugerido el doctor Bayona, que hemos conseguido superar esos obstáculos para ese pequeño número de pacientes. Y eso me lleva a pensar que, en última instancia, podría ser posible…

Una aliada de PIH levantó la mano. Los costes no iban sino a aumentar si el mundo tardaba en hacer frente a la TB-MR, dijo. Pero otro experto apuntó:

—No estoy seguro de que, con independencia de lo persuasivo que pueda llegar a ser este grupo o cualquier otro, vaya a haber de pronto un flujo de dinero para el tratamiento.

Se alzaron más voces. Otro aliado de PIH intervino:

—No creo que sea esta una reunión de donantes, por lo que, en mi opinión, no cabe esperar de nosotros que salgamos de aquí con promesas, sino que digamos que esto es algo a lo que el mundo debe prestar atención. Recuerdo haber firmado el juramento de ayudar al paciente y no causarle ningún daño, pero, la verdad, no recuerdo haber firmado que lo vaya a hacer de manera rentable.

Se oyeron aplausos dispersos de los miembros jóvenes de PIH que había en la sala.

Luego Goldfarb volvió a tomar la palabra, con un tono tranquilo y mordaz:

—Quiero contarles una realidad muy sencilla. Tengo seis millones de dólarrres. Con tres millones puedo implantar el DOTS para cinco mil presos rusos. Y, asumiendo que el 10 por ciento tiene TB-MR, cuatro mil quinientos se curarán y quinientos enfermarán de TB-MR y morirán. Y no se puede hacer gran cosa. Pues resulta que tengo una opción. Y mi opción es usar otros tres millones para tratar a los quinientos que tienen TB-MR o irme a otra zona y tratar a otros cinco mil. Tengo que trabajar con unos recursos limitados. Así que mi elección no tiene que ver con los derrrechos humanos de quinientas personas, sino con quinientas personas frente a cinco mil. Y para mí esta es una cuestión muy práctica, porque tengo seis millones de dólares. La segunda cuestión es que, si revelo al pueblo ruso que he gastado seis mil dólares por caso de TB-MR en las cárceles mientras hay decenas de miles de personas murrriéndose por todas partes, me dirán que estoy construyendo un palacio de oro para unos pocos. Así que, para quienes tenemos que tomar esas decisiones con recursos limitados, se trata de una cuestión muy serrria.

Hubo consternación en la sala. Hiatt tuvo que golpear el martillo. Preguntó a Goldfarb si no podía arreglárselas para usar parte del dinero de Soros, tal vez en un proyecto piloto, para tratar la cuestión de cómo la TB-MR afectaba al DOTS.

—Bueno, lo siento —replicó Goldfarb—, tengo que hacer una puntualización. Cuando hablamos del señor Kochi, que no está haciendo un experrrimento, sino que tiene la tarea de intentar controlar la tuberculosis a escala mundial, las prioridades son otras. Yo no me puedo permitir hacer un proyecto piloto. No vamos a hacer un proyecto piloto.

—Tal y como yo lo entiendo —dijo Hiatt, afablemente—, mi exalumno, el doctor Kochi, está pensando en controlar la tuberculosis, no solo en 1998 y 1999, porque reconoce que no va a poder controlar el problema en todo el mundo, sino en la década o décadas por venir.

Los miembros jóvenes de PIH fulminaron con la mirada a Goldfarb. Pero había planteado una cuestión que tendrían que responder, antes o después.

Al día siguiente, en el discurso de apertura, Jim Kim trató primero de recurrir a la retórica. Mucha gente le había preguntado, dijo a los asistentes, por qué una organización tan pequeña como PIH había asumido una tarea tan costosa y difícil en Perú. Y tenían razón al preguntárselo.

—En realidad, tuvimos que tomar la decisión de no alimentar, tal vez, a cuatro mil niños más en Haití. Y si alguno de ustedes ha estado en Haití, sabrá que hay pocas cosas más persuasivas moralmente que la situación de los campesinos sin tierra en la planicie central.

Pero, prosiguió, habían tenido «un sueño»:

—El sueño de que algún día podríamos sentarnos en esta sala. De que podría haber «un fin de semana de las grandes estrellas de la tuberculosis». —Y continuó—: Nos hicimos cargo de este proyecto porque pensamos que, al demostrar que se puede aplicar un tratamiento para la tuberculosis multirresistente en el ámbito comunitario, podríamos tener la oportunidad de trabajar en una sala llena de gente como ustedes. De expandir de verdad los recursos a un problema que aqueja a las poblaciones a las que prestamos servicio.

Otros ponentes habían hablado de la necesidad de crear «voluntad política» para tratar la tuberculosis, como si cada país tuviera que resolver su propio problema. Pero, decía Jim, la voluntad política estaba lejos de ser el problema en un país como Zaire, cuyo último presidente había robado alrededor del 30 por ciento del dinero prestado por Gobiernos extranjeros y el Banco Mundial. En sitios como Zaire, el dinero para tratar la tuberculosis y la TB-MR tenía que venir de otra parte.

—Hoy hay más milmillonarios que nunca —declaró Jim—. Estamos hablando de una riqueza que nunca antes habíamos visto. Y la única situación en la que oigo hablar de reducir recursos entre gente como nosotros, entre académicos, es cuando hablamos de cosas que tienen que ver con los pobres.

El proyecto de PIH en Perú podía reproducirse, y parte de lo que se necesitaba era la aprobación de «académicos con influencia» y el apoyo de «la comunidad de la tuberculosis».

—Y permítanme concluir mis breves observaciones en este «fin de semana de las grandes estrellas de la tuberculosis» —concluyó— parafraseando a alguien de nuestra tribu, de la tribu de Paul y de mi tribu de antropólogos. Margaret Mead dijo en cierta ocasión: «No debe subestimarse jamás el poder de un pequeño grupo de personas decididas a cambiar el mundo». —Hizo una pausa—. De hecho, son las únicas que lo han logrado».

19

Muchos de los responsables de elaborar políticas relativas al control de la tuberculosis habían oído ya hablar del caso: los excelentes resultados clínicos de Perú y la prueba epidemiológica de que el DOTS fracasaría en un entorno de farmacorresistencia sustancial. Del encuentro también había surgido, claro está, un comité para estudiar la viabilidad de los programas DOTS-plus. Pero las discusiones sobre cómo tratar la TB-MR estaban lejos de zanjarse.

En el ámbito de la salud internacional, ya en los albores del siglo XXI, prevalecía una mentalidad casi opuesta a la de Jim Kim. Bebía de los filósofos utilitaristas del siglo XIX, del concepto de que hay que procurar el mayor bien para el mayor número de personas posible, y se expresaba en un lenguaje realista. El mundo tenía unos recursos limitados. Las naciones cuyos recursos no eran solo limitados, sino escasos, tenían que hacer el mejor uso posible de lo poco que tenían. Otros países e instituciones internacionales podían ayudar, pero, en estos tiempos, si uno quería conseguir dinero de grandes donantes para proyectos sanitarios en países pobres, si uno quería que lo tomaran en serio, las propuestas tenían que superar una prueba llamada análisis de rentabilidad.

La técnica general se usó primero en la ingeniería y después en la guerra y la medicina. Se calculaba el coste de un proyecto de salud pública o procedimiento médico y se trataba de cuantificar su eficacia. Luego se comparaban los resultados con proyectos o procedimientos que compitieran con el analizado. Farmer y Kim hicieron unos cálculos similares cuando estaban intentando decidir lo siguiente que hacer en Cange. Pero les pareció que los consejos superiores de los organismos de salud internacional utilizaban con frecuencia esta herramienta analítica para racionalizar un *statu quo* irracional: el tratamiento de la TB-MR era rentable en un lugar como Nueva York, pero no en un lugar como Perú.

Cuando se celebró el encuentro de Boston, el proyecto de Perú había empezado a sentar un nuevo paradigma. Planteaba un reto para los usos del análisis de rentabilidad no solo en lo filosófico, sino también en lo fáctico. La OMS había declarado que el tratamiento de la TB-MR era muy poco rentable, pero no sobre la base de ningún estudio importante. Ahora, Kim, Farmer, Jaime Bayona y el resto de integrantes de Socios habían demostrado que era posible aplicar un tratamiento eficaz, incluso en un suburbio de un país relativamente pobre. Los expertos en control de la tuberculosis habían declarado que el tratamiento de la TB-MR era demasiado caro, pero nadie había intentado recortar el gasto principal, que eran los fármacos, de elevadísimo precio. Poco después del encuentro de Boston, Jim Kim fue a la sede de la OMS, en Ginebra. Ninguna de las personas con las que habló allí sabía siquiera que las patentes de todos los antibióticos de segunda línea, menos una, habían vencido ya hacía años. Y nadie pareció muy interesado cuando manifestó:

—Podemos reducir los precios en un 90 o un 95 por ciento.

Jim no sabía exactamente cómo hacerlo. Afirmar y luego buscar los medios: esa era su estrategia. «La estrategia del pez gordo», la bautizó Farmer, que le dio su aprobación.

Jim, nacido en Corea del Sur, se había criado en Muscatine, Iowa, en los años setenta. Hasta donde le alcanzaba la memoria, aquel lugar le había parecido siempre demasiado pequeño para sus ambiciones. Apenas prestaba atención al curso del Misisipi junto al precioso centro histórico, ni a la fragancia del cereal en las noches de verano, ni siquiera al famoso producto local, el melón de Muscatine. Solo había despinochado maíz una vez. Pero, al igual que todos los escolares de la ciudad, sabía que Mark Twain había ensalzado las puestas de sol de Muscatine (si bien tardó décadas en enterarse de que Twain lo había dicho únicamente para bromear sobre sus hábitos de sueño: «También se dice que los amaneceres son maravillosos. Lo desconozco»).

Tras maquinar (y lograr) su huida de Corea del Norte, el padre de Jim había llegado a ser periodoncista en Muscatine; tenía la consulta en una segunda planta de Main Street. La madre de Jim había llegado desde Corea del Sur (un abuelo suyo había sido ministro del último rey de Corea) y, tras estudiar en el Union Theological Seminary, con Reinhold Niebuhr y Paul Tillich, y especializarse en Confucio, terminó siendo durante muchos años un ama de casa de Muscatine. Una mujer menuda y elegante que recorría a pie el campo de golf de la ciudad cuando sus hijos eran demasiado pequeños para jugar solos, esmerándose en entender los deportes estadounidenses para comprender el entorno de sus hijos. No perdía oportunidad de llevar a Jim y sus hermanos a Des Moines y Chicago para que supieran que el mundo era más grande de lo que parecía desde Muscatine. Enseñó a sus tres hijos, por ejemplo, las artes del debate alrededor de la mesa de la cocina, mientras su marido, que tenía citas por la mañana temprano, se iba a dormir refunfuñando que no sabía de qué tenían que hablar que fuera más importante que una buena noche de descanso. Ella les decía que vivieran «como si fuera para la eternidad», les instruía sobre los sucesos de la época y traducía a Jim las imágenes de hambruna y guerra que lo perturbaban en las noticias de la tele. Muy pronto, Jim se imaginó siendo médico para tratar ese sufrimiento y, gracias a su destreza en ciencias, su interés se vio estimulado.

Fue *quarterback* en el equipo de fútbol del instituto de Muscatine, base titular en baloncesto y delegado de su clase, y también quien mejor expediente obtuvo. Pero los Kim eran la única familia asiática de la ciudad, aparte de la que regentaba el restaurante chino. Cuando iban a los centros comerciales de Iowa, los adultos se los quedaban mirando y los niños los seguían; los más atrevidos se les acercaban, gritaban «¡*Kiai!*» e imitaban golpes de kárate. Para Jim, la vergüenza por el origen coreano de sus padres era el sentimiento más solitario del mundo. «¡Adelante,

Hawkeye!», gritaba su padre, seguidor de todo lo que tuviera que ver con Iowa, adaptando al coreano el vítor de los equipos deportivos de la Universidad de Iowa. Jim siempre lo corregía: «No, papá. Es Hawkeyes».[5]

Fue a la Universidad de Iowa y allí se sintió liberado hasta que alguien le dijo que las facultades de la Ivy League[6] eran mejores. Se cambió a Brown, donde descubrió una organización llamada Third World Center,[7] de la que acabó siendo director. Rompió con su novia católica irlandesa porque de pronto pensó que no debía salir con blancas. Entabló amistad con estudiantes negros, hispanos y asiáticos. Aprendió a caminar haciéndose notar. Los fines de semana en que los padres venían a ver a los hijos, él y sus amigos se vestían de negro y paseaban por el campus dando zancadas, una falange de alrededor de treinta estudiantes afroamericanos e hispanos y un coreano, a veces entonando cánticos, a veces manteniendo un silencio amenazador, y observando encantados como algunos padres se volvían a mirarlos dos veces, en ocasiones con expresión de pánico.

Antes de Brown, Jim desconocía que los Estados Unidos recluyeron a los ciudadanos de origen japonés durante la Segunda Guerra Mundial. Investigó sobre el tema y luego se dedicó a pontificar sobre él. Abrazó el concepto de «solidaridad racial» asiática. En aquel momento no se daba cuenta de lo complejo que podía ser aquel asunto. No supo hasta mucho tiempo después, por ejemplo, que en teoría los coreanos odiaban a los japoneses. De vez en cuando, le surgían las dudas. Era como si, para otros asiáticos de Brown, la identidad racial significara poco más que comer con palillos y buscarse una pareja asiática, y el mayor problema político fuera el «techo de cristal», el hecho de que los asiáticos no hubieran ascendido aún a lo más alto de las instituciones. Pero la idea de

---

[5] En la forma en singular que utiliza (erróneamente) el padre, la pronunciación inglesa del término se asemeja a algo que a oídos extranjeros puede sonar a coreano.

[6] Agrupación deportiva de la National Collegiate Athletic Association (NCAA, Asociación Nacional Deportiva Colegial) de ocho universidades privadas del noroeste de los Estados Unidos.

[7] Centro para el Tercer Mundo.

pertenecer a una minoría oprimida le resultaba fascinante. «Quería aprender coreano, estar con mi gente, que se me reconociera como persona del tercer mundo, para poder tener voz». Consiguió una beca para viajar a Seúl y dio con una historia interesante para su tesis doctoral sobre antropología, relacionada con el sector farmacéutico coreano. En Seúl llevó a cabo su investigación e hizo un esfuerzo ímprobo por encajar: salía con sus nuevos amigos coreanos a bares o a karaokes (siempre, en cada ocasión, iba antes al baño y se aprendía la letra de canciones como *My Way*).

Había salido de Iowa preparado (no era de extrañar) para pensar que la identidad étnica era el principal problema de su vida. Cuando volvió de Corea a Harvard, para seguir en la Facultad de Medicina y redactar su tesis, estaba ya aburrido y un poco disgustado con lo que en los círculos académicos se conoce como «política de la identidad racial». Le parecía un ejercicio de egocentrismo. «Descubrí que a Corea del Sur le iba de maravilla y que lo que los coreanos querían de mí era que escribiera solicitudes de becas para poder venir a los Estados Unidos y sacarse títulos. Había observado los movimientos estudiantiles, en los que solo se hablaba de nacionalismo coreano, como en una especie de provocación». Cuando conoció a Farmer, estaba dispuesto a cambiar de dirección. En alguna de las conversaciones que mantuvieron en la única habitación de la antigua oficina de PIH, Farmer le dijo:

—Si vienes a Haití, te demostraré que eres un *blan*, igual de blanco que cualquier otro blanco.

Jim pensó en sus amigos negros, hispanos y asiáticos de Brown y en lo mucho que les habría enfadado esa observación.

Le dijo a Farmer que se sentía liberado del «autodesprecio y la evasión de la etnicidad» que había sentido en Muscatine.

—Es bueno tener que llegar a esos puntos de vista, pero ahora tienes que dejar todo eso atrás —repuso Farmer—. Entonces, ¿qué vas a hacer? ¿Ser el primer asiático que haga alguna estupidez del tipo poner el pie en la luna?

No hizo falta que hablaran mucho para que Jim manifestara su deseo de dedicar su vida a la opción por los pobres de Farmer.

Jim había pasado toda su vida, al parecer, saltando de una cosa a otra nueva, siempre más grande y mejor. Tal vez aquello fuera un residuo de haber crecido en Muscatine, con una madre cosmopolita. «Lo tuyo no es por Asia, es por ansias», le dijo una vez Ophelia. El propio Jim contaba: «Tengo una tendencia a creer que un problema está solucionado después de haberlo analizado con detalle». Por otro lado, le gustaba exagerar, incluso cuando hablaba de sí mismo. Después de todo, llevaba ya una década con PIH y en ese tiempo se había encargado de la gran mayoría de quehaceres menores de la organización. Lo que tenía Jim, sobre todo, era entusiasmo. Sopesaba los hechos y las posibilidades como si ambos fueran equivalentes. Muchos estudiantes se habían sumado a las filas de PIH después de haberle oído hablar. ¿Cambiar el mundo? Claro que sí. Lo creía de verdad, como también que «un pequeño grupo de personas decididas» podía hacerlo. Le gustaba decir al respecto de PIH: «La gente cree que somos poco realistas. Lo que no saben es que estamos locos».

Por su investigación en Corea, Jim ya sabía que el precio de un fármaco puede tener poco que ver con su utilidad o con los costes de fabricación y distribución. A menudo, el precio es elevado solo porque lo hace una empresa. Una compañía puede garantizarse este monopolio mediante patentes, pero ese no era el caso de los fármacos de segunda línea contra la tuberculosis. Puede que el número de enfermos de TB-MR en el mundo alcanzase los setecientos cincuenta mil. Para tratarlos a todos se necesitaría una enorme cantidad de fármacos, ya que el tratamiento era muy largo. Así pues, el mercado potencial era grande, pero la mayoría de enfermos eran pobres, por lo que la demanda real era baja. No había muchas compañías que fabricasen los fármacos y las que lo hacían podían perfectamente decidir el precio.

Eli Lilly y el fármaco de segunda línea capreomicina, por ejemplo. Después de mucha insistencia por parte de Farmer, por fin esa compañía estaba vendiendo capreomicina a PIH en Perú, a 21 dólares el vial. Farmer y Kim habían comprado el mismo fármaco, hecho por Lilly, por 29,90 dólares el vial en el Brigham, en Boston. Luego, descubrieron que en París solo costaba 8,80 dólares. Así que intentaron comprar capreomicina en París, pero les dijeron que no podían.

—Hay escasez mundial de capreomicina —le dijo a Farmer por teléfono el intermediario.

—¿Por qué? —preguntó Farmer.

—Parece ser que hay una emergencia.

—¿Dónde?

—En Perú.

Jim acudió a Howard Hiatt y le contó lo sucedido.

—A mí me parece especulación de precios —respondió Hiatt.

De hecho, la llamada discriminación de precios era una práctica habitual en el mundo de las grandes empresas farmacéuticas; los estadounidenses pagaban mucho más por sus productos que cualquier otro país. Pero Hiatt pensó que tal vez Lilly quisiera conseguir buena publicidad donando fármacos al proyecto de Perú. Conocía un miembro del consejo de Lilly. Jim y él se pusieron manos a la obra con la empresa y, mientras tanto, Jim empezó a buscar otras perspectivas.

Jim consiguió que la OMS aceptara celebrar un encuentro para animar a las empresas farmacéuticas a producir más antibióticos de segunda línea; esperaba con ello fomentar la competencia, lo que impulsaría una bajada de los precios. Luego la OMS se echó atrás y Jim convocó él mismo el encuentro en Boston. No estaba por encima de la hipérbole ni el dramatismo. En un momento dado, puso una lista de cifras en el proyector de diapositivas, en la que se describía una enorme demanda potencial de antibióticos de segunda línea, a fin de impresionar a las empresas farmacéuticas. Las cifras en sí eran precisas, pero la demanda que describían no era real, porque nadie que contemplara la aplicación de programas de tratamiento de la TB-MR tenía dinero para comprar los fármacos. La táctica no salió como Jim tenía previsto. Entre el público había un neerlandés de veintipico años llamado Guido Bakker. Trabajaba en una empresa sin ánimo de lucro, International Dispensary Association (IDA), especializada en hacer bajar el precio de aquellos fármacos esenciales que los países pobres necesitaban con más urgencia. Bakker se dio cuenta enseguida del ardid de Jim, pero estaba enfadado con los representantes de las compañías farmacéuticas con fines comerciales, que empezaron a sostener que los precios de los fármacos de segunda línea contra la tuberculosis no tenían más remedio que seguir siendo altos. Finalmente, Bakker anunció desde su asiento:

—En IDA vamos a hacer todo lo que podamos para bajar los precios, tanteando a los fabricantes de genéricos.

La estrategia del grupo neerlandés era saltarse a las grandes farmacéuticas multinacionales, que dependen sobre todo de la investigación, las marcas y la protección de patentes, y tratar, en lugar de con ellas, con la infinidad de compañías más pequeñas que fabrican y venden, con nombres distintos y a precios enormemente reducidos, fármacos genéricos ya inventados (como el acetaminofeno en lugar de Tylenol en los Estados Unidos, por ejemplo). Aquella idea le pareció a Jim mejor que la suya. Tal vez su afición a las ideas más nuevas y mejores fuera su principal punto débil, pero a veces le venía bien. Le daba igual de dónde hubiera salido una idea. Siempre estaba leyendo libros sobre gestión empresarial, en busca de consejos de los capitalistas. Abrazó el plan de Guido Bakker. Finalmente, IDA y la famosa organización Médicos Sin Fronteras asumieron la labor de buscar fabricantes de genéricos de fármacos de segunda línea. IDA convenció incluso a algunas compañías para fabricar los fármacos si ellos asumían la responsabilidad del control de calidad y la distribución. Y Médicos Sin Fronteras aportó el capital para comprar los primeros cargamentos.

Pero antes se dieron otros pasos. La tarea de Jim era tratar de resolver un acertijo infernal. Para conseguir bajar los precios de los fármacos, tenía que demostrar que se iban a usar en muchos proyectos de tratamiento de la tuberculosis. Para que se usaran en muchos proyectos, los precios tenían que bajar. Para que los precios fueran más bajos, los fabricantes de genéricos tenían que comprometerse. Y serían más proclives a comprometerse si la OMS incluyera los antibióticos de segunda línea en su lista oficial de fármacos esenciales. Pero los fármacos de uso poco frecuente son, por definición, no esenciales. Para abrir una brecha en aquel círculo vicioso, Jim empezó a presionar a la OMS para que incluyera los fármacos en la lista.

La Organización Mundial de la Salud actúa como organismo de coordinación entre casi todos los ministerios de sanidad del mundo. Establece directrices y normas, publica métodos recomendados, funciona como organismo asesor. Recibe toda la información sobre salud y muchísimas reclamaciones y desempeña bien algunas funciones esenciales, como la recopilación y difusión de datos epidemiológicos de todo el mundo. Pero sufre una escasez de fondos permanente y, como gran parte de las Naciones Unidas, de un infame e inevitable caos burocrático. Tiene tendencia a paralizarse frente a la controversia. Los críticos de la organización dicen que tiene dos consignas: «afloja el ritmo» y «no es culpa nuestra». Incluso el aliado más fuerte que tenía Jim allí se asustó cuando varios ilustres expertos en tuberculosis escribieron a Ginebra para decir que no podían consentir la inclusión de los antibióticos de segunda línea en la lista de fármacos esenciales. Algunos escribieron que el plan no iba a funcionar. Otros creían que, si funcionaba y los precios bajaban, la disponibilidad de los fármacos sería excesiva.

Aquella preocupación tenía fundamento. En el mundo real, muchos sitios carecían incluso de los servicios de salud más rudimentarios y otros tenían clínicas y hospitales atendidos por ignorantes, negligentes y perezosos. En el mundo real, había médicos y enfermeros que traficaban con fármacos en el mercado negro, pacientes desesperados que vendían los antibióticos para comprar comida y farmacéuticos inútiles que mezclaban fármacos de primera línea contra la tuberculosis con medicamentos para la tos. Empezar a distribuir los antibióticos de segunda línea, la denominada «reserva», en entornos como aquellos supondría criar cepas resistentes que ningún fármaco podría curar.

Pero todo aquello estaba ya pasando, repetía Jim una y otra vez. Hablaba de los pacientes de Perú que habían acudido a Socios ya resistentes a antibióticos de segunda línea, un par de ellos con tuberculosis resistente a todos los fármacos conocidos contra la enfermedad. La única forma de evitar que aquello siguiera pasando era añadir al DOTS un tratamiento contra la TB-MR sólido y bien financiado. Pero, aunque Jim creía en ese argumento, sabía que debía encontrar un mecanismo que garantizara un verdadero control sobre los fármacos más baratos. Paul y él acababan de enviar a un joven a Ginebra, a trabajar en la OMS. Jim lo llamó y le explicó la necesidad de un mecanismo de control.

—A ver si encuentras algún precedente —dijo.

Pocos días después, el joven llamó para contar que había encontrado uno: una entidad internacional llamada Green Light Committee, fundada para controlar la distribución de la vacuna antimeningocócica.

—¡Estupendo! —exclamó Jim—. Vamos a hacer nosotros lo mismo. Crearemos un comité para controlar los fármacos de segunda línea.

—¿Cómo lo llamamos? —preguntó el joven.

—Red Light Committee sonaría mal —respondió Jim—. ¿Qué tal Green Light Committee? Así parecerá que nos estamos limitando a seguir un precedente.[8]

La idea era sencilla. El comité actuaría como distribuidor último de fármacos de segunda línea. Una vez que bajaran los precios, tendría poder de verdad. Los programas contra la tuberculosis que quisieran acceder a los precios reducidos debían presentar ante el comité un buen plan y un buen programa de DOTS que lo sustentara y que no causara más resistencias. La mayor parte de «TB» apoyó la idea y, en un compromiso final, la OMS incluyó los antibióticos de segunda línea en un anexo a su lista de fármacos esenciales.

La reducción de precios llegó de manera escalonada. En 2000, los proyectos que adquirían fármacos a través de Green Light Committee pagaban alrededor de un 95 por ciento menos por cuatro de los fármacos de segunda línea de lo que habrían pagado en 1996, y un 84 por ciento menos por otros dos. Howard Hiatt y Jim habían convencido a Eli Lilly de que donara a PIH grandes cantidades de dos antibióticos y Lilly se había comprometido a ofrecer unos precios muy reducidos a otros proyectos de tratamiento de la TB-MR. Así, la capreomicina les costaba ahora 98 céntimos por vial, un 97 por ciento menos que cuando Jim y Paul

---

[8] Red Light Committee: «comité de luz roja»; Green Light Committee: «comité de luz verde».

la tomaron prestada por primera vez en la farmacia del Brigham, de camino a Perú. Los fármacos para tratar un caso de TB-MR resistente a cuatro fármacos le costaban ahora a PIH alrededor de mil quinientos dólares, en lugar de quince mil, y los precios seguían bajando de manera rápida y sustancial. El debate no se había zanjado, ni mucho menos, pero ya nadie podía decir que el coste era el único motivo por el que descartar el tratamiento de la enfermedad en los países pobres.

Un miembro de la división de tuberculosis de la OMS que se había opuesto en un principio a Green Light Committee llegó a decir que él mismo había sido «el arquitecto». Otras personas tenían más razones para atribuirse el mérito de la bajada de precios; entre ellas, algunos miembros de Médicos Sin Fronteras a quienes Jim y Paul habían acudido en busca de ayuda. Pero Guido Bakker, que participó en casi todo el proceso, me contó: «Para mí, en realidad, fue Jim quien consiguió todo esto. No dejó de presionar, presionar y presionar. El 85 por ciento fue gracias a Jim».

Desde el inicio del proyecto de Lima, Jim y Paul habían ido viéndose cada vez con menos frecuencia. Mantenían el contacto, sobre todo, a través del correo electrónico. Pero se encontraron en una reunión sobre tuberculosis celebrada en Salzburgo, en Austria. A Jim le pareció fascinante; Paul casi se quedó dormido. Al finalizar, se fueron a cenar solos. Jim y Paul siempre habían compartido ciertas querencias: por la expresión telegráfica («O. por los P.» en lugar de «opción para los pobres»), por las películas de acción y aventuras y por la revista *People*, a la que llamaban «Semanario de Estudios Populares», SEP. También seguían dietas parecidas. El doctor Farmer bañaba en sal todo lo que se comía. Al doctor Kim le gustaba decir: «Hay dos tipos de plantas, las que se pueden saltear y las que no». Como llevaban un tiempo sin tener oportunidad de hablar cara a cara, celebraron la ocasión pidiendo *pizza*.

Jim tenía muchas cosas en la cabeza aquella noche. Pocos años antes, Paul le había convencido para que se formara como especialista en enfermedades infecciosas. Tras unos meses, Jim lo dejó. Le gustaba bastante la práctica clínica, pero Perú le había hecho conocer la medicina a otra escala. Se dio cuenta de que lo que le emocionaba eran los grandes problemas que rodeaban la salud. En realidad, le gustaba pasarse horas sentado en salas de reuniones, hablando de investigación operativa en el control internacional de la tuberculosis. Pero le daba cierta vergüenza reconocer que quería intervenir en la creación de políticas sanitarias internacionales. Como otras veces, Paul parecía saber lo que estaba pensando.

—¿Qué quieres hacer ahora? —preguntó.

Jim notó calidez en la pregunta, como si fuera una invitación genuina a que se sincerara.

—Me interesa el trabajo político y creo que es algo que debe hacerse —respondió—. Prefiero eso a atender a pacientes. Es la O. por los P. a escala internacional.

—Bueno, pues hazlo entonces —dijo Paul.

—Pero… ¿no hemos dicho siempre que la gente que se mete en política toma una opción por sus propias ideas? ¿Por sus propias miserias de mierda?

—Sí, Jim, pero te hemos confiado esa capacidad. Sabemos que no vas a traicionar a los pobres.

La confianza que tenía Paul en sí mismo había parecido llenar, en ocasiones, el espacio que les rodeaba a Jim y a él. En los viejos tiempos, cuando Paul irrumpía desde Haití y quería hablar con Jim, pero tenía que llegar a una cita, le decía: «Ven andando conmigo», como si todo lo que hubiera en su agenda importara más que cualquier cosa que Jim tuviera que hacer. Durante muchos años, Jim estuvo yendo a recogerlo al aeropuerto, pero Paul jamás hizo lo mismo por él, ni una sola vez. Cuando discutían, cosa que pasaba bastante a menudo, lo normal era que Paul quedara por encima (o, si no era así, Jim se sentía obligado a hacerle creer que sí). Si Jim lo felicitaba, Paul era propenso a dar respuestas del tipo «Gracias, Jimbo, necesitaba oírlo». Una vez, cuando Jim respondió: «Sí, pero… ¿por qué a mí nunca me lo dices?», Paul pareció sorprenderse: «Pues claro que lo hago, ¿no?».

A Jim le gustaba decir que Paul y él eran «gemelos de distinta madre». De haber sido el caso, Jim habría nacido el segundo y, en esos momentos, en Salzburgo, con una *pizza* delante, acababa de hacerse mayor con el consentimiento de Paul.

A Jim se le habían pegado muchas cosas de Farmer. Con el transcurso de los años, sus perspectivas filosóficas se habían hecho prácticamente indistinguibles, sobre todo las relacionadas con el conjunto de ideas que, a su parecer, en salud internacional se habían adoptado como norma. En cierta ocasión, me dijo Jim: «Ha habido cambios fundamentales en el esquema de lo que el ser humano entiende como moralmente defendible y lo que no. Ya no se les vendan los pies a las mujeres ni hay quien defienda la esclavitud. Paul y yo somos antropólogos. Sabemos que las cosas están siempre cambiando. La cultura no para de cambiar. Los publicistas están constantemente forzando cambios en la cultura. ¿Y por qué nosotros no vamos a poder hacer lo mismo? La gente que trabaja en salud internacional se recuesta en el sillón y dice: "¿Las cosas van a cambiar a mejor? ¿Quién sabe? Pero estos Paul Farmer acabarán dejándolo y, cuando llegue ese momento, nosotros, los irredentos, seguiremos aquí tratando de hallar la mejor manera de gastar dos dólares y veintisiete centavos per cápita en atención médica"».

«Los recursos son siempre limitados». En salud internacional, este dicho tenía una fuerza enorme. Estaba detrás de la mayoría de análisis de rentabilidad. A menudo, significaba «Hay que ser realista». Pero, en opinión de Kim y Farmer, casi siempre se pronunciaba sin conocimiento alguno de cómo, en un lugar determinado, los recursos habían llegado a ser limitados, como si, en sitios como Haití, la pobreza hubiera venido impuesta por mano divina. En términos estrictos, todos los recursos de todos los sitios eran limitados, decía Farmer en sus intervenciones. Y luego añadía: «Pero ahora son menos limitados que en cualquier otro momento de la historia humana». Es decir, en la actualidad la medicina tenía las herramientas necesarias para frenar muchas plagas y nadie podía decir que no había dinero suficiente en el mundo para pagar tales herramientas.

En PIH, sin embargo, el dicho se ajustaba bastante a la realidad. Habían gastado varios millones de dólares de Tom White para comprar los fármacos destinados a Perú. Ophelia había estado reservando parte de las contribuciones que recibía PIH, con la intención de crear una dotación de fondos para la organización.

Había conseguido apartar alrededor de un millón de dólares que ya se había esfumado con lo de Perú. White tenía ya más de ochenta años y, tal como había previsto, el final de su fortuna no estaba muy lejos. A principios de 2000, Ophelia, que seguía encargándose del presupuesto, escribió a Paul y Jim:

Chicos:

Necesitamos desesperadamente un montón de dinero. La cosa es que, con unos gastos mensuales de 40.000 para sueldos, 60.000 para Haití y 35.000 para Perú, no nos basta con el dinero de Tom. Por no hablar de otros gastos, como hipoteca, seguro de salud, suministros, etc., etc. ¿Alguna idea?

Entre los tres diseñaron lo que dieron en llamar «una estrategia de desmontaje» (o, sin que Tom White los oyera, «el plan post-Tom»). Dado el descenso de precios de los fármacos de segunda línea, podían seguir tratando a pacientes en Lima durante un tiempo, pero al cabo de uno o dos años tendrían que dejar de hacerlo. También tendrían que dejar de financiar la rama de investigación de PIH que Paul había fundado años atrás con el dinero de la MacArthur y, en esencia, limitarse a ser una pequeña organización benéfica privada que pugnara por mantener un sistema sanitario en un rincón de Haití. «Clamando en el desierto», fue la expresión que usó Jim.

Jim tenía una alternativa, claro. PIH se convertiría en un instrumento para ampliar los recursos para tratar la tuberculosis y, en el proceso, salvarse a sí misma. Habían logrado contener la propagación de la TB-MR en los poblados chabolistas del norte de Lima. Ahora propondrían un proyecto para erradicarla de todo Perú. Y luego darían el salto al ámbito internacional. Demostrarían al mundo que era posible repeler aquella terrible enfermedad y cómo hacerlo. Y, si podían hacerlo con la TB-MR, ¿por qué no con el sida?

Jim se había pasado más de un año camelándose a lo que llamaba «los peces gordos entre los donantes». No había ninguno más grande que la Gates Foundation: tenía una dotación de fondos de casi 22.000 millones de dólares y pretendía gastar más o menos la mitad de los ingresos, unos 550 millones al año, en proyectos que sirvieran para mejorar la salud internacional. Howard Hiatt había presentado a Jim y Paul al principal asesor científico de la fundación, Bill Foege, uno de los responsables de la erradicación de la viruela y conocido por preferir métodos poco convencionales para resolver problemas supuestamente imposibles. Foege les había animado. Así pues, Jim empezó a elaborar con él una solicitud de subvención. Se volvió a reunir con Paul, esta vez en Moscú. Se sentaron cada uno en el borde de su cama, en una habitación del Holiday Inn, y hablaron de cuánto dinero pedir. Discutieron un poco. Paul pensaba que dos millones de dólares, tal vez cuatro.

—No —dijo Jim—. Vamos a pedir cuarenta y cinco millones.

—Nunca conseguiremos tanto.

—¿Sobre qué datos exactamente basas esa afirmación? —replicó Paul, copiándole una de sus tácticas de debate favoritas.

CUARTA PARTE

UN MES DE VIAJE TRANQUILO

20

«Paul y Jim movilizaron al mundo para que aceptara la tuberculosis farmacorresistente como un problema que se podía solucionar —me contó Howard Hiatt un día del año 2000, en su consulta del Brigham. En su opinión, aquello no era una cuestión menor—. Cada año mueren por lo menos dos millones de personas por culpa de la tuberculosis. Y cuando entre esa gente que muere hay un número altísimo de personas con cepas farmacorresistentes, como acabará ocurriendo a menos que se implante un programa enorme y muy bueno, no van a ser dos millones. Esa cifra podría aumentar drásticamente».

Y la TB-MR era solo parte de un problema descomunal en la salud mundial. La tuberculosis y el sida se cernían sobre el nuevo milenio. Si a estas predicciones se les sumaba la pandemia de malaria, parecía evidente que el mundo se enfrentaba a catástrofes de salud pública que llevaban siglos sin verse, desde las épocas de la peste en Europa o la casi extinción de los pueblos indígenas de América. Hiatt parecía estar diciendo que Farmer solo debía participar en la lucha contra esas lacras y en una medida proporcional a su tamaño. «Los seis meses al año que Paul dedica a atender, uno a uno, a sus pacientes de Haití…, imagínese que invirtiera ese tiempo en un gran programa para tratar a presos tuberculosos en Rusia y otros países del este de Europa, o la malaria en el mundo, o el sida en el sur de África. Da igual dónde o qué, porque se sabe que hará cosas importantes. Porque mire lo que ha hecho con la TB-MR solo con parte de su tiempo. ¡Mire lo que ha hecho con sus capacidades y su perspicacia política! Llevo un tiempo animándole a que se dedique a asesorar en Haití y dedique la mayor parte del tiempo a proyectos mundiales».

Farmer tenía ya cuarenta años y las credenciales necesarias para trabajar según imaginaba Hiatt, en un nivel meramente ejecutivo. En los círculos académicos, su reputación había crecido. Estaba a punto de convertirse en profesor titular de Harvard. Se encontraba en los primeros puestos de la lista de los grandes premios de antropología médica; algunos de sus colegas iban ya diciendo que había «redefinido» el campo. En cuanto a su situación en la medicina clínica, era ya uno de los médicos a los que las facultades de medicina, en Europa y en los Estados Unidos, invitaban a sus campus a dar las conferencias conocidas como sesiones clínicas. En el Brigham, los cirujanos le habían pedido hacía poco que les diera una, un honor que no solía concederse a un simple médico. También formó parte de varios consejos sobre salud internacional, en los que hizo oír sus opiniones. Pero no parecía dispuesto a abandonar ninguna faceta de su trabajo, incluida la de atender, uno a uno, a sus pacientes de Haití.

No era que Farmer no quisiese hacer todo lo que estuviera en sus manos para curar el mundo de la pobreza y la enfermedad. Sencillamente, tenía sus propias ideas sobre cómo hacerlo. En realidad, parecía ser la única persona que entendía el plan en toda su magnitud. Un joven ayudante que tuvo le dijo en cierta ocasión, exasperado, que no tenía prioridades. Su respuesta fue que aquello no era cierto: primero iban los pacientes, luego los presos y luego los estudiantes. Pero se notaba que tal vez el ayudante se había quedado solo en el detalle.

Me gustaba sentarme a observarlo mientras leía su correo electrónico, en Cange, en los aviones y en las salas de espera de los aeropuertos. Tenía una forma particular de hacer círculos en el aire con un dedo cuando estaba pensando en cómo decir algo importante y, cuando creía que otra persona había dado con una buena idea, se golpeaba un lado de la nariz con el índice. El correo electrónico en sí me resultaba interesante. En cierta medida era un reflejo de su consulta, del alcance que tenía. A principios de 2000, recibía unos setenta y cinco mensajes al día. Parecía recibirlos casi todos con agrado y haber sido él quien motivara muchos de ellos. Contestaba a la enorme mayoría.

Había consultas sobre pacientes de TB-MR de Perú, que tenía que leer y responder cuidadosamente; mensajes preocupados y preocupantes sobre proyectos en los que participaba PIH, en Rusia, Chiapas, Guatemala y Roxbury; saludos cariñosos y peticiones de consejo que le enviaban curas, monjas, antropólogos, burócratas de la salud y colegas médicos de Cuba, Londres, Armenia, Sri Lanka, París, Indonesia, Filipinas, Sudáfrica; y siempre algunas preguntas como esta: «Solo por liarte un poco más. ¿Te gustaría trabajar en Guinea-Bissau?». Recibía peticiones de consejo y de cartas de recomendación, de chavales que habían trabajado de voluntarios en PIH y ahora querían ir a la facultad de medicina, y de médicos y epidemiólogos jóvenes que, de una forma u otra, se habían sumado a la causa de PIH. Había preguntas de su colega de Enfermedades Infecciosas del Brigham, de un médico de Boston que le había estado consultando sobre los cuidados de un paciente indigente con VIH y de sus alumnos de Medicina favoritos. «¿Cuál es el mecanismo/la fisiopatología de la pérdida aguda de audición asociada a la meningitis?», planteó uno.

Farmer escribió rápidamente:

buenos días, david. el daño que causa la meningitis bacteriana se debe en última instancia a la respuesta inflamatoria del huésped. leucocitos. por lo tanto, las meningitis purulentas que van a por la base del cerebro causan ahí una inflamación casi similar a una masa. ahora, ¿qué discurre bajo la base del cerebro? los pares craneales. ¿y qué hacen? permiten que las niñitas oigan. ¿y qué les pasa cuando están rodeados de una inflamación gelatinosa similar a una masa (pus)? se pinzan. y quedan anóxicos. por ahí pasa la audición y a menudo la capacidad de abrir los dos ojos, etc., incluso la hidrocefalia se debe a menudo a residuos inflamatorios que bloquean los orificios... es anatomía, amigo mío. anatomía y pus. siempre es anatomía y pus.

Y, cuando estaba de viaje, su cuenta se llenaba de mensajes en criollo. Fui una vez con él de Cange a los Estados Unidos, en un viaje de un día y medio para recaudar fondos. Cuando volvimos a Miami, de camino a Haití, y consultó su correo electrónico, tenía este mensaje esperándole, de uno de los trabajadores de Zanmi Lasante:

Querido Polo: No sabes lo felices que nos hace que vayamos a vernos en cuestión de horas. Te echamos de menos. Nos faltas como la lluvia a la tierra reseca y agrietada.

—¿Después de treinta y seis horas? —dijo Farmer a la pantalla del ordenador—. Tío, los haitianos. Qué exageradísimos son... Esa es la gente que me gusta.

En aquella época, su vida tenía un problema logístico principal. Ophelia lo definió de manera sucinta: «Allá donde esté, falta en algún sitio». De momento, la solución de Farmer era dormir menos y volar más. A principios de 2000, lo acompañé en lo que llamó «un mes de viaje tranquilo».

Habíamos pasado dos semanas en Cange y, entre medias, hicimos un viaje relámpago para visitar al grupo de la iglesia de Carolina del Sur. Ahora nos dirigíamos a Cuba para un encuentro sobre sida. La semana después la pasaríamos en Moscú para un asunto de tuberculosis, con una parada en París.

—¿Quién te paga los viajes? —pregunté.

El grupo de la iglesia, el Gobierno cubano y la Fundación Soros, respondió. Sonrió.

—Pagan los capitalistas, los comunistas y los cristianos.

Cuando era más joven, Farmer acostumbraba a salir de Cange en vaqueros y camiseta, hasta que se dio cuenta de que aquello molestaba a sus amigos haitianos, que se arreglaban siempre que iban de viaje. Luego, el *père* Lafontant le dijo que, si iba a representarlos ante el mundo, debería ir de traje. De todas formas, prefería el negro, porque así podía, por ejemplo, limpiar la pelusa de la punta del bolígrafo en la pernera del pantalón mientras escribía prescripciones en el Brigham, coger un vuelo nocturno, digamos a Moscú o a Lima, y seguir estando presentable al llegar.

Salimos de Zanmi Lasante rumbo al aeropuerto más o menos al alba. Diez vecinos de Cange se subieron a bordo, apretujados en la cabina de la camioneta y entre las maletas de la caja abierta, en la parte posterior. Farmer, con el traje puesto, dio unas cuantas instrucciones de última hora a los trabajadores que habían venido a despedirle, se instaló en el asiento del conductor (se mareaba con el movimiento y estar al volante le aliviaba las náuseas) y la camioneta, como un barquito que saliera de puerto, dejó el asfalto liso del complejo y empezó a traquetear por la Nacional 3.

Era temprano. No habíamos desayunado. Yo tenía ya la espalda destrozada. Iba narrando Haití a mi manera, mentalmente, dando botes en la cabina de la camioneta. La llamada carretera se había construido a principios del siglo xx, durante la primera ocupación estadounidense de Haití. Los marines habían supervisado la construcción. Para llevar a cabo el trabajo, habían resucitado una institución conocida como *corvée*, un sistema de trabajos forzados que databa de la época de la esclavitud. Los campesinos de la planicie central organizaron una insurrección, sofocada por los marines con gran violencia. En un libro que Farmer me enseñó había una fotografía de un peón reclutado y, presumiblemente, recalcitrante, a quien habían castigado los gendarmes haitianos, bajo la supervisión de los marines. En la fotografía se ve al hombre tirado en el suelo con las dos manos cortadas.

El panorama que había al borde de la carretera era ahora menos dramático, pero bastante inhumano para ser las seis de la mañana: mendigos consumidos, niños descalzos cargando agua. A través de los botes del parabrisas vi a un hombre enjuto con sombrero de paja a lomos de un poni haitiano famélico. Iba montado en la silla tradicional de Haití, hecha de paja y diseñada, podría parecer, para desgastar los lomos de mulas y ponis hasta hacerlos sangrar. Golpeaba con los talones las costillas salidas del poni, metiéndole prisa, imaginé, para ir a trabajar a alguna parcela de tierra de labor pedregosa y yerma y que sus hijos pudieran comer al menos una vez ese día. Estaba dándole vueltas a la cabeza en busca de una forma de ver aquel panorama que me consolara y también, por qué no decirlo, de algo que pudiera impresionar a Farmer. Se me vino a la mente un retazo de mi educación religiosa:

—Si se lo hicisteis al más pequeño de mis hermanos, me lo hicisteis a mí.

—Mateo 25 —dijo Farmer—. «Os aseguro que todo lo que hicisteis por uno de mis hermanos, aun por el más pequeño, por mí lo hicisteis». —Y siguió, parafraseando—: Cuando tuve hambre, me disteis de comer; cuando tuve sed, me disteis de beber; cuando fui forastero, me disteis alojamiento; cuando estuve desnudo, me disteis ropa; cuando estuve enfermo, cuando estuve en la cárcel, me visitasteis. Y luego dice: y los que no lo hicisteis estáis jodidos.

Sonrió y dio un volantazo por otro surco enorme de la carretera.

La conversación fue intrascendente y el trayecto sin sobresaltos hasta que llegamos a la bajada de Morne Kabrit, donde se abrieron ante nosotros las vistas de la llanura del Cul-de-Sac, antes fértil y ahora alcalinizada, y, más allá, Puerto Príncipe. Aquella era la parte más peligrosa del camino, zona de *kwazman*. Farmer me definió el término:

—Cuando te encuentras con otra camioneta o con algo como esa roca que acabamos de hacer rebotar y no es bueno, es un *kwazman*.

Más adelante se encontraba el resultado de un *kwazman*, una camioneta volcada sobre un lateral en el borde interior de la carretera, no lejos del lugar en el que, diecisiete años antes, Paul y Ophelia habían visto a la señora muerta de los mangos. Farmer paró e inspeccionó los restos a través del parabrisas. Pero esa vez no había gente alrededor ni cuerpos en el suelo.

—No parece que haya habido heridos —me dijo a mí en inglés y luego en criollo a los haitianos de la parte de atrás.

Uno de ellos respondió:

—Bueno, a lo mejor a alguien que iba en la camioneta le habían echado una maldición general y podría haber aprovechado la ocasión para morir.

Farmer me lo tradujo, se echó a reír y, aún riendo, siguió la marcha. La primera parada fue en la cárcel de Croix des Bouquets, un suburbio de Puerto Príncipe. Un *bwat* sin marcar de su

lista actual de tareas pendientes rezaba: «Extracción de la cárcel».
Uno de los hombres que había en la parte de atrás, un campesino
de Kay Epin, tenía un hijo que se había ido de casa para trabajar de
guarda de seguridad en la ciudad; hacía poco, lo habían metido
en la cárcel por sospechas de asesinato. Farmer ya le había buscado un abogado. Había parado en la cárcel para que el padre
pudiera hablar con su hijo.

El sargento del mostrador dijo:

—No se les permite la entrada.

Farmer le puso una mano en el hombro y le convenció de que
nos dejara pasar. La celda en la que languidecía el joven estaba a
oscuras. Entre las sombras del interior, se veía a una multitud de,
por lo menos, treinta jóvenes. Más cerca de la luz, una decena de
rostros se asomaron por entre los barrotes.

—Hola —dijo Farmer.

—Hola, doctor —respondieron muchas voces.

Algunos levantaron la mano y agitaron los dedos. Salía un olor
atroz: sudor seco, aliento fétido, orina y mierda. El hijo se acercó
a los barrotes y habló con su padre. Luego el padre se apartó y se
quedó mirando a su hijo. Farmer habló un rato con el joven para
contarle lo del abogado.

Salimos. La camioneta no arrancaba. Los pasajeros de Cange
y yo nos bajamos y empujamos. El motor se puso en marcha y
volvimos a subirnos.

—Y hasta aquí la partida del caballero blanco —dijo Farmer—. Cuando estuve enfermo, cuando estuve en la cárcel, cuando estuve desnudo, me disteis ropa, etc. Eso está ya arreglado.
Una cosa que me viene siempre a la cabeza —prosiguió—, con
toda esta mierda de la rentabilidad, es que, si salvara a un solo
paciente en toda mi vida, no estaría tan mal. ¿Qué hiciste con tu
vida? Salvé a Michela, saqué a un tío de la cárcel. Así que tengo
suerte. —Y añadió—: Tener la oportunidad de salvar a tropecien-
tos, eso es lo que me gusta.

Después de hacer un recado en el centro, puso rumbo al aeropuerto. Cuanto más nos acercábamos, más nutridas eran las multitudes de mujeres y niños vendiendo refrescos, fruta y bagatelas
entre los escombros al lado de la carretera. Algo más adelante,

Farmer vio un coche averiado, con sus ocupantes fuera, empujando. Farmer lo pasó de largo.

—¿Estoy cometiendo un pecado? Pero en Mateo 25 no se dice nada de... —Subió la voz y cantó—: Cuando mi coche se averió, me disteis un empujón.

Había atasco, como siempre. Siempre que llegaba o se iba un avión grande, acudía una muchedumbre en tropel al aeropuerto, y la mayoría de la gente parecía no buscar nada allí salvo esperanza. En aquella costura del mundo no solo se apiñaban taxistas ansiando una carrera, sino también niños, ancianos y ancianas apoyados en bastones y gente con algún miembro amputado, todos ellos apretujados en las vallas, gritando y saludando a los pasajeros que llegaban. En un muro de la terminal principal, Farmer vio un cartel en inglés, colocado allí para los turistas durante la última temporada de vacaciones:

FELICES NAVIDADES
Y PRÓSPERO NUEVO MILENIO 2000

Debajo había un dibujo de un reno.

—Vaya —dijo Farmer—, un ejemplo de fauna local. Pobres haitianos, que Dios los bendiga. La verdad es que se esfuerzan mucho.

La pesadumbre se me quitó en el avión, pero a Farmer, como yo iba ya sabiendo, le resultaba difícil marcharse de Haití.

—Nosotros dos podemos irnos siempre que queramos. Pero la mayoría de los haitianos no va a poder irse nunca a ninguna parte, ¿sabes? —me dijo mientras embarcábamos.

Poco después, cuando el avión se ladeaba sobre la bahía de Puerto Príncipe, se asomó una vez por la ventanilla y luego apartó el rostro. Durante uno o dos minutos, la planicie central fue visible por la ventanilla, a su lado: un paisaje marrón salpicado de muy poco verde, laderas erosionadas que parecían las costillas de animales famélicos y ríos que manchaban de marrón las aguas turquesas, desangrando en el mar los últimos restos de mantillo de Haití.

—Me perturba incluso mirarlo —dijo Farmer, narrando Haití por la que sería la última vez en un tiempo—. No puede mantener a ocho millones de personas y ahí están. Ahí están, secuestradas del África occidental.

Se puso a trabajar en notas de agradecimiento a donantes de PIH. Tras terminar cinco, fue a tachar un *bwat*. Aquello lo alegró. Pero luego sirvieron el almuerzo y yo estaba a punto de empezar a comer cuando vi que su mesita desplegable estaba vacía.

—Oye, ¿dónde está tu comida?

—A lo mejor saben lo de la niña —respondió Farmer—. Que no pude salvarla.

La noche anterior había perdido en el pabellón infantil a una niña pequeña que, según él, no debería haber muerto. Era la primera noticia que tenía yo de aquello. Farmer se pasó toda la noche en vela, probando todos los trucos que sabía para salvarla.

—Lo siento —dije.

—En Haití hay mucha muerte —repuso—. A veces me asquea tanto todo esto, los bebés muriendo…

Su almuerzo ya había llegado. Comió un poco y dijo:

—Vamos a repasar a los pacientes.

Fue cama por cama por el hospital de tuberculosos, el hospital principal, el pabellón infantil.

—Y luego está la prematura que me tenía preocupado, porque no es más grande que un cacahuete. Pero estaba estupenda. —Por fin estaba sonriendo—. Para ser un renacuajo.

Cuando aterrizamos en Miami, Farmer hizo un sondeo de la cabina. Calculó que alrededor del 20 por ciento de los demás pasajeros no habían volado antes. Podía distinguirlos: los que estaban muy delgados, los que tenían las manos y la cara encallecidas, los hombres que parecían haberse arreglado a conciencia, como si fuera la primera vez, las mujeres con vestidos llenos de arrugas.

—Estamos a punto de presenciar algo horrible.

—¿El qué?

—Las escaleras mecánicas.

Se quedó de pie junto al primer peldaño. Hacía algún tiempo, había acudido a la administración del aeropuerto para pedirles que hicieran algo al respecto, pero, obviamente, no le hicieron caso. Uno de cada cuatro o cinco haitianos se paraba en la parte superior de las escaleras y miraba los peldaños en movimiento. Se quedaban parados, como si estuvieran al borde de unas aguas muy profundas, y luego empezaban a correr, intentando acompasar la velocidad de sus piernas a la aparente velocidad de las escaleras.

—No corra. Sujétese al pasamanos —advirtió Farmer en criollo a una mujer con pinta de anciana que estaba a punto de caerse.

La mujer recuperó el equilibrio. Él se volvió hacia mí, de nuevo con expresión de tristeza.

—Cuantas más arrugas, más traspiés.

Ophelia pensaba que Paul tenía una personalidad bastante compleja, forjada a base de contradicciones: una necesidad de actividad frenética que rayaba, creía ella, en la desesperación, y una inmensa confianza en sí mismo curiosamente aparejada a la sed de afirmación. Siempre andaba preguntando: «¿Cómo lo estoy haciendo?» y, si ella no lo alababa, se sentía herido. Ella pensaba que lo entendía; él asumía más de lo que podía arreglar, así que claro que quería reafirmación. Y, sin embargo, también le parecía «tremendamente simple». Ophelia creía que Paul nunca había pasado por una depresión de verdad, una libertad tan envidiable que casi la ofendía. «No he conocido nunca la desesperación y no creo que lo haga jamás», me escribió él una vez. Era como si, en la búsqueda de sufrimiento en algunos de los lugares más desesperados del mundo, se hiciera inmune a las variedades del dolor psíquico que consumen a una persona. En Haití me había dicho: «Puedo ser una persona más alegre y feliz que tú. Nadie cree que sea alegre, por lo que digo y escribo, pero solo digo y escribo esas cosas porque son ciertas». Se entristecía a menudo, claro está, pero no hacía falta gran cosa para animarlo.

El Aeropuerto de Miami era el que más frecuentaba. Muchos pasajeros en viaje de negocios afirmaban que era el que menos les gustaba. Farmer no. Según su duración, una escala en él podía ser «un día Miami» o «un día Miami plus», y los dos incluían un corte de pelo en su barbero cubano favorito (charlaban en español) y la compra del último número de la revista *People*, el SEP. Y luego tocaba ir al Admirals Club,[1] que él acostumbraba a llamar «Amirales».[2] Allí se daba una ducha caliente y luego se apostaba en una parte del salón (aquello era «hacerse una cueva» o «hacerse cavernícola en Amirales») y respondía a correos electrónicos desde una silla blanda y cómoda mientras se tomaba una copa de vino tinto. Aquel era un día Miami plus, lo que significaba que, además de todos aquellos placeres exquisitos, íbamos a pasar la noche en el hotel del aeropuerto.

Farmer pasó una hora aquella tarde buscando la puerta de nuestro vuelo chárter a La Habana. Tenía un nuevo ayudante en Boston, pero, al parecer, el joven se había incorporado a PIH para hacer justicia social, no para ser agente de viajes. Ese era un tipo de problema habitual en la organización, como en cualquier otra que dependa en gran medida de voluntarios y no pueda pagar mucho a los empleados con sueldo. En cuestiones de personal, Ophelia y Jim tenían, al menos, otro obstáculo especial. No se podía despedir a nadie (regla de Farmer), a menos que robara o abofeteara dos veces a un paciente. Antes, la regla era que con una bofetada te ibas a la calle, pero un empleado de Cange pegó a un paciente y, en lugar de despedir al culpable, Farmer modificó la regla. «Dos bofetadas», insistió.

Su joven ayudante se merecía una cierta compasión. Por aquellos días, había una cola aparentemente interminable de personas que querían que Farmer les dedicara parte de su tiempo y a él no le gustaba decepcionar a nadie. Farmer acostumbraba a quejarse de no tener tiempo libre, para luego, cuando por fin conseguía reservarse un poco, ocuparlo con una reunión o una charla. Nadie había sido capaz nunca de poner en orden sus asuntos impecablemente. Su última ayudante, una

---

[1] Sala de espera específica de la compañía aérea American Airlines en varios aeropuertos de todo el mundo. El acceso está restringido a socios y ofrece comodidades y servicios especiales.

[2] «Almirantes» en francés.

mujer de treinta y pico años, había estado cerca. Pero Farmer la ascendió.

Aquella noche, en el hotel, Farmer se levantó para ir al baño y, como no quería despertarme, dejó las luces apagadas. En la oscuridad, se destrozó un dedo del pie al chocar con una maleta. Cuando nos levantamos a las cuatro de la mañana, el dedo se le había puesto morado. Se diagnosticó una fractura, pero fue cojeando por la terminal sin quejarse, con el bolso del ordenador colgado de un hombro, su cartera más nueva (una bolsa de la compra de plástico) en una mano y el maletín en la otra. Contenía muy poquitas cosas (solo tres camisas para dos semanas), pero estaba atestado de diapositivas para las conferencias y regalos para sus huéspedes cubanos. «¿Crees que me gusta llevar la misma camisa cinco días seguidos?», me preguntó una vez. Yo pensaba que, a veces, probablemente sí. En ocasiones, parecía decir que, si el mundo no estuviera tan mal y sus dirigentes se limitaran a hacer su trabajo, él no tendría que sufrir tales incomodidades. Pero su estilo habitual no era quejarse. Decía que la elección entre, por ejemplo, llevar más camisas y llevar medicinas era sencilla. «El truco está —decía— en mantener el cuerpo limpio y cambiarte de ropa interior». Aprendí que tenía muchos trucos así. «Consejo para viajeros número 1.073. Si no tienes tiempo para comer y no hay más comida en el avión, un paquete de cacahuetes y un Bloody Mary son seiscientas calorías». Aquella mañana, yo llevaba los regalos que no le cabían en su bolsa. Estaba muy agradecido. Creo que se sentía obligado a comprar regalos sin parar, hasta tener más de los que podía llevar sin dificultad. Y ahí sabía que ya tenía suficientes.

Hice una observación sobre sus noches en vela, sus semanas de cien horas, sus viajes incesantes, mientras él iba renqueando.

—El problema —dijo— es que, si no lo doy todo, morirá alguien que no tiene por qué morir. Sé que suena megalomaníaco. No te lo habría dicho antes de llevarte a Haití y que vieras que es manifiestamente cierto. Pero sí que quiero ponerme en mejor forma —añadió, en serio—. Esta mañana he hecho mis flexiones.

Y era cierto: había hecho una serie de flexiones boca arriba entre dos sillas, para protegerse el dedo del pie.

Más adelante vimos el mostrador de facturación del vuelo chárter a La Habana. Se reconocía por las pilas de equipaje, las cajas de radios y aparatos de cocina, los sacos llenos de cosas tales como pañales desechables. La escena recordaba a las de los mostradores de venta de billetes para los vuelos con destino a Haití, con la excepción de que, en este caso, las pilas no eran tan descomunales ni las maletas estaban tan desvencijadas. Se podían adivinar muchas cosas sobre la situación económica de un país fijándose en el equipaje que la gente llevaba a él desde los Estados Unidos, el centro comercial de los países pobres del mundo. Ese tipo de escena, creo, era tan habitual para Farmer como para que no le mereciera la pena hacer ningún comentario al respecto. Llevaba ya dieciocho años haciendo para los haitianos lo que llaman *commission*, que en criollo significa «tengo unas cosas para que te las lleves en el avión». «Son la historia de la vida de Paul —me dijo Jim Kim—. "Tengo un tío que vive en Poughkeepsie, ¿puedes llevarle este mango?". O "¿Puedes comprarme un reloj en los Estados Unidos? ¿Puedes comprarme una radio y llevarle este trozo de pan a mi tía de Brooklyn?". Y Paul siempre decía: "Claro"».

Después de facturar, nos sentamos en una mesa de un restaurante del aeropuerto y Farmer se puso otra vez con las notas de agradecimiento. Sonreía y me imaginé que estaba deseando llegar a Cuba, porque dijo:

—Se acabaron los bebés muertos durante un tiempo.

21

Cuando el avión empezó a descender hacia La Habana, Farmer se asomó por la ventanilla y empezó a proferir exclamaciones:

—¡Mira! ¡Solo ciento cuarenta y cinco kilómetros la separan de Haití y mira! ¡Árboles! ¡Cultivos! Está todo verde. ¡En plena estación seca! La misma ecología que Haití, ¡y mira!

El médico cubano que dirigía el encuentro sobre el sida, un viejo amigo de Farmer llamado Jorge Pérez, le había enviado un coche. En el trayecto por La Habana, vi por primera vez uno de los enormes carteles publicitarios cubanos de contenido político, una versión gigante de la famosa fotografía del Che Guevara con boina, y recordé que un estadounidense que encontrara algo bueno que decir de la Cuba de Fidel Castro seguía corriendo aún el riesgo de ser tachado de títere del comunismo. Sabía que a Farmer le gustaba Cuba, no principalmente, pensé, por motivos ideológicos, sino por sus estadísticas de salud (estadísticas revisadas por la OMS y consideradas, en general, entre las más exactas del mundo).

Hay muchas cosas que afectan a la salud de un pueblo, por supuesto: nutrición y transporte, criminalidad y vivienda, control de plagas y saneamiento, además de la medicina. En Cuba, la expectativa de vida era muy similar a la de los Estados Unidos. Desde la revolución, Cuba había conseguido controlar de verdad enfermedades que en Haití, a ciento cuarenta y cinco kilómetros de distancia, no dejaban de propagarse, como el dengue, la fiebre tifoidea, la tuberculosis, el sida. Más tarde, mientras acompañábamos al doctor Pérez en las rondas por su hospital, el hospital nacional de enfermedades infecciosas, llegamos a la habitación de un paciente de malaria, y Pérez anunció que sus médicos más jóvenes habían errado el diagnóstico inicial porque nunca antes habían visto un caso de malaria. Y allí estaba Farmer, que se había visto, una y otra vez a lo largo de dieciocho años, junto a la cama de campesinos haitianos recién llegados en burro en los últimos estertores de la malaria cerebral (abuelos, madres, padres, hijos), ya entre convulsiones.

—No hace falta decir que admiro la medicina cubana —dijo Farmer.

Era un país pobre, en parte, al menos, por el prolongado embargo de los Estados Unidos, pero, cuando se disolvió la Unión Soviética y Cuba perdió a su benefactor y la mayor parte de su comercio exterior, el régimen escuchó las advertencias de los epidemiólogos y aumentó el gasto en salud pública. Para los niveles estadounidenses, los médicos cubanos carecían de material e, incluso para los niveles cubanos, estaban mal pagados, pero en general tenían una buena formación y en Cuba había más médicos per cápita que en cualquier otro país del mundo (más del doble que en los Estados Unidos). Todo el mundo, al parecer, tenía acceso a sus servicios y a intervenciones tales como una operación a corazón abierto. De hecho, según un estudio de la OMS, Cuba tenía la atención médica más equitativa, en términos de distribución, del mundo. Además, Cuba parecía haber abandonado casi por completo su campaña para cambiar el mundo mediante la exportación de soldados. Ahora enviaban médicos a decenas de países pobres. En aquellos momentos había alrededor de quinientos médicos cubanos trabajando gratis en Haití (con poca eficacia, dada la falta de material, pero, incluso como gesto, aquello era muy importante para Farmer).

Una vez, se enzarzó en una discusión sobre Cuba con unos amigos suyos, colegas profesores de Harvard, que decían que los países escandinavos suponían el mejor ejemplo de cómo ofrecer tanto una sanidad pública excelente como libertad política. Farmer respondió que ellos estaban hablando de administrar la riqueza y él, de administrar la pobreza. Haití era un mal ejemplo de cómo hacerlo. Cuba, en cambio, era un buen ejemplo.

Había estudiado las ideologías del mundo. El análisis marxista, del que bebía la teología de la liberación, le parecía indiscutiblemente preciso. Cómo podía decir alguien que no existía la lucha entre clases socioeconómicas o que el sufrimiento no era un «constructo social», sobre todo en la actualidad, cuando la humanidad había desarrollado ya una enorme variedad de herramientas para aliviarlo. Y le interesaba más denunciar los defectos del mundo capitalista que catalogar los fallos del socialismo. «Todos deberíamos criticar los excesos de los poderosos, si podemos demostrar fácilmente que tales excesos afectan a los pobres y los vulnerables». Pero varios años atrás había llegado a la conclusión de que el marxismo no iba a responder a las preguntas planteadas por el sufrimiento que encontró en Haití. Y tenía desacuerdos con los marxistas que leía: «Lo que no me gusta de la literatura marxista es lo mismo que no me gusta de la actividad académica, ¿y no es eso en lo que se ha convertido el marxismo? En general, arrogancia, luchas internas mezquinas, deshonestidad, deseo de promocionarse, ortodoxia. No soporto la ortodoxia y estoy seguro de que ese es uno de los motivos por los que la ciencia no prosperó en la antigua Unión Soviética».

Desconfiaba de todas las ideologías, incluida la suya, al menos un poco. «Es una "-ología", al fin y al cabo —me había escrito al respecto de la teología de la liberación—. Y todas las "-ologías" nos fallan en algún punto. En un punto, sospecho, no muy alejado de donde los pobres haitianos viven sus peligrosas vidas». ¿Dónde podría fallar? «Si uno lleva su "-ología" hasta su conclusión lógica, Dios debe de estar en la lucha contra la injusticia. Pero, si las probabilidades están tan ridículamente en contra de los pobres (machetes frente a uzis, burros frente a tanques, piedras frente a misiles o incluso fiebre tifoidea frente a cáncer), ¿es responsable, es sensato, presionar a los pobres para que reclamen lo que es suyo por derecho? ¿Qué pasa cuando los desposeídos de Guatemala, El Salvador, Haití, de donde sea, se ven movidos, por una relectura de los Evangelios, a ponerse en pie y luchar por lo que es suyo, a reclamar lo que era suyo y les fue arrebatado, a pedir únicamente disfrutar de una pobreza moderada en lugar de la miseria que vemos día a día en Haití? Sabemos la respuesta a esta pregunta, porque estamos exhumando sus cadáveres en Guatemala».

Para mí, las primeras visiones de la Cuba comunista fueron un enorme alivio después de Haití. Calles asfaltadas y viejos coches estadounidenses, en lugar de basura en la *gwo wout la*. Cuba tenía racionamiento de alimentos y reparto de café adulterado con guisantes molidos, pero no había hambruna, no había malnutrición forzosa. Me fijé en un grupo de prostitutas en una calle principal y en viviendas que necesitaban pintura y reformas, como la mayoría de edificios de La Habana. Pero aún tenía en mente los suburbios de Puerto Príncipe y las chozas de la planicie central, así que Cuba me pareció un sitio precioso.

Cuando llegamos al hotel, Farmer dijo:

—Aquí puedo dormir. Todo el mundo tiene un médico.

Se tumbó en la cama y al cabo de unos minutos estaba ya dormido.

—Disfruto del descanso de Haití —me dijo Farmer cuando se despertó—. A ver, me siento culpable. Me siento culpable por irme, pero mientras esté aquí voy a intentar recaudar dinero para Haití.

Contaba con cierta ayuda del doctor Pérez.

Pérez tenía alrededor de cincuenta y cinco años. La coronilla le llegaba más o menos a la altura de los hombros huesudos de Farmer. Farmer decía que, la primera vez que vio a Pérez, varios años atrás, había un paciente muy alto agitando un dedo en la cara de Jorge y diciendo en español: «Escúchame, tú. Tengo un problema contigo». Y Pérez estaba mirando hacia arriba y asintiendo con la cabeza. Farmer decía que recordaba haber pensado: «Esa parece una buena relación entre médico y paciente». Llevaban siendo amigos desde entonces.

Farmer iba buscando en Cuba, en primer lugar, dinero para hacer acopio de fármacos antirretrovirales, suficientes para tratar a veinticinco pacientes de Cange con sida en su estado más avanzado (veinticinco pacientes para empezar). En el congreso sobre sida, conoció a una mujer que tal vez podría ayudar, si quería. Estaba al cargo del proyecto de las Naciones Unidas sobre el VIH/sida (ONUSIDA) para el Caribe. Estuvo presionándola durante varios días. Le dio un ejemplar de *Infections and Inequalities*, en el que escribió la siguiente dedicatoria: «Para Peggy McAvoy, con un fuerte abrazo de solidaridad y muchas esperanzas de contar con tu ayuda en Haití».

—Qué sutileza la mía… Nadie sabe hacer sentir culpables a los demás como yo —me dijo.

En el cóctel, lleno de todo tipo de dignatarios médicos, trató de cerrar el trato y parecía que lo había conseguido, con un poco de ayuda del doctor Pérez, que se acercó a Peggy y le dijo, hablando de Farmer:

—Es amigo mío.

Ella le pidió a Farmer una solicitud por escrito y Farmer respondió, con la cara iluminada:

—¿Puedo darte un beso? ¿Puedo darte dos?

También esperaba empezar a resolver uno de los problemas más persistentes de Zanmi Lasante. Todos los médicos haitianos que trabajaban en Cange, menos uno, tenían su hogar en Puerto Príncipe o en el extranjero (en Canadá, Florida o Nueva Jersey). Eran «haitianos de clase media —explicó Farmer—. Y, para los haitianos de clase media, Cange es un sitio inhabitable, *nan raje*, perdido de la civilización». Trabajar en la planicie central, lejos de sus familias, donde no había nada que hacer, excepto trabajar y jugar al pimpón (Farmer les había comprado una mesa de pimpón hacía poco), había resultado ser un sacrificio demasiado grande para muchos al cabo de los años. Varios se habían ido a trabajar a los Estados Unidos (el último, el ginecólogo) y estaba claro que algunos de ellos habían ido a trabajar para Farmer con ese objetivo en mente, para formarse con el *doktè* Paul y luego emigrar, y él siempre se sentía obligado a ayudarles a irse. Así que tenía la esperanza de empezar a formar médicos nativos de Cange. Él y su personal haitiano habían elegido a dos jóvenes del lugar. Farmer estaba deseando enviarlos a la enorme facultad de medicina que Cuba acababa de inaugurar para estudiantes de Latinoamérica.

Le contó su plan al doctor Pérez y este organizó una reunión privada entre Farmer y el secretario del Consejo de Estado cubano, un médico llamado José Miyar Barruecos, conocido como

Chomi. Un hombre de aspecto distinguido, de algo más de sesenta años, calculé.

Estuvieron hablando un rato y luego Farmer le preguntó en español:

—¿Puedo enviarle dos estudiantes este año?

—¿De los Estados Unidos?

—No, de Haití.

—*Por supuesto*[3] —dijo Chomi—. Claro.

Luc Montagnier, la persona a quien en general se atribuye el descubrimiento del virus de la inmunodeficiencia humana (VIH), iba a hablar en el congreso. Aquello significaba, por supuesto, que el embajador de Francia en Cuba aparecería en algún momento. Cuando efectivamente apareció, Farmer consiguió captar su atención y la de Montagnier. Al observarlos, pensé que parecían sorprendidos y luego impresionados por el francés de Farmer. Les contó que soñaba con un nuevo tipo de «triángulo»: médicos de Cuba y dinero de Francia reunidos en Haití. Por supuesto, estaba jugando con el concepto «comercio triangular», el comercio que había creado la colina esclavista francesa que luego acabó convirtiéndose en Haití. Invitó a Montagnier a Cange y, tras dudarlo un poco, Montagnier accedió a ir. El embajador le dijo a Farmer:

—Sí, nosotros también vamos a ayudar con los haitianos.

Promesas amables y vacías, tal vez, pero Farmer, en el papel de suplicante, parecía astutamente cándido. Había que creer que toda nueva promesa era verdadera y conseguir lo máximo posible, para aumentar las probabilidades de que una o dos fueran ciertas. Y luego hacía llamadas y escribía cartas y correos electrónicos y, si aun así no obtenía resultado, por lo menos conseguía provocar una cierta vergüenza, que tal vez aumentara las oportunidades de que la siguiente promesa fuera real.

Farmer también tenía obligaciones formales en Cuba; entre ellas, dos charlas en el congreso.

—¿Sobre qué tema? —pregunté.

---

[3] En español en el original.

—Una es para médicos clínicos, sobre cómo tratar la coinfección por VIH y tuberculosis —respondió—. La otra va de por qué la vida es una mierda. Empezó la segunda charla diciendo: «Hoy voy a hablar del problema de una coinfección más importante: la pobreza. La pobreza y la desigualdad». En la pantalla del anfiteatro del hospital de enfermedades infecciosas de Cuba, junto al colega alto y delgado de traje negro, aparecieron las aguas azules del embalse de Péligre. «Ahora, en este país en el que llevo trabajando dieciocho años, los *campesinos*[4] han perdido su tierra por culpa de una presa hidroeléctrica».

Farmer pidió a los asistentes que recordaran los tiempos en que la opinión de los expertos había vendido todo tipo de estupideces sobre quién se contagiaba de VIH y por qué, los tiempos en los que ser haitiano significaba pertenecer a un «grupo de riesgo». Él y su equipo habían diseñado un estudio en Cange, contó, para intentar determinar los datos locales. Participaron doscientas mujeres, la mitad infectadas de VIH, la otra mitad no. Casi ninguna de ningún grupo había estado expuesta a los riesgos que solían mencionarse en los comentarios de los expertos (inyecciones intramusculares, transfusiones de sangre, consumo de drogas por vía intravenosa). En la zona de Cange, señaló Farmer, el vocabulario de los campesinos ni siquiera contenía un término para designar las drogas ilegales, que en cualquier caso casi nadie podía permitirse. Y ninguna de las mujeres había sido especialmente promiscua; por término medio, habían mantenido relaciones sexuales con dos hombres distintos, de forma consecutiva pero no simultánea: una «monogamia en serie». Entre los grupos de mujeres, solo destacaban dos diferencias. Al contrario de lo que ocurría con las no infectadas, muchas de las que tenían sida habían trabajado de criadas en Puerto Príncipe. Obviamente, el servicio doméstico no las había hecho contagiarse del VIH, pero sí que describía su desesperación económica (trabajar para la élite haitiana rara vez resultaba

---

[4] En español en el original.

agradable o lucrativo). Sistemáticamente, las mujeres infectadas mencionaban ese tipo de desesperación, miseria profunda y analfabetismo, como motivo para haber corrido el que en apariencia era el verdadero riesgo de contagiarse de sida: convivir con camioneros o soldados.

—¿Por qué esos dos grupos de hombres? —preguntó Farmer desde el estrado.

¿Acaso eran famosos por ser más sexis que otros hombres haitianos? Claro que no. Lo que sí tenían era un trabajo estable, en una economía en la que la tasa de desempleo oficial, del 70 por ciento, probablemente se quedaba corta. Los camioneros iban de un lado a otro y podían tener mujeres en muchos puertos. Y los soldados, en aquella época de gobierno militar, habían ejercido un especial poder coercitivo sobre todos los campesinos.

En el estrado, Farmer siguió con la historia: una vez finalizado el estudio, volvió a los Estados Unidos e inició sesión en Medline. Escribió «sida» y aparecieron en la pantalla de su ordenador los títulos de miles de estudios. Luego escribió «sida y mujeres» y solo aparecieron unos cuantos estudios.

—Y, cuando relacioné «sida, mujeres y pobreza», salió un mensaje que decía: «No hay ningún estudio que cumpla esos criterios».

Farmer extendió una mano en dirección a la pantalla que tenía a sus espaldas, en la que se veía ahora un gráfico muy ampliado del estudio de Cange.

—Hay motivos por los que a la gente le resulta incómodo hablar de este tema. Vale. Pero, si queremos parar el sida, nos conviene prestarle atención. Los países con los niveles más altos de desigualdad y pobreza tienen los mayores problemas de sida, y estoy seguro de que el profesor Montagnier estará de acuerdo en que, si bien las coinfecciones son factores importantes, no lo son tanto como estos. Tenemos que eliminar las desigualdades sociales y muy pocos países lo han hecho. —Concluyó de una de sus formas favoritas, citando a un campesino—: Una mujer de Cange me dijo: «¿Quiere acabar con el VIH entre las mujeres? Deles trabajo».

A aquellas alturas, yo pensaba que ya iba entendiendo el modo que tenía Farmer de combinar experiencia y filosofía. En su intento de controlar la tuberculosis y el sida en la planicie central, había terminado luchando, no tanto con mitos del tercer mundo, como la creencia en la brujería, como, normalmente, con mitos del primer mundo, como las teorías de expertos que exageraban la capacidad que tenían las mujeres pobres de protegerse frente al sida. Y aquello era Cuba, claro, el pequeño iconoclasta solitario del hemisferio. El anfiteatro, lleno más o menos a la mitad, le brindó un largo y sonoro aplauso.

Farmer me dijo que le gustaría pasarse por el congreso, pero pasó menos tiempo allí que en la habitación del hotel, tumbado en la cama, con una almohada detrás de la cabeza, otra bajo las rodillas y el ordenador en el regazo. De vez en cuando, empezaba a dormitar y acto seguido se levantaba de un salto y pisoteaba el suelo, agitando los brazos y diciéndose: «Venga, Pel, venga». Escribía muchísimo. Una solicitud para ONUSIDA, otra solicitud de subvención para conseguir antirretrovirales para Zanmi Lasante (cuando no se tenía financiación, todas las fuentes de financiación que se buscaran nunca eran suficientes), un artículo que le habían pedido escribir en respuesta a otro en el que se cuestionaba la pertinencia de tratar la TB-MR en Rusia.

—¿Para quién es? —pregunté.

—*The Journal of Tuberculosis and Lung Disease* —dijo, sin parar de teclear—. Seguro que lo recibes en casa.

De cuando en cuando trabajaba en su nuevo libro, *Pathologies of Power*.[5] Tenía encuadernada una versión impresa del primer borrador. Contenía un capítulo en el que comparaba las dos formas de tratar el sida en la isla de Cuba: el método cubano y la cuarentena estadounidense de refugiados haitianos seropositivos, llevada a cabo a principios de los noventa en la base naval de Guantánamo. En la habitación, Farmer leía en voz alta un libro de un respetado politólogo estadounidense que también había comparado las dos cuarentenas y las calificaba de casi equivalentes.

—Me hierve la sangre —dijo Farmer.

---

[5] *Las patologías del poder.*

Él no aprobaba la cuarentena para casos de sida.

—Jamás se ha podido demostrar que la cuarentena sea una medida eficaz para controlar las enfermedades de transmisión sexual —dijo—. Guantánamo y el sanatorio de sida de Cuba eran cuarentenas. Pero decir que no eran diferentes es mentir, ni más ni menos.

Había entrevistado a algunos de los haitianos puestos en cuarentena en Guantánamo y de ellos oyó relatos de un trato atroz a manos de los militares estadounidenses: comida con gusanos, análisis de sangre obligatorios e inyecciones obligatorias de Depo-Provera, un anticonceptivo de larga duración (sus efectos pueden durar hasta dieciocho meses), palizas cuando protestaban. Había más fundamento que la mera palabra de los haitianos en aquel asunto. En 1993, un juez federal estadounidense había descrito la cuarentena en duros términos y le puso fin, al considerarla inconstitucional.

La otra cuarentena de enfermos de sida en Cuba, la del Gobierno cubano, había tenido lugar en un sitio llamado Santiago de las Vegas, a una hora en coche de La Habana. El doctor Pérez había desempeñado un papel importante en su historia. Nos llevó hasta allí en su maltrecho sedán ruso Lada.

Disfruté mucho del paisaje, tan lleno de color para mí, a diferencia del haitiano: cables del tendido eléctrico, campos de regadío. Salimos de la carretera principal y tomamos otra más estrecha, asfaltada también, y, al cabo de un rato, el doctor Pérez anunció:

—Estamos llegando al campo de concentración. Ahora vais a ver el campo de concentración que tenemos aquí.

Así era como un artículo de opinión de *The New York Times* había descrito el sanatorio de sida.

A la derecha estaban los terrenos de lo que evidentemente había sido una gran finca. Aminoramos la marcha. Un joven musculado de torso desnudo y boina negra salía por la puerta en bicicleta.

—Pare, por favor —pidió Farmer al conductor de Pérez.

Acto seguido, salió de un salto y llamó al ciclista:

—¡Eduardo!

Y Eduardo miró por segunda vez, se bajó de la bicicleta, sonriendo, y envolvió a Farmer en un abrazo. Era un exsoldado cubano que había contraído el sida en África, paciente de Pérez. Farmer lo había conocido en un viaje anterior y lo había tratado un poco. Nunca oí a Farmer quejarse de tener demasiados pacientes y parecía obvio que era incapaz de sentirse cómodo en un sitio si no tenía ninguno. Así que, en Cuba, tomó prestados algunos de los de Pérez.

Farmer se metió otra vez en el coche y seguimos la marcha, hasta una vieja hacienda. El propietario, un cubano acaudalado, había huido durante la Revolución. El interior tenía techos altos y muchas habitaciones. Las paredes estaban oscurecidas por manchas aquí y allá, pero no se veía que el sitio estuviera especialmente dejado. Daba la sensación de ser un lugar secularizado, donde encontrarse un archivador gris en el espacio previsto para un chifonier de caoba.

Durante la comida, en el edificio de la oficina central, el doctor Pérez nos contó su versión de la historia del sanatorio. Dijo que él y su jefe, Gustavo Kouri, estaban haciéndole a Fidel Castro un informe sobre la malaria en África cuando Fidel preguntó: «¿Qué vais a hacer para evitar que el sida entre en Cuba?».

Pérez continuó: «Gustavo dijo: "El sida no tiene importancia". Y entonces Fidel se tiró de la barba y respondió: "No tienes ni idea de lo que estás diciendo. Va a ser la enfermedad del siglo y es tu responsabilidad, Gustavo, evitar que el sida se propague en Cuba"».

Las autoridades cubanas habían decidido poner en cuarentena a las personas infectadas por VIH en aquella vieja hacienda, sometidas a disciplina militar: primero, soldados y, después, una mezcla explosiva de soldados y hombres homosexuales, algo muy ruin, sin duda, para los internos gais, aunque todo el mundo estaba bien alimentado y recibía tratamiento médico. Cuando Pérez se hizo cargo pocos años después, permitió la entrada de visitantes, hizo que se derribara el alto muro que circundaba la hacienda («Porque los reporteros venían y se subían a los árboles») y, poco a poco, cambió las normas: primero, dejando salir a los pacientes con un pase, si demostraban que se podía confiar en que practicarían sexo seguro, y, finalmente, retirando por completo la cuarentena. Pérez dijo que se había imaginado que todos los pacientes se marcharían en ese momento, pero solo se fue el 20 por ciento, en parte porque las condiciones del sanatorio eran, en general, mejores que las de cualquier otro sitio.

El doctor Pérez nos hizo una visita guiada por las viviendas de los pacientes, casitas y apartamentos repartidos entre jardines y palmeras. Aquello parecía un barrio residencial de clase trabajadora estadounidense. Visitamos la casa del paciente Eduardo, de tres pequeñas habitaciones. En el escritorio había una foto de Farmer. Paul la vio y se quedó mirando, ruborizado. Cuando se repuso, le dijo a Eduardo:

—Veo que sigues fumando.

Eduardo le ofreció la cajetilla, pero Farmer la rechazó.

—No. Estaba a punto de decir que deberías dejarlo.

La visita prosiguió. Farmer no dejaba de señalar lo agradables y tranquilas que eran aquellas viviendas hasta que al final le dije:

—Pues a mí me parecen un poco deprimentes.

—¿En serio? —Pareció sorprendido—. En comparación con el sitio en el que me crie yo, está muy bien. Tienen hornillos de gas, aire acondicionado, electricidad, televisión.

En realidad, lo que me perturbaba no eran los alojamientos del sanatorio. Me daba la impresión de que Farmer había dejado a un lado su juicio crítico, normalmente afilado. Pensaba que solo estaba buscando cosas que alabar, así que yo estaba haciendo lo contrario. Tal vez solo buscaba una discusión. Y él no, estaba claro, porque dejó correr el tema.

Mientras paseábamos, me dije que ahora era demasiado fácil juzgar la forma en la que las distintas sociedades habían respondido ante el sida en los primeros años de pánico ante una aterradora emergencia de salud pública. Y probablemente era muy simplista comparar las respuestas de los Estados Unidos y Cuba, países muy distintos en tamaño y en complejidad. Pero no podía dejar de preguntarme si habría sentido las mismas reservas en el caso de que los resultados hubieran sido los inversos. En el año 2000, los índices totales de infección por VIH y muerte por sida estaban ya descendiendo en los Estados Unidos, pero los porcentajes habían sido mucho más altos que en Cuba, y el VIH se había convertido principalmente en una enfermedad de heterosexuales concentrada entre los pobres estadounidenses. Cuba, mientras tanto, tenía la incidencia per cápita de VIH más baja de todo el hemisferio occidental; sus estadísticas de VIH estaban, probablemente, entre las más precisas del mundo, por el sencillo motivo de que, en Cuba, los análisis no eran opcionales y se habían practicado a millones de personas. En una isla de 11 millones de habitantes, solo 2.669 habían dado positivo en el año 2000. El virus había evolucionado a sida en 1.003 de esas personas y 653 habían muerto. Solo cinco niños se habían contagiado de VIH de sus madres y todos ellos seguían con vida. Como Cuba había actuado con rapidez para limpiar sus reservas de sangre, solo diez personas habían contraído el virus a través de una transfusión. Se podría argumentar que el embargo estadounidense había protegido la isla, pero lo cierto es que, al principio de la epidemia, Cuba había mantenido una intensa relación comercial con África.

Emprendimos el camino de vuelta a La Habana. Pérez dijo que aquella mañana había recibido una llamada de la Embajada de Barbados. Querían que fuera a ver a la hija del embajador.

—Pero ni siquiera sé quién es. Ayer me llamaron cinco veces. En cualquier caso, hoy estoy con Paul Farmer.

Farmer y Pérez parecían compartir un divertimento favorito: visitar a pacientes. Cuando Pérez fue a Boston, acostumbraba a acompañar a Farmer en las rondas. Poco después de que llegáramos a La Habana, Farmer le había preguntado:

—¿Vamos a ver pacientes, Jorge?

—Claro que sí.

Pérez también lo llevó a conocer al principal patólogo forense, la persona que había dirigido al equipo que encontró la tumba secreta del Che Guevara en Bolivia (o que afirmaba haberla encontrado, dirían algunos). El patólogo se levantó de su escritorio para contar la historia, en voz alta, por momentos casi declamando, y relató que habían hecho un modelo matemático y contratado a su propio equipo cubano de arqueólogo, químico de suelos, geólogo y botánico y que, después de buscar durante trescientos días, habían dado finalmente con los huesos, los habían identificado y se los habían llevado de matute a Cuba.

—Estábamos buscando héroes. Yo estaba buscando a los míos. Como investigador, como científico y por la Revolución, estábamos orgullosos. Es algo muy importante para la Revolución. Es una mezcla. Eso y hacer tu trabajo.

Fuimos a cenar a la casa de Pérez, tan grande y tan bien amueblada como un piso en un bloque residencial de media calidad de los Estados Unidos; Farmer se aseguró de que me diera cuenta de que el conductor de Pérez comía con la familia. Otra noche habíamos cenado en un restaurante del que decían que era uno de los favoritos de Hemingway (de esos había probablemente tantos en La Habana como en Cayo Hueso), entre varios guitarristas que rodearon la mesa para cantar *Comandante*, la triste balada del Che. En el hotel, Farmer se puso a hacer unas variaciones de la hortitortura. Había unas cacatúas en una jaula, en el vestíbulo. Siempre se paraba para mirarlas, al entrar y al salir.

—Son *psittaciformes*, por cierto. Lo sé porque están asociadas a una enfermedad que se llama psitacosis.

El hotel también tenía una pecera y varios estanques con peces, sobre los que inclinó su torso desgarbado para nombrar las especies.

—Gurami azul, molly negro, tetra neón, barbo naranja.

Para lo que estaba acostumbrado, Cuba estaba suponiendo unas auténticas vacaciones. En casi todos los demás sitios en los que trabajaba (Siberia, la planicie central de Haití, los suburbios del norte de Lima, la Chiapas sitiada), podía enviar y recibir correos electrónicos. Pero en Cuba, debido al embargo, había tenido que interrumpir su rutina digital. Ya lo pagaría más tarde, pero, por el momento, estaba liberado de las solicitudes y obligaciones que el correo electrónico le traía cada día en todos los sitios, menos allí.

De todas las personas que yo conocía, él era quien más había viajado y quien menos sitios turísticos, de los que se anuncian en los folletos, había visitado. En Perú, nunca había ido al Machu Picchu. En Moscú, nunca había ido al Bolshói. En Cuba tampoco iba a hacer turismo. En este viaje, gran parte de lo que vio en La Habana vieja fue por las ventanillas del Lada del doctor Pérez. Una ciudad como una reliquia familiar deslustrada, agradable (al menos, vista desde fuera) en la semidecadencia de sus cornisas, arcadas y pórticos esculpidos, y maravillosa en las noches cálidas y con brisa, cuando las olas golpeaban el dique y rociaban de espuma a los enamorados que paseaban por el Malecón. Pero parecía que Farmer se hubiera construido un sistema de alarma que, ante cada cosa agradable, activara un mensaje que decía: «Te estás olvidando de Haití». Se quedó mirando los enormes banianos a lo largo de la calle que siguió el conductor de Pérez y musitó: «Llevo dieciocho años trabajando en Haití y todo ha ido a peor».

Más adelante, me dijo:

—Aún no hemos hecho suficientes cosas en Haití.

—¿Y qué hay de Zanmi Lasante?

—Zanmi Lasante es un oasis, desde luego, lo mejor de su categoría en Haití. Pero no es tan bueno como esto. Los cubanos lo habrían hecho mejor.

Una y otra vez, durante nuestra estancia en Cuba, Farmer se maravillaba de las atenciones que se le prodigaban. El doctor Pérez tenía un hospital y un congreso que dirigir y, además, debía hacer caso a Luc Montagnier, con toda probabilidad futuro ganador del Premio Nobel. Y, aun así, pasaba gran parte del día y todas las veladas con Farmer. Una noche, en la habitación del hotel, Farmer levantó la vista del ordenador y me preguntó a qué pensaba que se debía aquello.

A mí me parecía que él raramente planteaba una pregunta para la que no tuviera ya respuesta. Así pues, para mantener la paz, tendría que haber tratado de averiguar la que tenía en mente. En lugar de ello, le dije que imaginaba que a los cubanos les gustaban los ataques que hacía desde sus publicaciones a la política estadounidense en Latinoamérica, su abierta admiración por la sanidad y medicina cubanas, sus esfuerzos por crear vínculos entre Harvard y Cuba. Y añadí:

—Y Jorge siempre te está presentando como su amigo.

Alcé la mirada y me encontré los ojos azul claro de Farmer fijos en mí. La mirada Farmer. Esa mirada podía hacerte pensar que estaba examinando una radiografía de tu alma o, si estabas molesto con él, que era él quien pensaba que lo estaba haciendo. Mis ojos querían apartarse y yo no iba a permitírselo.

—En todas partes me dan la misma acogida —dijo—. Estoy estupefacto por la manera que tienen los rusos de recibirme, y eso que odio su absurdo sistema. ¿Por qué es igual en todos estos sitios, tan radicalmente distintos entre sí? Creo que es por Haití. Creo que es porque ayudo a los pobres. Besos, EI.

Me dio la impresión de que estaba enfadado, decepcionado y un poco herido. Una combinación potente. Luego volvió a su trabajo y yo me eché en la cama a intentar leer; al cabo del rato, me preguntó qué andaba pensando y yo supe que me había perdonado y, aunque no estaba seguro de qué es lo que me había perdonado, fue un alivio. No duró mucho.

Cuando llegamos al aeropuerto y nos enteramos de que nuestro vuelo de regreso a Miami llevaba un retraso de cinco horas, fuimos a un pequeño restaurante de la terminal y Farmer se instaló en una mesa y abrió el portátil. Llamó en español a la camarera que había tras el mostrador.

—¿*Señorita?*

Ella estaba de espaldas a nosotros. Sin girarse, respondió:

—*Dígame, mi amor.*[6]

Farmer se echó a reír y me dijo:

—Tienes que amar a un país en el que la gente hace estas cosas.

El retraso del vuelo no le había molestado. De hecho, pensaba yo, era propenso a mostrarse de lo más alegre frente a las adversidades, al menos las pequeñas. De pronto, me dijo:

—Si vas a escribir sobre el Che, que sea tu opinión, no la mía.

—¿Y eso por qué? —pregunté.

—Ahora ya sabes de su exhumación más que el 99 por ciento de los estadounidenses. Y también qué sienten por él los cubanos. El hombre que lo desenterró estaba prácticamente llorando.

---

[6] En español en el original.

Me estaba dedicando esa mirada suya.

—Puede que sea un sentimental —prosiguió—, pero no un memo. Soy una madre endurecida que construye clínicas y trata la TB-MR.

Y luego, al parecer, fue al meollo del asunto: lo que yo iba a escribir acerca de Cuba; sobre todo, acerca de él en Cuba.

—Cuando otros escriben sobre gente que vive al límite, que arriesga la comodidad de sus vidas (y esto me ha pasado a mí), suelen hacerlo de forma que el lector tenga una salida. Puedes convertir la generosidad en patología, el compromiso en obsesión. Todo eso está en el repertorio de alguien que quiere que el lector se sienta a gusto en lugar de transmitir la verdad de manera convincente. Quiero que la gente sienta tristeza por Lazarus y por todos los demás que están jodidos. Si no, ¿por qué te tendría aquí a mi lado? Yo no arriesgo gran cosa con la descripción que vayas a hacer de mí. Me han gritado generales y me han denunciado personas que no tienen ningún dato, cuando yo los tengo a montones. A mí no me hace daño alguno, pero a mis pacientes sí, mucho. Si esa recepción tan cálida que me han dado en Cuba se retrata como debida a que se me considera un aliado adulador de Cuba, la preocupación de los médicos cubanos por los pobres de Haití se perdería.

Siguió en la misma línea un rato.

—Si yo digo que Santiago de las Vegas parece una bonita hacienda con muchos laboratorios y servicios médicos, soy una herramienta de los opresores cubanos. Fíjate en Jorge. Jorge es el médico jefe del Instituto de Enfermedades Infecciosas, presidente del programa nacional sobre sida, profesor invitado en muchos países, está en la junta de directores por decreto, mío, de nuestro programa de Harvard. Tiene línea directa con el presidente y el ministro de Salud. Está en lo más alto de la medicina cubana y vive como un estadounidense de clase media-baja, y no le importa. Yo no tengo una querencia general por la vida modesta. Lo que me gusta es que Jorge cree que es lo correcto. No le gusta la desigualdad social. Cree en la medicina hecha con justicia social. Eso es lo que me conmueve y no soporto que se ridiculice. No lo soporto.

Había vehemencia en su voz y me dio la impresión de que iba dirigida contra mí, como si yo ya hubiera ridiculizado al doctor Pérez. Estoy seguro de que me sentí ofendido y, tal vez, herido, aunque en ese momento me habría costado mucho reconocerlo. El lado emocional de Farmer estaba cerca de la superficie y, como decía Ophelia, sus emociones eran casi siempre empáticas. Lloraba abiertamente por los pacientes y los recuerdos de los pacientes. Saludaba a todos los que formaban su enorme círculo con un entusiasmo que le hacía sonrojarse. Yo no era menos inmune a su calidez que la mayoría de la gente. Ahora parecía estar retirándola y noté el frío. ¿Estaba diciendo que prefería no viajar más conmigo? Bueno, pues el sentimiento era mutuo.

Aquel tío tenía en su ordenador el equivalente cibernético a la típica pegatina para el coche con mensaje, un salvapantallas que decía: «Busca la justicia». Para mí, en aquel momento, de pronto, el tono de ese mensaje expresó todos los problemas que tenía con él.

Empezó a hablar de nuestro próximo destino, Rusia. Dijo que no era tan importante como Haití.

—Oye, ¿crees que no debería acompañarte? —pregunté.

Traté de que mi voz sonara indiferente. No estoy seguro de si lo logré.

Pareció sorprenderse.

—No, no. Es importante.

La reprimenda, si es que lo era, se quedó ahí. Dijo que nuestra conversación no había sido más que el «desmontaje» de los días que habíamos pasado en Cuba. La familia Farmer había tomado prestado aquel término de la gimnasia olímpica, que veían juntos en la tele del barco, mientras su tetuda hermana Peggy sacaba el pecho, imitando la pose de las diminutas atletas cuando terminaban su rutina. Todos los residentes y colegas que trabajaban con Farmer en el Brigham conocían el término. «Venga, vamos con el desmontaje», decía, y empezaban a cerrar la discusión sobre un caso.

Era difícil seguir enfadado con Farmer, sobre todo en ese momento, ahí sentado con su traje negro lleno de arrugas, esperando otro avión retrasado en un restaurante pequeño y desolado, preocupado por que su admiración por Cuba pudiera usarse en contra de su causa y terminar perjudicando a sus pacientes de la planicie central. Yo no estaba seguro de que en realidad hubiéramos discutido sobre Cuba. Los años de mala prensa vertidos sobre el Gobierno del país habían influido, sin duda, en mi visión de aquel lugar, pero, más que eso, me habían hecho ser precavido a la hora de llegar a conclusiones. Estaba claro que Cuba había sacado adelante algo muy difícil y, visto desde Haití, envidiable: sanidad pública de primera, distribuida de forma equitativa, a pesar de la grave limitación de recursos. Solo me preguntaba qué precio, en términos de libertad política, pagaba su pueblo a cambio de aquel logro. Pero entendía que Farmer plantearía la cuestión de otro modo y preguntaría qué precio estaría dispuesta a pagar la mayoría de la gente por quedar libre de las enfermedades y la muerte prematura. A mí Cuba me planteaba una pregunta bastante abstracta. Para Farmer, representaba la esperanza, la prueba de que un país pobre podía conseguir una buena sanidad pública. «Si pudiera convertir Haití en Cuba, lo haría al instante», había dicho bastante acalorado un rato antes. Yo habría estado de acuerdo si no hubiera sentido que ese calor iba dirigido contra mí.

Seguíamos en el restaurante. Le pregunté cuáles eran sus esperanzas para Haití.

—No tengo ninguna que esté basada en el análisis, las cifras o una interpretación obstinada de los mejores datos existentes —respondió—. Pero tengo esperanzas para Haití. —Aquellas esperanzas estaban puestas en parte fuera de Haití—. Alguien diría que las cosas se van a poner tan mal que los haitianos se rebelarán. Pero no puedes rebelarte cuando estás muriéndote de hambre o echando los pulmones por la boca por culpa de la tos. Alguien va a tener que rebelarse en nombre de los haitianos, incluida gente de las clases adineradas. Pero la izquierda vería eso como un chiste total.

Se volvió y miró por la ventana. En un hangar, al otro lado de la pista, había sujeto un enorme cartel que decía: PATRIA ES HUMANIDAD. Una afirmación internacionalista.

—Me parece precioso —dijo Farmer.

—No sé —respondí—. A mí me parece un eslogan.

Apartó la mirada.

—Supongo que tienes razón.

Me sentí como si le hubiera dado un puñetazo. De entre las armas de un cobarde, el cinismo es la más mezquina de todas.

—No, no, es precioso —balbuceé—. Si lo dicen en serio.

Llegamos a Miami tan tarde y él tenía tantas compras que hacer y tantos mensajes de correo electrónico acumulados en su cuenta (unos mil en total, al menos dos decenas de los cuales se referían a pacientes y requerían respuesta inmediata) que casi perdimos el vuelo nocturno a París. Cerraron la puerta de embarque detrás de nosotros y Farmer dijo que nuestro control de los tiempos había sido «perfecto». Pero el avión iba lleno y no quedaba sitio para nuestros maletines. Me sentí como si me hubieran embutido en mi asiento con calzador, y Farmer tenía las piernas más largas que yo.

Durante el último día y medio, había tenido diarrea. No por el agua de Cuba; seguramente, por el exceso de mojitos. Había resuelto no decírselo a Farmer y seguí decidido a no hacerlo, justo hasta que se lo dije.

Ya habíamos despegado. Él se había tomado una pastilla para dormir, una benzodiacepina de acción rápida, y se le caían los párpados. Pero, cuando me quejé, abrió los ojos de golpe. Se me quedó mirando con expresión totalmente seria.

—A partir de ahora —dijo—, quiero un informe completo de todos tus movimientos intestinales.

Me sentí enormemente reconfortado, mucho mejor ya, de hecho, y los últimos restos de enfado hacia Farmer se disiparon.

Aún me seguía pareciendo que adoptaba una postura inexpugnable, muy cómoda para él. Era un ejemplo de opción por los pobres; por lo tanto, toda crítica vertida hacia él suponía un ataque a la gente, ya pisoteada, a la que servía. Pero, a aquellas alturas, yo ya sabía que no era una simple pose. Notaba algo en él que luego me planteé del siguiente modo: él decía que primero iban sus pacientes, luego los presos y, por último, los alumnos, pero aquello no dejaba fuera a buena parte de la humanidad, que digamos. Toda persona enferma era en apariencia un paciente potencial de Farmer y toda persona sana, un alumno potencial. En su cabeza, estaba luchando todo el tiempo contra todos los tipos de pobreza, una empresa llena de dificultades y de inevitables fracasos. Para él, la recompensa era la claridad interior; el precio, un enfado perpetuo o, en el mejor de los casos, incomodidad con el mundo, no siempre perceptible, pero siempre ahí. Al percatarme de aquello, había empezado a liberarme de los malestares más superficiales que a veces sentía en compañía de él, que había notado volver con gran intensidad en el aeropuerto de Cuba. Farmer no estaba en el mundo para hacer sentir incómodo a nadie, excepto a aquellos lo bastante afortunados para ser sus pacientes, y, por el momento, yo era uno de ellos.

22

A Farmer le había encantado París cuando, siendo aún un chaval dw Jenkins Creek, pasó allí un semestre de la universidad, así que estaba muy entusiasmado cuando llevó a su mujer, Didi, a conocer la ciudad. Era la primera vez que ella salía de Haití. «¿A que es la ciudad más bonita del mundo?», le preguntó Paul. Pero sus preciosos parques y edificios habían causado en ella otro tipo de emoción: «Y saber que todo este esplendor se debió al sufrimiento de mis antepasados...». Didi estaba ahora estudiando ese tema en París, en los archivos de los negreros, en los detallados registros que habían llevado de su comercio de africanos occidentales. Desde entonces, la ciudad había perdido para él parte de su encanto.

Las pastillas para dormir que Farmer había llevado para que sobreviviéramos a los vuelos dejaron mis recuerdos de la escala en París envueltos en bruma. Recuerdo una mañana, muy temprano, y a Farmer mirando por la ventanilla del taxi, volviendo al primer mundo mediante la contemplación de las torres de pisos de la periferia, que a lo lejos recordaban a cajas de cartón y donde, dijo, se había reubicado a muchos de los indigentes de París. Cuando entramos en la ciudad en sí, en esa magnífica ciudad epicúrea del color de las palomas, murmuró algo sobre la cantidad de cosas que podría hacer en Haití solo con el dinero que el primer mundo gastaba en acicalar a sus mascotas.

El taxi nos dejó en el distrito del Marais, un lugar de calles y aceras estrechas, de bistrós, hoteles diminutos y tiendas. La residencia de la familia Farmer era un piso de tres pequeñas habitaciones que les había dejado uno de los primeros amigos que Paul hizo en Duke. Didi, alta e imponente, nos recibió en la puerta con una sonrisa inmensa. Recuerdo haber pensado que, en efecto, Didi era probablemente la mujer más guapa de Cange. Y recuerdo a Farmer con su traje negro, bailando con su hija, apretándola contra su pecho, balanceándose de un lado a otro en un vals hecho de giros y grandes zancadas. Y los ojos oscuros de la niñita, aún muy grandes para el resto de su cara, mirando extasiados algún objeto invisible del techo. Más tarde, Farmer se sentó en el sofá a mirar a Catherine jugar con sus peluches. Didi lo llamó desde la cocina. ¿Cuándo se iba para Moscú?

—Mañana por la mañana —respondió Farmer.

Desde la cocina llegó el sonido de algo que caía y una exclamación gutural.

Miré a Farmer. Tenía los codos sobre las rodillas y se tapaba la boca con las dos manos. Recuerdo haber pensado, a pesar del abotargamiento que me envolvía: «Esto no se me va a olvidar». Era la primera vez que lo veía sin saber qué decir o hacer.

Resultaba irónico, supongo, que, justo cuando los esfuerzos de su organización habían dejado de ser globales en la teoría para serlo en la práctica, hubiera entrado una niña en su vida. Últimamente, recibía no pocas críticas de sus amigos por no pasar más tiempo con su familia y había quienes, cuando hablaban del tema sin que él los oyera, parecían extrañamente animados. Alzaban las voces o sonreían con aire conspiratorio. «¿Os imagináis lo que tiene que ser estar casada con él?». Me pregunto si era algún tipo de envidia moral. Jim Kim decía: «Paul tiene un talento especial para hacer sentir culpable a la gente». Farmer aconsejaba a los demás que se tomaran unas vacaciones y él, sin embargo, no lo hacía nunca. No le parecía mal que los demás tuvieran lujos, siempre que entregaran algo a las causas de los pobres. Exigía muchísimo a sus protegidos y colegas y siempre los perdonaba cuando no estaban a la altura. Así que creo que, para algunos, fue un alivio encontrar lo que parecía ser una grieta en su armadura moral.

En Haití habíamos mantenido una conversación sobre su hija. Un mes después de que naciera, había acudido a Zanmi Lasante una mujer aquejada de eclampsia. Es una complicación médica del embarazo, de origen desconocido, que se da sobre todo entre mujeres pobres. Provoca hipertensión, convulsiones, proteinuria, y, en ocasiones, la muerte, tanto para la madre como para el hijo. El tratamiento consiste en sulfato de magnesio y llevar a cabo el parto del hijo. En la clínica había una actividad frenética. Farmer iba corriendo de un lado a otro intentando poner en marcha el tratamiento. Iba diciéndole al personal: «Venga, moved el culo. Ponedle una vía, quiero inducir el parto ya». El bebé estaba vivo, le oía latir el corazón.

Lo recordaba así:

—La madre tenía convulsiones. Grité: «¡Daos prisa!». Todo iba bien. El niño nació, pero estaba muerto. Un bebé precioso, a término, y empecé a llorar. Tuve que disculparme y salir. Me preguntaba qué me estaba pasando hasta que me di cuenta de que estaba llorando por Catherine.

Se la había imaginado en el lugar del bebé mortinato. «Así que quieres a tu propia hija más que a estos niños», se dijo.

—Pensé que era el rey de la compasión por esos niños pobres —prosiguió—, pero, si yo era el rey de la compasión, ¿por qué ese gran cambio debido a mi hija? La incapacidad de amar a otros niños tanto como a los tuyos es un fracaso de la compasión. La cuestión es que todo el mundo lo entiende, lo fomenta, te aplaude por ello. Pero lo difícil es lo otro.

Estuve pensando un rato sobre ello, en un intento de plantear mi pregunta de manera delicada. Al final, me limité a tratar de desligarme de la cuestión:

—Algunos te preguntarían por qué piensas que eres distinto del resto y puedes amar a los hijos de los demás igual que a los tuyos propios. ¿Qué responderías a eso?

—Mira —respondió—. Todas las grandes tradiciones religiosas del mundo dicen que ames a tu prójimo como a ti mismo. Mi respuesta es que lo siento, que no puedo, pero que voy a seguir intentándolo, coma.

Imagino que a mucha gente le gustaría construirse una vida como la de Farmer, despertarse sabiendo lo que deben hacer y sentir que lo están haciendo. Pero no puedo creer que muchos asumirían de buen grado las dificultades ni que sacrificarían sus comodidades y el tiempo con su familia. Tampoco es que aquella parada en París representara toda su vida familiar. Didi, Catherine y él pasaban los veranos juntos en Cange y, sin duda, esos periodos se prolongarían una vez que Didi terminara los estudios. Pero los días y noches de Farmer daban la impresión de ser difíciles y, en ciertos aspectos, solitarios. En este mes de viaje tranquilo, llevaba un par de fotografías consigo. Una era de Catherine y en cada parada que hacíamos se la enseñaba a sus amigos como buen padre orgulloso, pero luego, a veces, sacaba también la otra, una foto de una niña haitiana de más o menos la misma edad, solo que en los últimos estertores del *kwashiorkor*. Al principio, me pareció perverso. Pero la otra niña, la famélica, no era una abstracción, como las imágenes en televisión de los niños que mueren de hambre. Era paciente de Farmer y creo que, para él, representaba a todos los demás, incluidos los presos tuberculosos de Rusia, por los que al día siguiente abandonaba a su hija para coger el vuelo de la mañana a Moscú. No creo que nadie que supiera lo mucho que Farmer ansiaba que hubiera conexiones entre todos los aspectos de su vida hubiera podido mirarlo en ese momento, en un sofá de París, doblado sobre sí mismo como si intentara esconderse, y no sentir cierta compasión por su dilema.

El momento pasó. Farmer había parado en París principalmente para la fiesta del segundo cumpleaños de Catherine. Fue todo un éxito y Catherine aplaudió al ver su regalo, un pájaro mecánico sobre un cable que volaba por el pequeño salón. Farmer lo había comprado en el Aeropuerto de Miami; fue uno de los motivos por los que casi perdemos el avión a París. Entre los invitados había un par de miembros de la familia francesa con quien Farmer había trabajado de *au pair*, casi veinte años atrás, durante su año de estudiante en el extranjero. En la actualidad se dedicaban a recaudar fondos para PIH. También había en la fiesta unos amigos haitianos, que llevaban en Francia lo suficiente para no superar ya lo que Farmer llamaba «la prueba de la grasa» (es decir, se veía que estaban bien alimentados), pero para quienes Haití era casi su único tema de conversación. Había un amigo de la familia, de Burkina Faso, que me dijo que sentía nostalgia de su país, y me acordé de algo que había dicho Farmer: que la sede de PIH no estaba en Boston, ni siquiera en Haití, sino en cualquier sitio en el que se encontrara alguno de sus miembros. Había forjado una red de conocidos tan grande como la de cualquier político importante. La diferencia era que pocas personas de su red se quedaban en meros conocidos mucho tiempo y a no muchas les habría resultado sencillo escabullirse, ni siquiera de haber querido hacerlo. Para Farmer, el peor tipo de exilio no sería el geográfico. Sería más bien algo como la excomunión.

Antes de acostarse, llamó a su madre, a Florida, para pedirle que lo llamara a las siete de la mañana, hora de París, para despertarlo. Didi sacudió la cabeza.

—Tenemos reloj de alarma —me dijo, pero estaba sonriendo. Conté las zonas horarias. Su madre tendría que estar despierta a la una de la mañana para hacer la llamada. Me pregunté si a ella le importaba, pero, varios meses después, me confesó: «Es que creo que es muy bonito que a los cuarenta años me lo siga pidiendo. Lo echaría en falta si no lo hiciera».

Llegamos temprano al aeropuerto, por una vez, y fuimos a una cafetería a desayunar.

—Muy bien —dijo Farmer, cuando encontramos una mesa—, pues a trabajar se ha dicho.

Sacó su lista de *bwat* más reciente. Solo había marcado unos dos tercios de las casillas.

—Qué vergüenza... —Se quedó mirando las hojas de papel—. Todos estos *bwats* tendrían que haber estado listos antes de marcharnos de Cuba.

Entre ellos había un *bwat* doble, que constaba de dos tareas; si acababa cualquiera de las dos, podría marcar la casilla. El *bwat* doble le exigía comprarse ropa interior nueva o terminar una carta.

—No me he comprado la ropa interior, así que...

Era una carta que había empezado durante un recorrido a pie que habíamos hecho en Haití. Sacó la página sin terminar de su maletín. Tenía una mancha de grasa, de algún alimento del quinto grupo que había comido durante el trayecto. «Me parece apropiado escribirte mientras estoy sentado en mitad de los campos de Haití», empezaba la carta. Se inclinó sobre ella y se puso a escribir.

—¿Lo que estás haciendo con ese *bwat* es un traslado o una fullería? —pregunté.

—Depende de si aplicas una H. de la G. o no —respondió, sin levantar la vista.

«Una H. de la G.» era la abreviatura de «una hermenéutica de la generosidad», que en cierta ocasión me había definido así en un mensaje de correo electrónico: «Tengo hacia ti una hermenéutica de la generosidad, porque sé que eres buen tío. Por lo tanto, interpretaré lo que digas y hagas bajo un prisma favorable. No debería esperar menos de ti». He contado muchísimos conceptos como ese en su léxico, que también era el léxico de PIH. Jim y Ophelia habían inventado algunos y otros venían del Brigham, pero la mayoría eran de Farmer o de su familia.

Una vez, su hermano Jeff, el luchador profesional, le envió una postal en la que había escrito mal la palabra «haitianos»; había puesto «hatianos». Así que, en la jerga de PIH, los haitianos quedaron como «hatianos» o, sencillamente, «hatis», y su país era «hatilandia». Los franceses eran «francheches» y su idioma, el «franchés», y a los rusos los llamaban «rusquis». Un «chatterjee» era una persona de ascendencia del este de la India (había unos cuantos en PIH) que hablaba mucho.[7] Farmer se refería a sí mismo como «basura blanca» (tenía una foto antigua para demostrarlo, toda su familia de pícnic alrededor de un sofá, al aire libre).[8] El mismo hombre que despotricaba contra los infortunios de las mujeres pobres de todo el mundo usaba, en privado, términos burlones como «pollitas». «A mí eso no me preocupa —me dijo Farmer en cierta ocasión—. Solo lo importante». Los términos descorteses, si se usaban intramuros, se entendían como reproches filosóficos a las preocupaciones, mal orientadas, de aquellos que creían en la «política

---

[7] Juego de palabras entre el apellido del politólogo, antropólogo e historiador indio Partha Chatterjee y el verbo inglés *to chatter* («parlotear»).

[8] *White trash*, «basura blanca», es un término despectivo que se utiliza en los Estados Unidos para referirse a personas blancas de bajo estrato social. .

de identidades», en la idea de que todos los miembros de una minoría oprimida sufrían esa opresión de igual manera, y que ocultaban el hecho (muy oportunamente) de que había diferencias reales en el grado de «jodimiento», a veces también denominado de «machacamiento», que sufrían las personas de la misma raza o sexo. «Todos los sufrimientos no son iguales» era uno de los elementos del credo de PIH, surgido como reacción a las numerosas ocasiones en que, cuando habían tratado de recaudar fondos y en lugar de dinero les habían ofrecido dar conferencias sobre la universalidad del sufrimiento o, sencillamente, unas líneas como «Los ricos también tienen problemas». (Farmer dio una vez un curso en Harvard llamado «Variedades del sufrimiento humano»).

«Cuando la gente se junta con Paul, empieza a hablar como Paul —decía el escritor Ethan Canin, viejo amigo de la Facultad de Medicina—. Es un gimnasta de las palabras». Había una utilidad clara en la brevedad de conceptos como «la H. de la G.», para una mente que se movía tan deprisa y para la gente que intentaba seguirle el ritmo. Cuando, por ejemplo, los «BTGD» (los burócratas transnacionales que gestionan la desigualdad») construían un argumento inteligente (también conocido como «excremento bien formado») en contra del tratamiento de la TB-MR o el sida, se podía decir sencillamente «Besos, EI» y todos lo entendían a la perfección. No había en PIH quien no supiera que «RD» significaba «reina del drama» y que una propuesta RD implicaba que apelaba a los sentimientos. («Podríamos usar aquí una cita RD y por aquí una genérica sobre desigualdad de resultados», oí a Farmer decir una vez a un joven ayudante con quien estaba trabajando en un discurso). Las «flores de los frikis» eran las investigaciones que el personal de PIH llevaba a cabo y presentaba a Farmer o Kim, y «ap. con inves.» era la forma abreviada de «apuntalar con investigación», que significaba que había que comprobar que todo dato que Farmer mencionara en un artículo provenía de una fuente autorizada. («Tiene obsesión por que todo vaya perfecto —contaba un estudiante de Medicina que hizo mucho ap. con inves. para Farmer—. No porque sea un quisquilloso, sino porque, cuando estás trabajando para los pobres, rodeado de argumentos de que no resulta rentable tratarlos, tienes que ser perfecto o quedas desacreditado si se ponen a desmenuzar tu discurso»).

«Equi» era «equipaje»; «duduanas» significaba «aduanas». Cometer un «siete-tres» era usar siete palabras cuando habrían bastado tres y un «91 por ciento» era dejar un trabajo que ya estaba casi terminado. («No hay nada que me cabree más que un 91 por ciento», decía Farmer). La gente de PIH daba a menudo las gracias a quienes habían hecho algo por un tercero, por alguien perteneciente al nutrido grupo al que llamaban «los enfermos indigentes», «los jodidos» y «los pobres»; este último era el favorito en PIH porque, como decía Farmer, era el que usaban casi todos los haitianos para describirse.

Uno podía pasarse bastante tiempo frecuentando el núcleo de PIH sin entender cuáles eran las normas y sintiéndose excluido, y, cuanto más de lado te sentías, más sospechabas que te estaban diciendo que no eras tan bueno como ellos, incluso aunque sospechabas que tu irritación lo demostraba. A mí el núcleo de PIH me recordaba a un club, o incluso a una familia, lo que contradecía bastante el concepto de «los de dentro» y «los de fuera» y, aun así, contaba con su reglamento y su lenguaje propios. Cuando se le decía eso a Farmer, siempre respondía: «En ese caso, sin duda alguna es el club más abierto del mundo, porque está lleno de gente que tiene sida, liberales blancos a montones, multitud de estudiantes, beatas, muchos pacientes, y es un club que crece y nunca se reduce». Y Farmer tenía un modo de crear un club que consistía en tú y él, nadie más.

En Haití, Farmer había creado una parcela de lenguaje privado para nuestro mes de viaje. Hablando conmigo de la malaria, me explicó que había cuatro tipos, de los cuales solo uno, la fiebre terciana maligna, era con frecuencia mortal. «¿Y cuál supones que es el que tiene Haití? —preguntó—. Pero no es farmacorresistente, como en África». Sonrió y dijo, adaptando su frase favorita de la película *El club de los chalados*: «Así que eso es lo que nos espera». Acto seguido, me señaló con el dedo y pronto supe que aquello significaba que yo tenía que pronunciar la siguiente frase de la película: «Pero nos hace ilusión».[9] Una vez que le pillé el truco a esa dinámica de llamada y respuesta, empecé a disfrutarlo. Y he de confesar que allí, en la cafetería del aeropuerto, sentí un cierto placer al saber qué quería decir con «una H. de la G.».

Siguió escribiendo su carta. Miré a a mi alrededor. El Aeropuerto Charles de Gaulle tiene una simplicidad angular, de acero y cristal, que en ese preciso momento se me antojó aterradoramente compleja, lo que me hizo sentir proyectado hacia un futuro que no entendía. Pensé en la tienda libre de impuestos, donde podía uno comprar paté de primera, *confit d'oie*, vinos *grand cru*. «Empezaste esa carta dando un paseo por el Haití rural —cavilé en voz alta, pensando en aquellas áridas tierras altas, en las chozas medievales de los campesinos, en los burros ambulancia—. Parece otro mundo».

Farmer levantó la vista, sonriente, y dijo con una vocecilla alegre:

—Pero ese sentimiento tiene la desventaja de ser... —Se detuvo un instante—. Erróneo.

—Bueno —repliqué—. Según cómo lo mires.

—No, no es así —respondió, en tono agradable—. Lo educado habría sido decir: «Tienes razón. Es un universo paralelo. En realidad no hay ninguna relación entre la enorme acumulación de riqueza en una parte del mundo y la infame miseria de la otra».

Me miró y me eché a reír.

—Sabes que estoy bromeando con una cosa seria —añadió.

Una vez escuché a Farmer dar una charla sobre VIH a una clase de la Facultad de Salud Pública de Harvard y, en mitad de su exposición de datos, mencionó el dicho haitiano «buscar vida, destruir vida» y, a continuación, lo explicó: «Es una expresión que los haitianos usan si una pobre mujer que va a vender mangos se cae de una camioneta y muere». Sentí como si, en aquel momento, pudiera atisbar lo que había en su cabeza. Se me antojó un espacio de hiperconectividad. En momentos como ese, pensaba que lo que

---

[9] Que no se asuste quien recuerde el doblaje que se hizo en España de la citada película; la libertad con que se tradujo la primera frase («No sé lo que quería decir») hace que resulte imposible reproducirla tal cual en este contexto.

quería era borrar el tiempo y la geografía, conectar todas las partes de su vida y atarlas a un mundo en el que veía unas conexiones íntimas e ineludibles entre las resplandecientes oficinas corporativas de París y Nueva York y un hombre sin piernas tirado en el suelo de barro de una choza en el rincón más remoto del remoto Haití. De todos los errores del mundo, parecía pensar Farmer, el más fundamental era «borrar» a las personas, «esconder» el sufrimiento. «Mi gran conflicto es cómo la gente puede no preocuparse, borrar, no recordar».

Yo me preguntaba si habría sitio en su filosofía para alguien más aparte de los pobres del mundo y la gente que hacía campaña en favor de los pobres. Un día, a bordo de un avión, me confesó que pensaba en todos los demás pasajeros como pacientes suyos. La voz de una asistente de vuelo había dicho por el interfono: «¿Hay algún médico a bordo?». Él se había levantado de inmediato para atender a un estadounidense de mediana edad y, claramente, de clase media, que al final no estaba sufriendo un ataque al corazón. De vuelta en su asiento, Farmer me dijo que aquello le pasaba más o menos en uno de cada dieciocho vuelos. Me dio la impresión de que no le habría importado que le pasara en todos.

Abrazar una continuidad e interconexión que no excluían a nadie parecía otra de las peculiares libertades de Farmer. Traía aparejadas muchas responsabilidades, por supuesto, pero también lo liberaba de los esfuerzos que hace mucha gente para refugiarse y distinguirse de su pasado y de la masa de sus congéneres humanos.

23

El Banco Mundial estaba planificando un préstamo para tratar de contener la epidemia de tuberculosis en Rusia. Farmer iba a Moscú, y con esta iban ya cinco veces, para trabajar sobre las condiciones de dicho préstamo. En el avión, me explicó la historia de esta misión.

Unos dos años atrás, Howard Hiatt lo había enviado al Open Society Institute, la fundación de George Soros, en busca de más dinero para mantener el proyecto de Perú. El OSI rehusó participar, pero dijo en una carta que entendía la importancia del proyecto de PIH, porque estaba haciendo un trabajo similar en Rusia, que describió con cierto detalle.

Farmer recordaba que leyó la carta de camino a una reunión y que le hizo pararse en la acera: «¡Mierda puta!». Ya sabía que Soros había puesto alrededor de trece millones de dólares para proyectos piloto de tuberculosis en Rusia, pero hasta entonces desconocía los detalles. Solo usaban la estrategia DOTS. Administraban a todos los pacientes un tratamiento para la tuberculosis no resistente y quienes no mejoraban recibían cuidados paliativos para hacerles la muerte más llevadera. Pero la caída de la Unión Soviética había creado unos ingredientes ideales para una enorme epidemia y una farmacorresistencia desenfrenada: el sistema fallido de control de la tuberculosis había dado pie a que muchos tratamientos se quedaran sin terminar; el aumento de la criminalidad había llenado las cárceles por encima de su capacidad.

Con el beneplácito de Hiatt, Farmer escribió al director de la fundación una carta de dos páginas en la que le explicaba con elegancia que su proyecto estaba abocado al fracaso. Acabó en la oficina de Manhattan de George Soros, donde expuso sus argumentos. Cuando terminó, Soros pidió que le pusieran en contacto de inmediato con Alex Goldfarb, microbiólogo y emigrante ruso, que dirigía su programa de tuberculosis en Rusia. Soros se pasó un rato dándole gritos a Goldfarb por teléfono y luego pidió a Farmer que les ayudara a arreglar los proyectos piloto rusos. Farmer vaciló unos instantes. En aquella época, aún tenía que viajar con bastante frecuencia a Perú. Rusia supondría pasar aún más días y semanas fuera de Haití, un lugar mucho más afectado por la tuberculosis y todas las demás enfermedades. No obstante, PIH podría hacer un uso legítimo de parte del dinero de Soros para pagar sueldos. Además, la epidemia de Rusia estaba asolando sus cárceles y los presos eran parte de su parroquia (así lo afirmaban los Evangelios; se podía comprobar en Mateo 25). Y Rusia podría representar el tipo de oportunidad que Paul y Jim habían esperado cuando iniciaron el proyecto de Perú, la oportunidad de influir en la política sanitaria con respecto a los pobres a escala global. Por aquel entonces, Rusia tenía frontera con otros doce países y esos países eran fronterizos con algunos de los más ricos del mundo. «Es mucho más difícil argumentar sobre la igualdad en un lugar como Haití, que es muy fácil de esconder para no tener que verlo», razonaba Farmer. La tuberculosis de Rusia podría demostrar al mundo las consecuencias de desatender la salud de las personas pobres de todas partes, de desatender Haití.

Así que fue a hacer un recorrido por las cárceles siberianas con Goldfarb, otros asesores de la Fundación Soros y algunos funcionarios rusos. Antes del viaje, Goldfarb se había referido a Farmer como «el malvado enemigo del norte». Volvieron de Siberia siendo amigos. Para entonces, Goldfarb ya entendía mejor a Farmer. En un momento, le había preguntado cuánto cobraba por sus servicios y Farmer respondió: «Alex, idiota, ¿que cuánto cobro? Cobro muchísimo por los presos comunes, los presos de guerra y los indigentes enfermos. Y el doble para los refugiados». Pero, sobre todo, lo que más los unió fue el espectáculo que presenciaron en el gulag ruso.

En casi todas partes, el índice de presos que contraen tuberculosis es mayor que entre la población civil. En las cárceles rusas, sin embargo, la incidencia era entre cuarenta y cincuenta veces superior. Es más, la mayoría de reclusos enfermos tenía cepas resistentes a un fármaco, por lo menos, mientras que, en algunas cárceles, un tercio tenía TB-MR completamente desarrollada. La tuberculosis había pasado a ser la principal causa de muerte en las cárceles, pero no todos los enfermos morían en ellas. Muchos presos sobrevivían lo suficiente para terminar su condena y llevar sus cepas farmacorresistentes a la sociedad civil. Y, cuando salían, la mayoría de los enfermos no recibía tratamiento, sobre todo porque el enorme sistema ruso de control de la tuberculosis entre la sociedad civil era, en sí mismo, un caos.

La situación era desesperada, pero, hasta la fecha, la respuesta internacional había sido pobre. Un puñado de organizaciones extranjeras estaba intentando averiguar cómo controlar la epidemia. La mayoría solo podía invertir pequeñas cantidades; cientos de miles de dólares o uno o dos millones. Sus proyectos, algunos bien gestionados y todos ellos implantados a pesar de los tremendos obstáculos, habían servido para demostrar algo distinto a lo que pretendían: que el DOTS no solo no servía, sino que aumentaba la epidemia. En la *óblast* rusa de Ivánovo, los Centros estadounidenses para el Control y la Prevención de Enfermedades habían tratado a sabiendas a pacientes de TB-MR con fármacos a los que eran resistentes y solo habían curado al 5 por ciento. Y Farmer predijo (con acierto, como se vería después) que recaerían muchos de entre ese 5 por ciento. Incluso Médicos Sin Fronteras, organización alabada por el Comité Noruego del Nobel por su trabajo con la tuberculosis en Rusia, se había ceñido hasta entonces únicamente al código del DOTS y había curado solo al 46 por ciento de los pacientes a quienes había tratado en la Colonia Penal número 33 de Kémerovo. «Éxitos de gestión, fracasos clínicos», llamó Farmer a esos esfuerzos en un artículo.

La epidemia que había visto en las cárceles siberianas era peor que cualquier otra que hubiera conocido en Perú y, en algunos aspectos, que cualquier cosa que hubiera presenciado en Haití. Así pues, cuando volvieron a Moscú después del recorrido por el gulag, Goldfarb y él ofrecieron una rueda de prensa para difundir la urgente noticia, pero escogieron el mismo día en que, en Washington, el fiscal especial hizo público su informe sobre el escándalo de Monica Lewinsky. Solo acudieron unos pocos periodistas.

Farmer y Goldfarb fueron a Nueva York para una «reunión urgente» con Soros. Para Farmer, las reuniones con Soros eran casi siempre revitalizantes. Una vez, había hecho un cálculo rápido de lo que costaría controlar la tuberculosis en todo el mundo: unos cinco mil millones de dólares, pensaba. Mencionó esta cifra a varias personas de Salud Pública, que repusieron que jamás podía reunirse tal cantidad. Sin embargo, cuando Soros vio el cálculo, dijo: «¿Ya está? ¿Solo necesitas eso?». En Nueva York, Farmer y Goldfarb pidieron a Soros que pusiera más dinero de inmediato para tratar la tuberculosis en Rusia. Soros dijo que ello no haría más que retrasar la respuesta internacional. Así pues, en lugar de darles el dinero, organizó, entre otras cosas, una reunión en la Casa Blanca presidida por su amiga Hillary Clinton. Farmer y Goldfarb redactaron para Soros los principales puntos que tratar en la conversación y analizaron los que la primera dama tenía preparados.

El resultado no estuvo a la altura de lo que Farmer pensaba. Él esperaba enormes donaciones de fundaciones y países ricos. En cambio, Hillary Clinton persuadió al Banco Mundial de que estudiara conceder un préstamo a Rusia y este creó algo llamado «Misión para Moscú», un grupo de economistas, epidemiólogos y expertos en salud pública que prepararían los detalles del préstamo.

Como era de prever, Farmer se fue implicando cada vez más y arrastró consigo al resto de PIH. El equipo al completo se puso a trabajar en un informe encargado por Soros que, al cabo de siete meses, nació en forma de libro, con 177 páginas de texto, 115 de apéndices y 976 referencias, y con capítulos en los que se describía el problema de la TB-MR en Rusia, Azerbaiyán, Perú y Sudáfrica, además de un capítulo final sobre cómo crear un programa de tratamiento adecuado. Suscitó cierto interés en la prensa y la OMS respaldó el volumen con la aportación de una introducción. Farmer también accedió a ser asesor jefe en materia de tuberculosis en las cárceles rusas, sin sueldo, en la Misión para Moscú del Banco

Mundial. Tuvo que insistir para que el puesto fuera no retribuido, ya que condenaba algunas de las prácticas del banco; Soros se encargaría de sus gastos.

Llegamos a Moscú a última hora de la tarde. La mayoría de los pasajeros se levantó de sus asientos antes de que el avión hubiera llegado a la puerta, mientras la asistente de vuelo rogaba inútilmente por el interfono: «Permanezcan sentados, por favor».

Farmer paseó la mirada por la cabina.

—Tengo debilidad por los rusquis. Se levantan cuando les apetece. Claro, es que llevan cuatrocientos años siendo usados como mobiliario. Por supuesto que quieren levantarse.

Farmer creía, evidentemente, en la importancia de las intenciones y la fuerza de voluntad, pero también en la revelación, en las «señales». Aquel día, me parecía a mí, no todo eran buenos presagios. En el aeropuerto principal de Moscú, que tenía todo el encanto de un almacén, nos equivocamos de formulario de entrada y, por primera vez desde que viajaba con Farmer, presencié el fracaso de su amabilidad con un extraño. Sonrió a la adusta mujer uniformada de aduanas y dijo:

—Lo siento. La próxima vez aprenderé ruso.

—La próxima vez rellene el formulario en inglés —gruñó ella.

Pero nos dejó pasar.

—No pasa nada —dijo Farmer con compasión, sin ironía—. Después de todo, trabaja para una superpotencia derrotada.

En el exterior, el sol de la tarde era una cuña naranja sobre un horizonte helado.

Por la mañana, fuera del hotel, veíamos salir vaho de las bocas de los viandantes, vapor de las rejillas de las calles. A través de las cristaleras frontales del hotel podíamos contemplar, al otro lado de una amplia avenida, el palacio del Kremlin, sus torres almenadas sobre las altas murallas, perfectamente restauradas, extendiéndose ante nuestros ojos. Más allá, las torres de la catedral de San Basilio, coronadas por cúpulas en forma de bulbo. Farmer había dicho que le parecía uno de los edificios más bellos del mundo, aunque echado a perder por el hecho de que se hubiera construido para celebrar la sangrienta victoria de Iván el Terrible sobre los tártaros. Le gustaba decir que borrar la historia siempre servía a los intereses del poder. De todas formas, yo ya sabía que no iba a visitar la catedral con él. En Moscú íbamos a practicar su tipo de turismo, una ruta que se podía hacer en cualquier gran ciudad del mundo. Farmer, Alex Goldfarb (que había venido desde Nueva York) y yo íbamos a visitar una cárcel.

La Prisión Central de Moscú, Matrosskaya Tishina, era la más grande de la ciudad y estaba destinada a servir de *sizo*, centro de reclusión temporal. Era un edificio inmenso, aunque no pude captar sus dimensiones reales dada la complejidad de giros por puertas por las que había que agachar la cabeza, subidas por viejas escaleras metálicas y caminatas por pasillos que me recordaron a túneles de metro abandonados, con algún tipo de conglomerado amarillo arrojado caprichosamente contra las paredes.

—En verano —me susurró Farmer— el aire acondicionado no funciona muy bien. Estos últimos años he hecho prácticas en criminología comparada.

Atravesamos diversas zonas climáticas, del calor al frío y de vuelta al calor, y también zonas de olor, algunos a comida y otros difíciles de identificar (parecía mejor no saber).

—No se pierdan —dijo un funcionario—. No es un buen sitio para perderse.

Pasamos junto a una fila de reclusos, todos vestidos con pantalones holgados, abrigo andrajoso y gorra, los rostros grises bajo la tenue luz; uno tenía la nariz más torcida que había visto jamás. Luego llegamos al hospital de la cárcel.

—Acuérdate de Cuba —murmuró Farmer—. Y mira este lugar de mierda.

Nuestros guías eran médicos vestidos con uniformes verde oliva y ellos mismos se lamentaban de las condiciones. Abrieron la puerta de una celda reservada a enfermos de sida.

—Aquí hay menos que en las celdas convencionales —dijo una de las doctoras.

—¿Cuántos?

—Cincuenta solo en esta.

Farmer entró primero, seguido de un intérprete. Era una estancia gris y lóbrega, más pequeña que muchas salas de estar de las casas estadounidenses, y estaba llena de literas entre las que colgaban cuerdas con ropa tendida. La mayoría de los hombres eran jóvenes. Tenían la cara cenicienta, pero tal vez fuera por lo tenue de la luz. En un momento, Farmer les estaba estrechando la mano, tocándoles el brazo y el hombro y, al siguiente, ya había voces alzándose que competían entre sí por dar a conocer sus quejas.

—Tendría que ir a los tribunales y defender los derechos de los infectados por sida en los juicios —dijo uno de los reclusos.

—Dígale que ya lo hago en los Estados Unidos —indicó Farmer al intérprete—, pero, como no soy ciudadano ruso...

Un preso, mayor que el resto y, claramente, una especie de portavoz, declaró que él no había sido más que testigo del asesinato de un hombre, pero que, como tenía sida, se le impuso una condena de cinco años. Al verdadero asesino, a quien se juzgó con él, le cayeron solo tres.

—Y, cuando salga, le cortaré la cabeza —dijo.

Todo el mundo, presos y médicos, se echó a reír, un ruido ensordecedor en la celda abarrotada. Farmer escribió una nota («¿Los enfermos de sida reciben condenas más largas?») y dijo que se la transmitiría al especialista en sida del Banco Mundial.

Dio las gracias a los presos. El portavoz añadió:

—Ojalá pudiera usted venir más a menudo.

—Me gustaría.

Salimos de la celda de los cincuenta enfermos de sida y la puerta se cerró con un sonido metálico a nuestras espaldas. El eco de ese sonido, el de metal viejo y pesado contra más metal, se alejó por un pasillo mal iluminado. No veía el final del pasillo. No oía el final del eco.

—¿Te imaginas cómo sería oír ese sonido desde el otro lado de la puerta? —pregunté a Farmer.

—Todas las veces —respondió.

Ciertamente no era difícil de imaginar: cometer el tipo de error que le haría a uno terminar en una celda dentro de aquel lugar. En esos momentos, en Rusia, un joven podía acabar en la cárcel por robar una hogaza de pan o una botella de vodka y, como el sistema penal estaba saturado, languidecer en un centro de reclusión temporal durante un año, o incluso cuatro, antes de que su caso llegara a juicio. Mientras esperaba o cumplía su condena, seguramente se infectaría de tuberculosis; se calculaba que alrededor del 80 por ciento de todos los presos rusos tenía el bacilo en el organismo. Una vez infectados, tenían una probabilidad mayor que la media de pillar la enfermedad activa, debido a la falta de higiene, la alimentación inadecuada y la prevalencia de otras enfermedades en la cárcel. Y la escasa financiación del servicio médico de prisiones no permitía tener el material ni los fármacos necesarios para conseguir un índice de curación aceptable, ni siquiera entre los reclusos con tuberculosis sensible a los fármacos. Un preso joven podía contraer este tipo de tuberculosis y, por culpa de un tratamiento inadecuado, terminar con TB-MR. O contagiarse de una cepa de TB-MR directamente de otro preso (lo que era cada vez más probable) y morir por causa de ello antes incluso de que se le condenara por haber robado la hogaza de pan.

Nos condujeron por otro pasillo sinuoso, bajamos una escalera de caracol metálica y atravesamos lo que parecía una mazmorra medieval. Pasamos junto a un anciano que iba empujando un carro lleno de latas grandes. Un cazo enorme asomaba de una de ellas. Se detuvo ante la abertura de la puerta de una celda y por ella asomó una cara.

—La comida es bastante buena, en realidad —me dijo Farmer—. Salada.

Un buen elogio proveniente del médico con hipertensión.

Llegamos a la sección de tuberculosos.

—Los médicos están saturados de trabajo y casi no tienen protección —dijo un funcionario—. El equipo de rayos X está reventado. No hay fármacos suficientes para los pacientes que tenemos. No tenemos ayuda de laboratorio de Moscú.

No estaban seguros de cuántos presos tenían cepas farmacorresistentes. Desde luego, más que unos pocos. De los cien mil reclusos enfermos de tuberculosis, tal vez treinta mil tenían TB-MR. El octubre pasado, Farmer había salido en el programa de televisión *60 Minutes* para hablar de la epidemia en Rusia y sus antiguas repúblicas. «Vamos a tener que declararlo una emergencia mundial de salud pública», declaró. «¿Cuánto tiempo queda antes de que esté fuera de control?», preguntó el presentador. «Creo que ya está fuera de control».

Nos quedamos en el pasillo del área de tuberculosos. Uno de los médicos rusos dijo:

—No recibimos información de las instituciones de las que provienen los presos. Esto es una parte de la estación de ferrocarril. El 50 por ciento no es de Moscú.

Farmer preguntó cuánto tiempo tardaba un recluso con tuberculosis en llegar desde allí hasta Siberia.

—Un mes, más o menos. Se les envía a estaciones de paso. No hay forma de continuar el tratamiento durante el trayecto.

Farmer se volvió hacia Goldfarb y dijo en voz baja:

—Estos traslados de presos van a ser una pesadilla.

Entramos en otra celda, esta vez llena de pacientes de tuberculosis, muy parecida a la última, pero algo menos abarrotada y húmeda (la humedad que procedía de muchos pares de pulmones exhalando). Varios hombres tosían, cada uno de una forma distinta, pensé (un bajo como Chaliapin, un barítono, un tenor). Farmer se acercó a una cama y dejó reposar el brazo en el colchón de la litera superior.

—Tienes buen aspecto —dijo a uno de los hombres—. ¿Hay alguien que tosa sangre?

—No.

—Entonces, ¿hay bastante gente que esté mejorando?

—No va a peor —respondió un recluso.

Les preguntó de dónde venían. Grozni, Volgogrado, Bakú.

—Dígales que he estado en Bakú —pidió al intérprete— y que es mejor estar aquí. Dígales que he estado en la Colonia 3.

Un joven que estaba sentado en una litera superior intervino:

—Yo le vi en la Colonia 3. Estaba con una mujer.

—¡Sí, estuve allí con una mujer! —exclamó Farmer, y estiró la mano para estrechar la del joven—. Me alegro de volver a verte.

Era el momento de marcharse.

—Buena suerte —se despidió Farmer a través del intérprete—. Dígales que espero que se mejoren todos.

Emprendimos la vuelta a la oficina de la cárcel.

—Me cae bien este personal médico de prisiones —me dijo Farmer—. Se esfuerzan.

Se volvió hacia el intérprete.

—Dígale a Ludmilla que he conocido a unos médicos de prisiones extremadamente entregados.

Se había dirigido especialmente a Ludmilla (una doctora del equipo de médicos rusos) porque esta le había contado una historia sobre un activista italiano por los derechos humanos que había examinado la cárcel y la había acusado de maltratar a los enfermos de sida al mantenerlos aislados del resto de presos. Farmer había repuesto: «¿En un entorno en el que hay un montón de tuberculosis? ¡Lo que habría sido una violación de los derechos humanos es no tenerlos aislados!».

Farmer me hablaba reposadamente mientras caminábamos.

—Aquí tienen setecientas camas de hospital y alrededor de quinientas están ocupadas por enfermos de tuberculosis. Eso es una pista, solo una pista, de que podría haber un problema.

Además de la farmacorresistencia, había dicho a Farmer uno de los médicos, estaba aumentando la incidencia de sífilis. Aquello era alarmante, porque el aumento de sífilis anuncia la inminencia de sida, lo que incrementaría muchísimo la epidemia de tuberculosis.

—Esto va a ser un puto desastre —iba diciendo Farmer mientras nuestros anfitriones nos conducían a la oficina central, una sala de color mostaza.

Sobre la tosca mesa de reuniones se había dispuesto un festín.

—¡Anda, gracias! ¡Justo lo que me gusta! —declaró Farmer, que acto seguido me murmuró—: Tenía miedo de que ocurriera esto. Odio el vodka.

Pero se sentó y se lo metió entre pecho y espalda con un placer muy bien fingido (se notaba que era un experto), al igual que hacía en Haití cuando comía algo del quinto grupo de alimentos. Hubo brindis y más brindis. Al cabo de un rato, Farmer se empezó a poner pesado.

—Llevo casi dos décadas trabajando en Haití, desde que era un chaval; hace algunos años el estado de Massachusetts me pidió que fuera miembro de la Comisión de Tuberculosis y me dije: «¿Qué puñetas hacemos?». Yo estaba en Haití, tenía un par de pacientes de TB-MR, les cogí muestras de esputos y las llevé a Boston. Allí las llevé al laboratorio y escribí: «Paul Farmer, miembro de la Comisión Estatal de Tuberculosis». Quería que procesaran mis muestras de Haití y nunca me hicieron ninguna pregunta, así que fui haciendo lo mismo una y otra vez, y luego con esputos de Perú, hasta que al final, claro, me preguntaron por qué. «Massachusetts es un estado fantástico, les dije, tiene un laboratorio de tuberculosis enorme, montones de médicos, enfermeros y personal de laboratorio especialistas en tuberculosis. Solo le falta una cosa: tuberculosis».

El jefe de los médicos rusos (un coronel) se echó a reír. Una doctora dijo con aire grave:

—Nosotros tenemos mucha tuberculosis y ningún laboratorio.

Más brindis, más vodka. El coronel se echó la mano al bolsillo, hizo amago de sacar un paquete de tabaco y de pronto se detuvo y preguntó a Farmer:

—¿Los Estados Unidos son una democracia?

Paul se puso serio.

—Creo que, siempre que un pueblo tiene una cantidad ingente de recursos, le resulta fácil calificarse de demócrata. Yo me considero más médico que estadounidense. Ludmilla y yo pertenecemos a la nación de quienes se preocupan por los enfermos. Los estadounidenses son unos demócratas vagos y yo creo, como alguien que comparte nacionalidad con Ludmilla, que los ricos siempre pueden calificarse de demócratas, pero los enfermos no están entre los ricos.

Pensé que había terminado, pero solo estaba haciendo una pausa para que el intérprete lo alcanzara.

—Mire, yo estoy muy orgulloso de ser estadounidense. Tengo muchas oportunidades por ser estadounidense. Puedo viajar libremente por todo el mundo, puedo empezar proyectos, pero eso se llama privilegio, no democracia.

Conforme Farmer iba hablando, la cara del coronel había empezado a mostrar signos de un esfuerzo excesivo. Y en ese momento dejó de contener la risa.

—¡Pero si yo solo quería saber si le molesta que fume!

Goldfarb hizo una mueca.

—Paul, el corrronel quería saber si podía fumar y tú le has dado un discurso sobre socialismo y democracia.

—Pero el discurso ha sido maravilloso —dijo el coronel, sonriendo a Farmer, que parecía a punto de quedarse dormido.

Goldfarb se volvió hacia el coronel.

—Mañana, Paul representará sus intereses en el Banco Mundial.

Farmer se sacudió para espabilarse.

—El único problema es que yo no creo que deba ser un préstamo. Pero para la comunidad internacional de sanadores será una buena cosa. Rezo —y juntó las palmas de las manos— por que vaya todo bien.

En el mundo del control de la tuberculosis, los expertos seguían discutiendo por el tratamiento de la TB-MR, una contienda cuyas principales armas eran los artículos de las revistas especializadas. Pero, como decía Howard Hiatt, Farmer y Kim habían demostrado que era posible tratar la TB-MR y, además, de forma económicamente rentable. En parte gracias al ejemplo de su trabajo en Perú, se alcanzó un consenso en el seno del Banco Mundial: el préstamo debía usarse para tratar todas las cepas de tuberculosis en Rusia; es decir, para campañas tanto de DOTS como de DOTS-plus. Los funcionarios rusos estuvieron de acuerdo; de hecho, aquella había sido, en esencia, su postura desde hacía mucho tiempo. Pero la distribución del préstamo aún suscitaba opiniones encontradas y la mezcla de actores implicados en los debates parecía combustible, como las naciones de Europa antes de la Primera Guerra Mundial: un popurrí de asesores del Banco Mundial con abultados currículum, algunos con egos en consonancia, combinados con coroneles, generales y antiguos *apparátchiki* rusos y veteranos combatientes contra la tuberculosis, miembros de un imperio derrotado, alertas ante posibles muestras de condescendencia.

Alex Goldfarb también formaba parte de aquella complejidad.

Una noche, tomando cócteles, uno de los miembros del Banco Mundial dijo a Farmer:

—A mí me cae bien Alex, pero, por favor, mantenlo alejado de las reuniones.

Goldfarb era el principal aliado de Farmer en las negociaciones: Farmer representaba al banco en el problema de la tuberculosis entre los presos y Goldfarb representaba al Ministerio de Justicia ruso, que gestionaba las cárceles. Para Farmer y Goldfarb, el objetivo de la semana era asegurarse de que las cárceles consiguieran una parte justa del préstamo. Farmer me había dicho que tenía una tarea añadida: «Mantener controlado a Alex».

La mayoría de las mañanas y noches de la semana que pasamos en Moscú, Alex venía a nuestro hotel para hablar sobre la estrategia. Tenía pinta de profesor universitario, con su barba, su espalda levemente encorvada, su traje de *tweed* y pana.

—Soy un bioquímico muy respetado —me dijo un día.

Farmer se volvió hacia mí.

—Descubrió uno de los genes que crean la resistencia. Por lo demás —añadió, sonriendo a Alex—, no es gran cosa.

A continuación Farmer empezó a ofrecer a Alex un resumen detallado de las reuniones anteriores.

Alex estuvo un rato escuchando y luego dijo, refiriéndose al principal antagonista de Farmer en el grupo del Banco Mundial:

—¿Quién es ese gilipollas? Me tiene alucinado. Qué arrogancia y qué ignorancia las suyas… ¿A que saco mañana esta historrria en *Izvestia*?

—Sabía que ibas a decir eso —respondió Farmer, y me miró—. Tú ríete, pero le gusta hacer ese tipo de cosas.

—El Banco Mundial —prosiguió Alex— trajo aquí a un experto con turbante desde la India, con esta nieve tan terrible, y, como no sabe nada de Rusia, está acabado. Esta gente no sabe lo que está pasando en este país.

Farmer intentó continuar, pero Alex le interrumpió.

—Déjame que termine —dijo Farmer.

—Te voy a decir una cosa —insistió Alex—. La gente con la que te vas a reunir es totalmente insignificante.

—Coño, Alex, déjame que termine —le espetó Farmer; en el comedor del hotel, varias cabezas se giraron y bajó la voz—. No tienes que estar siempre interrumpiéndome. Cambia nuestra propuesta como te apetezca. Yo tengo que decirte de qué se nos van a quejar.

—Gente insignificante —insistió Alex.

Había demasiadas divisiones aparejadas a esas reuniones, según Alex. Ahí estaba el panorama político, según él. Detrás de esa insistencia de los extranjeros en los detalles del préstamo había muchas animosidades. Por ejemplo, los burócratas de la OMS destinados en Moscú estaban ofendidos por la irrupción en su terreno de las organizaciones no gubernamentales, como PIH y la fundación de Soros, que, por su parte, según Alex, albergaba facciones enfrentadas, ya que a Soros le gustaba crear competitividad dentro de sus propias organizaciones. Además, algunos de estos empleados de la OMS eran polacos, no rusos, y aún pervivían las viejas hostilidades entre las dos nacionalidades.

Alex relató todo esto con, pensé, un cierto deleite, y luego dijo:

—Perrro esto es insignificante.

Lo que importaba, en primer lugar, era la brecha rusa, entre el Ministerio de Sanidad y el de Justicia. El Ministerio de Sanidad, encargado del sector civil, quería un control total sobre el préstamo. No tanto para poder tratar la tuberculosis, dijo Alex, como para sustentar un sistema que se estaba cayendo a pedazos. También había unas alianzas imprecisas entre el Ministerio de Sanidad y las empresas farmacéuticas rusas, que no llegarían a facilitar las enormes cantidades necesarias de fármacos contra la tuberculosis si los criterios eran el precio y la calidad. Además, los burócratas del Ministerio de Sanidad se sintieron insultados por muchos de los internacionalistas (entre otros, por Alex, como Farmer señaló). Alex los había llamado payasos y cosas peores.

En cuanto al Ministerio de Justicia, prosiguió Alex, probablemente sus motivos no eran del todo inocentes, pero las intenciones eran correctas. Casi la mitad de todos los enfermos de tuberculosis y la mayoría de los farmacorresistentes estaban languideciendo en las cárceles. Y estas estaban cumpliendo el papel de lo que Alex denominaba «una bomba epidemiológica», que diseminaba la tuberculosis entre los presos y luego los devolvía a la sociedad civil.

—Esta bomba se sustituye cada tres años, así que la mejor forma de limpiar la sociedad es purrrificar las cárceles, igual que se limpia el filtro del aceite de un coche.

Farmer estaba de acuerdo con todo ello y pensaba, además, que los presos merecían que se los tratara en primer lugar.

—La cuestión es que estás exponiendo a los presos a un riesgo mayor, así que es un error no tratarlos antes a ellos.

Creía que Justicia tenía una intención genuina de curar a los presos tuberculosos. ¿Por qué no iba a ser así? La epidemia de las cárceles amenazaba a su propio personal; de hecho, a su propio imperio. Creía que eran sinceros, en parte porque Justicia le había facilitado libre acceso a todo tipo de documentos confidenciales. Pero, en la reunión de aquel día, el consenso del grupo del Banco Mundial había sido, en apariencia, que Justicia (los presos) solo recibiría el 20 por ciento del préstamo. Donde Farmer y Alex discrepaban era en la cuestión de cómo cambiar aquel punto de vista, cómo conseguir para Justicia el 50 por ciento del préstamo.

Farmer simpatizaba con el Ministerio de Sanidad. Había buscado congraciarse con los veteranos combatientes contra la tuberculosis que había entre sus filas y a muchos les caía bien. La diplomacia, los datos y el encanto personal, parecía estar diciendo, podían ganar a todos los bandos y unir a todas las facciones en contra del bacilo, su enemigo común, después de todo.

—Qué ingenuo eres, Paul... —dijo Alex, ante ese tipo de discurso.

Como siempre, lo que iba a prevalecer serían el poder y el dinero. De momento, iba a dejar que Farmer hiciera las cosas a su manera.

—Pero hay un plan B. Y, en realidad, a mí me gusta el plan B: fracasamos, las cárceles reciben menos de lo que les corresponde, todo el dinero va al Ministerio de Sanidad, nosotros montamos un pollo y así tenemos el arma perfecta para ir en busca de dinero privado.

—Pero no hagas eso aún, porque entonces pensaré que he desperdiciado un año entero en los despachos del Banco Mundial.

—¿Por qué fuiste allí?

—¿Que por qué fui allí? —preguntó Farmer, alzando la voz—. ¡Porque tú me lo dijiste!

Alex soltó una risita.

—Claro, claro que te lo dije.

Durante un tiempo, pensé que Goldfarb podría tener razón, que Farmer tenía pocas probabilidades de conseguir que la mitad del préstamo fuera a parar a los presos. Farmer me había contado, en el vuelo a Moscú, que estaba cansado de las reuniones con el Banco Mundial y de las peleas, en salas cada vez más sofocantes, donde no había pacientes y sus pensamientos no dejaban de volver a Cange: cuando llegara la próxima víctima de meningitis, ¿alguno de los médicos, en su ausencia, le haría una punción lumbar? Y parecía sufrir de agotamiento físico. La primera mañana que pasamos en Moscú, durante el desayuno (en su caso, un eufemismo de «café»), me dijo:

—Aún estoy biológicamente trastornado.

Llevaba puesta su tercera y última camisa, a la que le faltaba un botón. El traje negro estaba como si hubiera dormido con él puesto. En realidad, no había dormido.

—Pero sí que respondí a los cuatrocientos trece mensajes de correo electrónico —dijo, animado por un instante.

Tenía una parte del pelo tiesa, como una cresta de gallo, y la cara y el cuello rojos, seguramente porque, en su cabeza, ya estaba discutiendo. Entre los mensajes de correo electrónico con los que se las había estado viendo la noche anterior, había encontrado uno en el que se citaba a un miembro del equipo del Banco Mundial, que decía: «Esta propuesta para las cárceles es ridícula y demasiado cara. Ridícula». Ahora, mientras tomaba café, dijo Farmer:

—Ya estamos en la lucha. Pero es un programa de diez años, un proceso muy largo. ¡Diez años! Creo que estaría bien no meterme en conflictos al menos por un día. Voy a tratar de hablar para mí mismo. Voy a tratar de contenerme para no pegarle un puñetazo al tío ese. Los presos están muriendo y van a seguir muriendo.

Miró su reloj. Ya iba casi tarde para la reunión matinal. Se apresuró a ponerse el abrigo. El cable del ordenador se quedó colgando del maletín y fue arrastrando tras de él por la alfombra.

—Señor —dijo el portero, recogiendo los guantes de Farmer.

—¡Ay, gracias! —respondió Farmer, y preguntó con entusiasmo—: ¿Va a nevar?

El portero sujetó la puerta mientras Farmer encorvaba los hombros frente a la ráfaga del aire de enero moscovita.

Por la noche, parecía un poco recuperado. El jefe del equipo negociador ruso había sostenido en alto una versión traducida de un artículo de Farmer titulado «Rebrote de la tuberculosis en Rusia» mientras decía: «Usted es el único que entiende la tuberculosis en este país». Luego las negociaciones derivaron hacia el plan preliminar que Farmer había presentado para las cárceles, y el debate se centró sobre todo en la parte de dar comida extra a los presos tuberculosos. ¿Hacía falta comida extra para curar la enfermedad? Algunos pensaban que no. «Fue una buena pelea», dijo después Farmer. Pero no se había dejado implicar en ninguna otra.

Y había predicción de nieve para Moscú. Las noticias le alegraron. Le encantaban las tormentas.

—¡Quiero ventisca! —exclamó.

Farmer me había dicho que el juego de la política de salud internacional no era algo que le saliera de forma natural. Pero estaba claro que se le daba bien y, conforme fueron transcurriendo los días en Moscú, le volvieron la sonrisa y el vigor y, con ellos, de algún modo, la ilusión de ser un hombre vestido con elegancia.

Algunos miembros del equipo de negociación seguían insistiendo en que no resultaba rentable dar comida extra a los presos, pero uno de los negociadores se llevó a Farmer aparte y le sugirió que colara la comida en el presupuesto llamándola «vitaminas». Funcionó. Al final, el grupo del Banco Mundial estuvo de acuerdo en que los presos se llevaran alrededor de la mitad del préstamo. En ese momento, se preveía un primer pago de treinta millones y la cifra aumentaría en otros cien, más o menos. Pero tal vez no fuera a haber préstamo. El Ministerio de Sanidad estaba disconforme con su parte. Aun así, Farmer había logrado sus principales objetivos intermedios y había evitado que Goldfarb llevara a cabo su «plan B».

—Ha sido un éxito total —dijo, ya de vuelta en la habitación del hotel—. Estoy emocionado, no lo puedo remediar. Y tú, Alex, ¿estás contento?

—Sí, pero es que yo tengo siempre sentimientos encontrados. Ahorrra voy a tener que lidiar con estos treinta millones y evitar que los roben.

—Todos son amigos tuyos —respondió Farmer—. Uno roba para vodka y otro roba para su novia, ¿y qué más da?

Farmer estaba sentado en el alféizar de una ventana; todas las sillas de la habitación estaban llenas de papeles. Señaló un montón tambaleante de papelería de PIH que un ayudante había traído de Boston.

—Alex, ¿ves la diferencia entre tu vida y la mía? Todo eso son cartas de agradecimiento por contribuciones de veinticinco dólares a PIH.

—¿Haces esas cosas? ¿Cómo haces las listas de correo? ¿Las compras?

—Venga, hombre. Se han ido haciendo a lo largo de trece años. Tú te pones a escribir: «Estimado George Soros: Gracias por los doce millones de dólares». —Cogió un fajo de notas de agradecimiento aún por hacer y prosiguió—: Yo escribo a, a ver…, a una amiga de mi abuela, a un alumno, a una economista de izquierdas, a un historiador, a un secretario de mi departamento, a un administrador de mi departamento, a una pediatra.

Al enumerar la lista de nombres pareció ir animándose todavía más. Creo que, en realidad, estaba fanfarroneando.

La opinión de Alex sobre Farmer me interesaba. «Paul es muy frágil —me dijo una vez en privado—. Es muy delgado, como Chéjov. El sentimentalismo le da más vida que cualquier otra cosa. Pero nunca he conocido a una persona eficiente que no asegurara ser sentimental o estar trabajando para una causa más elevada. Incluso en los negocios y, desde luego, en el trabajo internacional».

Farmer, por su parte, había dicho de Alex: «Solo una madre podría quererle. Y yo sí que le quiero, de verdad. Todo esto de Rusia va a funcionar, ¿sabes por qué? Porque él me quiere a mí».

Parecían tener ese tipo de amistad que crece con las discusiones y, desde luego, tenían bastante abono que echarle. En un tema como el de Cuba, por ejemplo. Con respecto a sus estadísticas sanitarias, Alex decía: «Creo que al camarrrada Fidel se le da muy bien establecer la disciplina, por lo que su salud pública debe ser muy disciplinada. En mi opinión, el camarrrada Beria solucionaría el problema de las cárceles siberianas. No hay más que matar a tiros a unos cuantos».

O en un tema como el de los prisioneros rusos. Farmer opinaba: «Si la razón por la que la mayoría de ellos están encerrados es la degeneración, ¿por qué la cifra de presos aumenta tanto en épocas de grandes crisis o cambios sociales y económicos?».

Alex lo veía de otra manera. Una noche, cenando, señaló:

—Los presos no son buena gente. Son epidemiológicamente importantes.

—Esa es la gran brecha que nos separa —dijo Farmer.

—Venga, lo retiro. En realidad, la mitad de la gente no deberría estar en la cárcel.

—Tres cuartas partes. Venga ya, Alex. Son delitos contra la propiedad.

—Hay un 25 por ciento que deberría estar en la cárcel de por vida.

—No. Un 10 por ciento. Para ti, soy un ingenuo.

—No eres un ingenuo —replicó Goldfarb—. Tú ves la situación en su conjunto. Simplemente, no aceptas que…

—La gente no es buena.

—¡No! Malas personas. No eres un ingenuo. Sencillamente, es que eres capaz de pasar por alto aquello que no te satisface, y por eso no eres científico. Pasas por alto la realidad.

—Pero aun así te caigo bien —dijo Farmer.

—¡Pues claro que me caes bien!

A Farmer le encantaban de verdad las tormentas, aunque rara vez lo decía sin añadir que casi siempre afectaban más a los pobres que a los demás. Había dicho que ojalá hubiera una ventisca en Moscú y acababa de conseguir una nevada. Volvimos al hotel caminando sobre aceras resbaladizas en una noche fría, muy fría; Farmer, tapándose la nariz con su bufanda roja y las gafas empañadas. Nos habíamos metido tres botellas de vino entre pecho y espalda.

—Estás más delgado que cuando empezamos —le dije.

—Ha sido un viaje largo.

—Ha estado muy interesante. Me cae bien Alex.

—Me alegro. Alex es estupendo. Cuando nos conocimos y dijo por primera vez eso de los presos, me enfadé muchísimo. «Son malas perrrsonas, pero epidemiológicamente imporrrtantes» —añadió, imitando el acento ruso.

Repasé su última discusión, en la que Farmer iba reduciendo cada vez más la cifra de quienes creía que debían estar encarcelados. Si hubiera seguido, pensé, podría haber llegado al 1 por ciento o incluso al cero.

—¿Crees que estoy loco? —me preguntó.

—No. Pero algunos de esos presos han hecho cosas terribles.

—Ya lo sé. Y creo en la precisión histórica.

—Pero perdonas a todo el mundo.

—Supongo que sí. ¿Crees que es una locura?

—No —respondí—, pero creo que es una batalla que no puedes ganar.

—Eso es cierto. Estoy preparado para la derrota.

—Aunque también están las pequeñas victorias.

—¡Sí! ¡Y me encantan!

Yo me notaba ya la mente un poco borrosa y algunas dificultades para hablar. Empecé a plantear una pregunta hipotética que, en mi opinión, dejaba traslucir mis grandes conocimientos de su vida itinerante:

—Eres un tío increíble—dije, poniéndole una mano en el hombro—. Pero, sin tu práctica clínica...

—No sería nada —me interrumpió.

QUINTA PARTE

O. POR LOS P.

24

En julio de 2000, la Gates Foundation donó a PIH y a otro grupo de organizaciones cuarenta y cinco millones de dólares para erradicar la TB-MR en Perú, prácticamente todo lo que había pedido Jim Kim. A William Foege, el asesor científico de la fundación, el hombre que había detrás de la subvención, le gustaba contar esta historia: varios grupos, interesados todos ellos en el mismo problema de salud internacional, habían estado años peleándose entre sí, hasta que él fue a sus responsables y les dijo que Gates quería hacer una donación, pero solo una, a partir de lo cual solo se tardó dos horas en conseguir la paz entre las facciones en liza. Jim copió esa estrategia. Incluyó como asociados a algunos adversarios, unos posibles y otros anteriores, como la división de tuberculosis de la OMS. El dinero se canalizaría a través de la Facultad de Medicina de Harvard, pero sería PIH quien se encargara de dirigir el programa de tratamiento, propiamente dicho, en Perú.

La subvención duraría cinco años. En ese tiempo, calculaba Jim, tendrían que tratar a alrededor de dos mil pacientes crónicos de TB-MR y curar por lo menos al 80 por ciento. Así, Perú se habría hecho con el control de la espantosa enfermedad y el mundo tendría pruebas de que se podía controlar en todo un país, además de las técnicas y herramientas baratas para lograrlo. Si todo salía bien, claro. PIH y sus asociados tendrían que convertir un proyecto de salud comunitaria en un proyecto nacional. Inevitablemente, habría problemas en tal ampliación. «A veces creo que me va a explotar la cabeza», me dijo Jim una vez, pero no tenía dudas que lo lograrían.

Tampoco Farmer, aunque estaba un poco inquieto, igual que con todos los proyectos; en parte, en este caso, para que Jim no se distrajera y también siguiera inquieto. Farmer tenía otras preocupaciones complementarias. Cuando la gente que llevaba mucho tiempo apoyando a PIH se enterara de la subvención (la noticia ocupó la portada de *The Boston Globe*), ¿pensaría que la organización benéfica ya no necesitaba su dinero? En sus discursos ante viejos aliados y donantes, Farmer empezó a hablar de «alianzas poco habituales». Para ilustrar este aspecto, mostraba una diapositiva con un montaje fotográfico en el que, por ejemplo, Fidel Castro aparecía junto al papa, Bill Gates y la cantante de pop Britney Spears. El público se reía y Farmer decía, hablando de la subvención de Gates: «Para nosotros es algo maravilloso, pero está muy centrado en nuestro proyecto de Perú. Y nosotros estamos centrados en los problemas de los pobres. En accidentes, heridas de machete, quemaduras, eclampsia. Imagínense lo que supone pedirle a una fundación que apoye eso. Dirían: "Tenemos un procedimiento que no incluye esas cosas, como podrá comprobar en el volumen 3 de nuestro manual de subvenciones". Hemos tenido mucha suerte, pero eso no va a solucionar los problemas de nuestras organizaciones hermanas de Chiapas, de Roxbury, de Haití». Y entonces hacía una pausa y, sonriendo desde el atril a los viejos amigos de PIH, entonaba: «Así que no, no están despedidos».

En efecto, las grandes fundaciones tendían a financiar campañas muy específicas contra enfermedades bien conocidas. Era poco probable que alguna estuviera interesada en limitarse a pagar las facturas, año tras año, de un sistema de atención sanitaria integral como Zanmi Lasante. Las donaciones individuales y la menguante fortuna de Tom White seguían siendo el principal sostén de Cange, donde, no obstante, Farmer seguía expandiendo su campaña contra el sida. No tardó en tener allí a unos doscientos cincuenta enfermos que tomaban antirretrovirales. Había metido de trapicheo el tratamiento del sida y los salarios mensuales en el programa de tuberculosis de Zanmi Lasante, de tratamiento estrictamente observado, y los primeros resultados eran buenos: muchos casos de vidas recuperadas y orfandades evitadas. Pero la lista de espera de los pacientes moribundos crecía día a día y la financiación para antirretrovirales era aún escasa. Aunque la mujer a la que había conocido en Cuba trabajó incansable a su favor, ONUSIDA rechazó la solicitud que había presentado, aduciendo que su programa de tratamiento del sida no cumplía «criterios de sostenibilidad». Es decir, los fármacos eran demasiado caros para que los haitianos los pagaran de su bolsillo en cualquier futuro concebible. Farmer recibió la misma respuesta en todas partes y, cuando abordó a las empresas farmacéuticas, en busca de donaciones o, al menos, precios reducidos, estas le sugirieron que acudiera a las mismas agencias y fundaciones que habían considerado su programa insostenible debido al alto precio de los fármacos. De momento se las iba apañando. La fundación de Soros, que tenía una sede en Haití, puso dinero. Tom White hizo una donación especial. PIH vendió el edificio que tenía en Cambridge y Farmer gastó la mayor parte de los beneficios en fármacos para tratar el sida en Cange.

Los amigos de la Facultad de Medicina de Harvard habían adoptado rápidamente a PIH y le dieron un segundo nombre, Program in Infectious Disease and Social Change.[1] (Tiempo después, para que no pudiera disolverse, el Brigham crearía un departamento especial y otro alias para PIH, Division of Social Medicine and Health Inequalities).[2] Mientras tanto, Farmer había convencido a la Facultad de Medicina de que aportara un lugar para la sede y su numeroso equipo, que no paraba de aumentar; consiguió un par de viejos edificios de ladrillo en la avenida Huntington, con un interior laberíntico y fascinante.

Cada vez que iba, me encontraba con que los despachos habían cambiado de sitio, y pronto me resultó imposible tener claros todos los rostros y nombres nuevos. Daba la impresión de que, por ejemplo, el típico miembro de PIH que solo dos días antes era un voluntario al cargo de tareas tales como localizar el equipaje perdido de Paul se dedicaba ahora a analizar datos epidemiológicos. Antes, en la sede anterior, se pasaban toda la noche trabajando, durmiendo por turnos en un sofá, para poder cumplir un plazo.

---

[1] Programa de Enfermedades Infecciosas y Cambio Social.
[2] División de Medicina Social y Desigualdades Sanitarias.

Ahora el personal incluía profesionales de administración, tecnologías de la información y elaboración de propuestas de subvenciones, que no conocían la jerga de PIH, por no hablar de sus costumbres. Durante varios años, Ophelia había sido como el espíritu protector de la sede, la persona que todos sabían que iba a ser siempre justa y empática y, por lo general, moderada. Ahora estaba ayudando a los recién llegados a adaptarse, intentando, como decía Jim, «normalizar» lo que suponía trabajar en PIH: no había problema en tener hijos, en irse a casa algún día a las cinco en punto, en tomarse vacaciones.

Durante una visita, vi en el despacho de un nuevo empleado un cartel pegado a la pared que decía: «Si Paul es el modelo, estamos de suerte». Visto de cerca, no obstante, se notaba que «de suerte» estaba escrito en una tira de papel. Al levantar la tira, se veía que el original decía: «Si Paul es el modelo, estamos jodidos». Era una cita literal de Jim, una frase característicamente enfática, que sonaba peor de lo que era. Jim la decía como advertencia para los muchos miembros jóvenes de PIH que imaginaban, como muchos antes y otros muchos después, que lo que tenían que hacer con sus vidas era imitar a Paul. Para Jim, al intentar imitarlo se estaban dirigiendo los esfuerzos a un sitio que no correspondía. El objetivo era mejorar las vidas de los demás, no la propia. «Esto no va de la búsqueda de la eficacia personal», como le gustaba decir al propio Paul. Además, las imitaciones sinceras fracasaban. Lo que los miembros de PIH debían sacar de Paul no era un manual para sus vidas, sino las pruebas que él había creado de que era posible resolver problemas en apariencia inextricables. «Paul ha creado soluciones técnicas para ayudarnos a los demás a llegar hasta la honradez, un mapa de carreteras hacia la honradez que todos podemos seguir sin tratar de imitarlo a él —me contó Jim, para explicarme el mensaje de la pared—. Paul es un modelo de lo que debe hacerse, no de cómo hacerlo. Alegrémonos de lo que hace. Asegurémonos de que sirva de inspiración a la gente. Pero no podemos decirle a nadie que debe o puede ser como él. Porque —añadió—, si los pobres tienen que esperar a que aparezca un montón de gente como Paul para recibir buena atención sanitaria, están jodidos del todo».

Farmer no estaba en desacuerdo. Yo estaba con él en cierta ocasión en la que se sintió molesto por un mensaje de correo electrónico de un alumno que le había escrito que creía en su causa, pero que no pensaba que pudiera hacer lo mismo que Paul. Farmer dijo en voz alta a la pantalla del ordenador: «Yo no te he dicho que debas hacer lo mismo que yo. ¡Solo he dicho que esas cosas hay que hacerlas!». Y luego escribió una respuesta más sosegada.

El cambio en PIH no fue total. Aún perduraban algunas de las rarezas de antes. En los viejos tiempos, Paul volvía de un viaje a Haití, llegaba a la única habitación de que constaba la sede y lo siguiente que Ophelia veía eran maletas desparramadas por el suelo y todo el mundo corriendo en distintas direcciones a encargarse de las tareas del nuevo proyecto. Luego se volvía a marchar y ella miraba a Jim y decía: «¿Qué acaba de pasar?». Paul seguía creando lo que Ophelia llamaba «pequeños huracanes». Yo llegué una vez a la sede nueva, horas después de que Paul se hubiera marchado de la ciudad, y me encontré a Jim riendo y sacudiendo la cabeza. Acababa de pasarse a ver a las mujeres que ahora se dedicaban a tratar de gestionar la agenda, los viajes y la correspondencia de Paul y se las había encontrado llorando. No porque Paul hubiera sido desagradable con ellas («Nunca es malo», había dicho Ophelia, y según mi experiencia era cierto). Era un caso de agotamiento nervioso, un caso de, según Jim, «descompresión después de Paul».

El viejo espíritu ahorrador de PIH se mantenía. Aún usaban alrededor del 5 por ciento de las donaciones para administrarse y todo lo demás para atender a los pacientes. Varios meses después de recibir la donación de Gates, Farmer escribió una carta abierta a la organización. En ella, manifestaba su preocupación por que PIH pudiera estar desvirtuándose «moralmente». Ello se debía, entre otras cosas, a que algunos empleados pretendían que se les pagase por hacer horas extras. «Nunca se trabaja de más por los pobres —escribió—. Solo estamos peleando por compensar nuestras deficiencias». Ophelia estuvo de acuerdo al principio. No estaba dispuesta a permitir que PIH se viera atado y amordazado por las normas de otras instituciones. Pero sí permitía ciertas concesiones, porque los vínculos de PIH con otras instituciones implicaban que podían tratar a más pacientes. Su vínculo con Harvard les obligaba a pagar horas extras a algunos empleados de entre los peor pagados. Ophelia, que se encargaba de esas cuestiones, estaba siguiendo esas normas; lo único es que no se lo decía a Paul.

Cuando visité por primera vez la sede de PIH en Boston, a finales de 1999, había allí unas veinte personas trabajando. Ahora había cincuenta, más otras diez en Roxbury. En Haití la cifra había subido hasta alrededor de cuatrocientas personas y a ciento veinte en Perú, y estaban a punto de heredar quince empleados en Rusia, porque, por si no fuera poco con todo lo demás, PIH se había expandido a Siberia.

No sucedió de forma intencionada. Tal vez no habría ocurrido si Alex Goldfarb no se hubiera visto envuelto en una misteriosa relación con el oligarca ruso exiliado Borís Berezovski. Según una versión de la historia que apareció en la prensa, un exagente de la KGB aseguraba que se le había ordenado asesinar a Berezovski, pero que, en lugar de hacerlo, lo puso sobre aviso y Berezovski pudo huir de Rusia con sus libretas de ahorro suizas. El propio agente de la KGB se escapó más tarde, a Turquía. Y después Goldfarb hizo un favor a Berezovski ayudando al agente de la KGB a llegar a Londres. Mientras tanto, el Gobierno ruso aseguró tener una causa judicial legítima abierta contra el exagente de la KGB, por lo que las autoridades se enfurecieron con Goldfarb. Y lo mismo ocurrió con la fundación de Soros, por poner en peligro, desde el punto de vista político, su proyecto de la tuberculosis. De todas formas, hacía falta un director nuevo, porque a Goldfarb ya no le resultaba muy cómodo trabajar en Rusia. Según el periódico *The Russia Journal*, había dicho: «Siendo una persona cuerda, no iría a Rusia durante un par de semanas, por lo menos. No estoy loco».

Tras un frenético intercambio de mensajes de correo electrónico, la fundación pidió a PIH que se encargara de su proyecto en la *óblast* siberiana de Tomsk. Allí es donde estaba el proyecto piloto de los proyectos piloto que trataban de contener la epidemia de tuberculosis en Rusia, el proyecto que enseñaría el modo de controlar, en las cárceles, pueblos y ciudades, la tuberculosis sensible y la multirresistente. «Tomsk tiene que funcionar, no hay otra», me había dicho Goldfarb en Moscú. Paul y Jim estaban de acuerdo en aquel sentimiento. El proyecto de Tomsk era fundamental. Jim estaba ansioso por añadirlo, aunque ya estaba al cargo de Perú y participaba en los de Boston. Paul estaba preocupado. PIH ya estaba sometido a bastante presión. Si intentaban hacer demasiadas cosas y los proyectos se resentían, aparecería un sinfín de gente para señalar los fallos y decir que así se demostraba que no era posible tratar la TB-MR y el sida en entornos pobres. Pero Paul aceptó encargarse de Tomsk, siempre que su papel fuera, sobre todo, clínico, y que Jim asumiera las tareas de gestión y la mayor parte de la diplomacia. Jim aseguró que se pondría a trabajar de inmediato, pero aún no había ido a Rusia cuando, casi un mes después, Paul, Ophelia y él salieron juntos a cenar a un restaurante de Cambridge. Yo iba con ellos.

—Dijiste que sí a Rusia —dijo Paul a Jim, poco después de que nos sentáramos; su voz tenía la intensidad de un grito, no todo el volumen, aunque iba subiendo—. ¡Me lo prometiste, joder! Y ahora no vas a ir.

Jim protestó. Tenía previsto ir a Tomsk ese mes, pero resultaba que debía asistir a unas reuniones sobre tuberculosis en Bellagio, en la propiedad que la Fundación Rockefeller tenía en el lago Como. Esas reuniones eran cruciales, dijo Jim.

—¡Me da igual! —contestó Farmer, con el cuello rojo y las venas hinchadas—. A tomar por culo Bellagio. Joder con el puto Bellagio. Tienes que ir a Moscú y a Tomsk, que es donde hay que trabajar de verdad. En Moscú tienes trabajo de verdad por hacer. Luego te puedes ir a Bellagio a hacer tus mierdas de Harvard. —Se volvió a Ophelia—. Lo único que estoy diciendo, Min, es que tiene que ir. Ya se lo dije: «No lo vas a hacer, lo sé, lo vas a cancelar, no vas a ir». Y ahora me sale hablando de Bellagio. Qué cojones Bellagio… *Lago di Como*. Mira, ojalá llegue yo a la tumba sin haber pisado nunca Bellagio.

Paul contó que Jim había ido a Moscú solo una vez en su vida y ni siquiera había salido del aeropuerto.

—Eso no es así —dijo Jim, con voz tranquila.

—Fuiste a la ciudad para esa mierda del Bolshói.

—Habría ido, pero cancelaron la actuación.

Farmer se volvió a Ophelia.

—Cancelaron lo del Bolshói, Min. Pero habría ido. Yo voy a ir a Rusia un par de veces este año, pero me gustaría centrarme en las cosas en las que Jim me dijo que podría centrarme. —Miró a Jim—. ¿Cuáles eran? Díselo a Min.

—El Bolshói y... —respondió Jim, sonriendo.

—Y la doma clásica —añadió Ophelia.

Farmer no se rio.

—Voy a pedirle que limite los daños en Rusia —dijo a Ophelia.

—Ya lo sabe, P. J. —respondió ella, con dulzura.

—¿Entonces? Oblígale a que lo haga.

Jim se volvió a Ophelia.

—Está tratando de fastidiarme...

—Ya lo sé —dijo ella.

Eran pocas ya las ocasiones en que los tres coincidían en el tiempo y en el espacio, pero ni siquiera la conversación nostálgica sonaba nostálgica esa noche.

—Jim iba siempre a recogerte al aeropuerto —dijo Ophelia a Farmer.

—Iba —respondió Paul.

—Tú a mí nunca me recogiste —intervino Jim.

—Eso es lo que decía siempre —anunció Farmer a la mesa—: «Tú a mí nunca me recoges». ¿Y de dónde venías, de Los Ángeles? Uy, perdona.

—Nunca me recogiste.

—¿De dónde venías? —insistió Paul—. Venías de Los Ángeles o de Chicago.

—Venga, venga —dijo Ophelia, con aire cansado.

—Yo venía desde Haití. Quería hablarte de..., ¿de qué quería yo hablarte? ¿Acaso no hablaba de nada? Siempre hablaba de Haití.

—Ya vale... —intervino Ophelia.

—He cometido un error —dijo Paul—. No se volverá a repetir. Jamás te pediré otra vez que me recojas.

—Esa no es la cuestión —respondió Jim—. La cuestión es que tú a mí nunca me recogiste.

Ophelia me dijo que Paul nunca se permitía perder los estribos si ello podía poner en riesgo las misiones de PIH. A ella no le importaba que lo hiciera de vez en cuando con ella y con Jim. Era prudente, pensaba, y seguramente también bueno para la psique de Paul. Después de la cena, me dijo:

—¿Te parece que eso ha estado mal? Lo que le ha estado haciendo a Jim no ha sido nada, créeme. En una escala del uno al diez, ha sido más o menos un cinco.

Supuse que tenía razón. Cuando Paul y Jim salían por la puerta, vi que Paul pasaba el brazo por los hombros de Jim y que Jim rodeaba con su brazo el de Paul y me di cuenta de que se estaban riendo. Pocas semanas después, Jim se marchó a Siberia. Yo fui con él.

Eran cuatro horas de vuelo desde Moscú, en un Túpolev 154 de fabricación rusa, en cuyo baño había un retrete con un asiento de madera lleno de arañazos que, me imaginé, no podía ser más viejo que el propio avión. Tomsk era una ciudad de unos quinientos mil habitantes, formada en parte por construcciones soviéticas de acero, cristal y bloques de hormigón, pero también por viejas casas de madera arrojadas a la asimetría tras muchos inviernos largos, casas con una elaborada ornamentación en los marcos de las ventanas y las cornisas. La ciudad tenía varios edificios públicos enormes, con pórticos clásicos. La Universidad de Tomsk era la más antigua de Siberia. Tenía una reputada facultad de medicina y fábricas de bombillas y cerillas. Tenía tranvías electrificados y cinco proveedores de Internet distintos. Pero Tomsk Air había caído en la bancarrota, y el aeropuerto, antiguamente el Aeropuerto de los Trabajadores, ya no recibía los cuarenta y siete vuelos diarios de antes, sino solo un puñado. Y, cuando llegamos, el agua no era apta para el consumo, debido a una incipiente inundación. Tomsk era un lugar en el que los monumentos a la guerra estaban bien mantenidos y los patios de las casas estaban llenos de porquería que asomaba entre la nieve. Nos alojamos en un hotel con la calefacción demasiado alta y los suelos inclinados. La primera noche tuve un sueño extraño, de un paisaje lleno de monumentos que consistían en automóviles hechos chatarra y colocados sobre pilares de mármol.

Tomsk y el vasto territorio que la rodeaba sufrían un grave problema de TB-MR, pero que parecía posible controlar, en parte gracias a los esfuerzos de Alex Goldfarb. Sin embargo, debido a los otros esfuerzos de Goldfarb, en favor del agente de la KGB, todo aquel que trabajara en el proyecto de la tuberculosis se veía envuelto en rumores; rumores de que en realidad eran espías contrarios a la madre patria, parte de un plan perverso en el que los pacientes no eran más que una tapadera. Para apaciguar las sospechas entre los lugareños, se había dispuesto que el viceministro de Justicia, al cargo de las cárceles de Rusia, acudiera a Tomsk y respaldara el proyecto y el nuevo papel que PIH desempeñaba en él, delante de las cámaras de televisión. El viceministro había accedido a hacerlo, me contó un general ruso, dada su amistad con Farmer. Había previsto un banquete en el que se esperaba contar con la asistencia de Farmer. Pero Farmer se quedó atrapado en París. Su nueva ayudante en Boston, una chica joven, había cometido un error. Farmer no consiguió el visado hasta el día siguiente, así que Jim tuvo que ir solo.

El banquete tuvo lugar en lo que parecía un piso franco para gente VIP, un pequeño y lujoso hotel privado encajonado en una esquina de un enorme edificio gris de hormigón, aún en construcción, que albergaría pisos y un centro comercial, y que parte de la gente de Tomsk llamaba, por algún extraño motivo, París. El acto era importante. El DOTS-plus no habría tenido ninguna oportunidad de funcionar en Rusia sin la apasionada ayuda de los generales que dirigían las cárceles. Como tampoco el proyecto de Tomsk, si los generales no se fiaban de Jim, a quien no conocían de nada. Sin embargo, durante las dos primeras horas o así reinó una rígida formalidad, a pesar de las decenas de brindis y la media decena de botellas de vodka que se consumieron.

El viceministro y diez generales rusos de los más importantes, vestidos con sus pesados uniformes verde oliva, se sentaron a un lado de las mesas que se habían montado para la ocasión. Al otro lado, se sentaron los extranjeros y los médicos rusos que ahora trabajaban para PIH. La división parecía inquebrantable. Sin embargo, Jim había avistado un televisor con equipo de karaoke y, mientras nos servían el plato de pescado, le oí susurrar: «Voy a hacerlo». Se puso en pie y alzó su vaso de chupito.

—Canto fatal, pero en mi cultura, la coreana, si respetas a alguien y sientes un profundo afecto y admiración por la gente con la que estás, tienes que ponerte en evidencia cantando para ellos. Así que voy a cantar para ustedes.

Jim cantó *My Way* a voz en grito. La orquesta del televisor lo acompañaba, las palabras se deslizaban por la pantalla y, de pronto, el televisor se quedó pillado y Jim siguió solo, desafinando en algunos puntos. Todo el mundo aplaudió y luego un miembro de MERLIN, una organización británica de salud internacional que también trabajaba en Tomsk, se levantó y y cantó *Summertime*, y luego un general con dos estrellas pidió una canción rusa, una tonada de ritmo alegre que los generales y el viceministro, Yuri Ivánovich Kalinin, acompañaron con las palmas. Luego otro general sacó a bailar a una de las médicos de Soros y el responsable civil de tuberculosis de Tomsk, un hombre tan grande como un oso negro adulto, bailó con una joven de MERLIN; Jim cantó *La Bamba* y otro general le siguió con otra canción rusa, mientras en la pantalla se sucedían imágenes de Broadway y bellezones en bañador en las playas del Caribe. Y, de pronto, sucedió algo mágico. Sin previo aviso y sin ayuda mecánica, el mismísimo viceministro Kalinin empezó a cantar, con una profunda voz de barítono tan limpia que sonaba ya instruida, una preciosa balada, lenta y triste, a la que se unieron todos los generales y coroneles. Los carceleros de Rusia, juntos en una canción. Juro que era posible, por la hora que era y con la cantidad de vodka ingerida, disfrutar de aquel espectáculo de camaradería sin pensar ni por un instante en el entorno en el que se habían hecho camaradas.

No creo que fuera simple imaginación mía que los discursos de despedida estuvieran teñidos de afecto.

—Queridos amigos —empezó un general—, de verdad pienso que sois mis amigos.

Otra vez los vasos arriba. Otro general se puso en pie.

—Nos hemos reunido alrededor de esta hermosa mesa. Toda la humanidad siente las mismas emociones. Solo queremos hacer algo bueno por este planeta. —Alzó su vaso—. Que terminemos este trabajo según el programa de DOTS. —Señaló a la botella de vodka que tenía delante—. Tratamiento estrictamente observado.

Fuera, los copos de nieve iluminaban el aire. Los generales se marcharon en sus vehículos con escolta policial, pequeños sedanes con luces giratorias azules en el techo. Jim los observó alejarse con una sonrisa como los copos de nieve en la oscuridad.

—La noche de los amos del gulag cantarines. Vamos a tardar en ver algo así otra vez.

A la mañana siguiente, Jim se fue y llegó Paul. Se quedó un día nada más, que dedicó a reconocer a pacientes de TB-MR y a ofrecer varias ruedas de prensa con el viceministro. Hubo otro banquete aquella noche, un acto más reducido y tranquilo en el mismo hotel pequeño y extraño. En un momento dado, el viceministro Kalinin levantó el vaso y dijo:

—Por Alex Goldfarb. Ha trabajado muy duro y ha sido sincero.

Farmer levantó su vaso también:

—Por Alexander Davídovich. Que no tenga problemas.

A mitad de la comida, un hombre de pelo alborotado que se asemejaba a uno de los borrachos de Goya (piel enrojecida, ojos bizcos) entró en la sala. El intérprete se acercó a Farmer y le explicó que era un oligarca local, copropietario del lugar y también de los campos de gas y petróleo de Siberia. El oligarca, mientras tanto, se acercó zigzagueando hasta la cabecera de la mesa. Se enderezó y declaró:

—Queridos invitados, quisiera decir unas palabras. La energía es la fuerza de la vida. La *óblast* de Tomsk tiene petróleo y carbón. —Frunció el ceño y se corrigió—. Tomsk no tiene carbón y cada vez tenemos que usar más gas. Podremos cubrir las necesidades energéticas de varias *óblasti*.

—¡Bravo! —exclamó uno de los generales.

—¡Por el programa de energía! —gritó Farmer.

—La moraleja de la historia es que la energía es el secreto de todo en la vida —dijo el intruso borracho—. Muchas gracias por venir a Siberia.

—¡Me encanta Siberia! —le aseguró Farmer desde el otro extremo de la mesa.

El oligarca se apartó de la mesa dando tumbos. Por un instante, pareció que iba a marcharse, pero solo había ido a por una silla. La arrastró hasta la mesa y se dejó caer pesadamente en ella.

—Pido disculpas por irrumpir en su vida. —Se aclaró la garganta—. Ya he ayudado mucho. Invierto mucho en cultura y medicina para la ciudad.

Alrededor del hombre se reanudaron otras conversaciones. El oligarca parecía hablar consigo mismo.

—¿Qué está diciendo? —pregunté al intérprete.

—Ahora está especulando sobre por qué la vida en Rusia es tan difícil.

Finalmente se marchó y enseguida empezaron los brindis y palabras de despedida mientras el grupo se trasladaba al vestíbulo. Farmer llevaba puesto un gorro ruso de piel y estaba despidiéndose del viceministro por tercera vez.

—Me disgustó mucho no poder estar aquí ayer, pero ahora veo que va todo bien. Estamos esperando a que nos dé la orden de empezar.

Estaba a punto de hacer un saludo militar al ministro cuando, por una puerta lateral, reapareció el oligarca del petróleo y el gas, desnudo, a excepción de una toalla alrededor de la cintura. Se dirigió hacia la sala de billar y chocó en uno de sus bandazos con el viceministro, que sonrió, se encogió de hombros y volvió a las despedidas. Momentos después, la gerente del hotel, una mujer entrada en carnes, vestida de pies a cabeza, con zapatos de tacón y visiblemente alarmada, atravesó el vestíbulo corriendo detrás del oligarca. No pude imaginarme lo que estaba pasando, ni Farmer tampoco, pero se giró a observar la persecución con una alegre sonrisa.

Nos marchamos a París al día siguiente. Cuando estábamos instalados en la gélida cabina del Túpolev 154 («¿A esto hemos llegado? ¿Ya tenemos esa edad?», dijo Farmer mientras nos echábamos una manta sobre el regazo), le hice una pregunta técnica sobre el control de la tuberculosis, citando una opinión que había oído.

—¿Sería correcto decir eso?

—Todas las explicaciones son parciales —respondió, con una sonrisa—. Excepto la mía. Tengo que decir que los rusquis son el tipo de gente que me gusta.

—Ya te he oído decir eso antes —señalé.

—La gente de PIH me acusa de decir lo mismo de todo el mundo. Pero en mi línea de trabajo es algo que me viene muy bien, eso de que me guste la gente.

Hizo una lista de tipos de gente que no deberían ser médicos:

—Cascarrabias, sádicos...

Luego empezó el desmontaje de nuestra breve estancia en Tomsk. Lo esencial era un breve discurso sobre los fármacos. Los antibióticos de segunda línea a bajo coste estarían pronto de camino a Rusia, pero, por el momento, varios imprevistos habían retrasado su llegada. Había otras organizaciones, ahora resueltas a tratar la TB-MR en Rusia, que aún estaban esperando los fármacos baratos. Farmer y Kim, en cambio, habían acudido a Tom White para pedirle ciento cincuenta mil dólares y compraron fármacos suficientes, a precio alto, para empezar a tratar de inmediato a unas cuantas decenas de pacientes de TB-MR en Tomsk.

¿Por qué hacer eso, por qué gastar ciento cincuenta mil dólares ahora en fármacos para treinta y siete pacientes si, con solo esperar un poco, podían gastar la misma cantidad y comprar fármacos para tratar a cien? Bueno, decía Farmer, los responsables de los proyectos podían permitirse esperar a que bajaran los precios, no así todos los pacientes.

—Van a hacer falta recursos para detener esta epidemia —dijo—. Y si quieres usar dinero para comprar los recursos, estupendo. Me da igual lo que uses. Como si son conchas de cauri.

Farmer se quedó pronto dormido. Estuvo dormitando la mayor parte del camino hasta los Urales, mientras yo trataba de digerir lo que había dicho sobre el dinero. Se me ocurrió que, seguramente, PIH siempre iba a estar en situación de riesgo económico de algún tipo, porque a Farmer y Kim les resultaba imposible por naturaleza reservar sus recursos: esperar a que bajaran los precios de los fármacos mientras la TB-MR estaba matando a presos rusos, ahorrar para una dotación de fondos para Zanmi Lasante mientras los campesinos haitianos se morían de sida. Yo opinaba que su método, sobre todo en lo tocante al dinero, no era práctico en absoluto, al contrario; y, sin embargo, parecía estar funcionando.

Farmer estaba viajando más que nunca. A sitios ya conocidos, como Perú y Siberia (incluido un trayecto nada más y nada menos que de Haití a Tomsk para una reunión de dos horas, que le pareció un gran éxito) y a París (donde accedió a dar una serie de conferencias en calidad de invitado ilustre, para poder pasar más tiempo con Didi y Catherine) y Nueva York (donde testificó a favor de un haitiano con sida amenazado con la deportación). Fue a decenas de universidades de los Estados Unidos y Canadá, predicando su evangelio de la O. por los P., y a Sudáfrica, donde debatió con un funcionario del Banco Mundial en un congreso internacional sobre sida. (Los africanos deben aprender a contener sus apetitos sexuales, señaló el banquero, y Farmer respondió: «Yo quiero hablar de otros banqueros, no de los del Banco Mundial, sino de los banqueros en general. Sospecho que no tienen mucha vida sexual, porque dedican mucho tiempo a joder a los pobres»). Fue a Guatemala a ver la exhumación de unos cuerpos. (PIH había encontrado a un donante que costeara allí un proyecto de salud un tanto loco: la exhumación y adecuada inhumación de indios mayas asesinados por el ejército guatemalteco y arrojados a fosas comunes). En una ocasión, poco después de sufrir una caída en Cange y romperse un brazo y el coxis, dio la vuelta al mundo en avión para ir a Asia a tratar unas cuestiones relacionadas con la tuberculosis.

Manteníamos el contacto a través del correo electrónico (me escribía casi a diario) y, a veces, en persona. Una vez, en la ciudad de San Cristóbal, en Chiapas, estaba yo junto a Ophelia, observándolo a cierta distancia mientras avanzaba a zancadas por una estrecha acera, un hombre delgado y de piernas largas con traje negro, serpenteando entre mujeres de tez oscura, cubiertas con coloridos chales indios, que pregonaban sus baratijas. A Ophelia le recordaba al misterioso personaje del inicio de una novela de Graham Greene. ¿Quién era el hombre del traje arrugado y a dónde iba con tanta prisa? Yo no estaba seguro de que las auténticas respuestas hubieran servido al propósito del novelista. El objetivo del viaje era convencer a la pequeña avanzadilla de PIH en México de ampliar sus iniciativas de salud pública a las aldeas de Chiapas, castigadas por la pobreza y otros problemas; un intento que, de tener éxito, obligaría a Farmer, Ophelia y Jim a recaudar más fondos. Y el motivo por el que iba a toda prisa por las calles de San Cristóbal en aquel momento era que tenía que volver a nuestro hotel a tiempo de una entrevista telefónica concertada con una emisora de radio de Los Ángeles, interesada en conocer su opinión sobre el sida.

Regresó a Boston, como siempre, para sus turnos de un mes en el Brigham. Lo acompañé en un par de casos difíciles de olvidar. Un trabajador inmigrante mexicano ha sido derivado a Boston desde un hospital de Maine: aquejado de gangrena de Fournier, una enfermedad descrita en Francia por primera vez, en el siglo XIX, como «gangrena fulminante del pene». El desbridamiento del tejido muerto que ha hecho el cirujano ha dejado la cintura y la ingle del paciente como un bistec de ternera y parte del personal de la casa cree que habría que enviarlo a cuidados paliativos. Pero Farmer dice, alegremente: «Va a salir andando de aquí», y al cabo de un mes así ocurre. Un joven estudiante de posgrado llega al Brigham al borde de la muerte. Avisan a Farmer, quien, de inmediato, corrige el diagnóstico del personal de la casa. Es un choque tóxico, afirma, y ajusta la medicación. Dos semanas después, el joven está en la cama, delirando de fiebre y temblando tanto que desde la puerta de su habitación se le oye entrechocar los dientes. Las puntas de los dedos de pies y manos se le han vuelto negras. Mientras lo miro, pienso que no llegará a mañana, y oigo a Farmer decir a sus padres: «Las dos próximas semanas no van a ser un camino de rosas, pero ya ha pasado lo peor. Va a salir andando de aquí».

La madre, llorando, responde: «Confiamos en usted. Muchas gracias». Dos semanas después, el padre del joven pregunta si puede hacer algo por Farmer para agradecérselo. ¿Qué le parece que le regale un coche?

Está de guardia una noche, conduciendo por Boston, cuando le suena el móvil.

—Paul Farmer, Enfermedades Infecciosas —responde. Supongo que la llamada es de otro médico que quiere consejo sobre un caso.

—Ajá. Ya veo —murmura Farmer, y pregunta—: ¿Sabes qué especie de mono era?

Su labor en el Brigham le resultaba tan gratificante que a veces se preguntaba en voz alta si debería dejarlo. Cada día traía casos interesantes y el placer de trabajar en un hospital con personal y material de primera, donde podía pedir una biopsia cerebral sin tener que recaudar dinero para pagarla. Se recargaba médicamente durante las escalas en Boston, pero estas apenas le servían de descanso. Viendo que su traje parecía ya sacado de un contenedor de basura, pero consciente de que jamás conseguiría que fuera a unos grandes almacenes, Ophelia dio a sus ayudantes una cinta métrica. Pero durante gran parte de un mes jamás estuvo quieto el tiempo suficiente para que la usaran, así que se marchó de la ciudad con la misma ropa.

El correo electrónico no era siempre el método más esclarecedor para seguir a Farmer en sus viajes, porque a veces no decía dónde estaba. Pero se sabía que casi todos empezaban y terminaban en Haití. Algunos de sus amigos y colegas seguían pensando que debería ir allí con menos frecuencia y pasar la mayor parte del tiempo desplegando tropas médicas en campañas mundiales. Howard Hiatt estaba cada vez más convencido de ello hasta que visitó Zanmi Lasante. Era la primera vez que veía el lugar. Cuando volvió a Boston, escribió en un editorial para *The New York Times*: «Acabo de volver de un centro sanitario en un país situado en el punto más bajo de la estructura económica. […] Las infecciones por VIH se controlan con la misma eficacia en una zona de Haití que en Boston, Massachusetts. Es más, la atención médica que se proporciona en Haití es comparable, en términos de destreza y cuidados, a la que se observa en un hospital universitario de Boston». Zanmi Lasante lo había conmovido más que cualquier otra cosa que hubiera visto antes, me contó Hiatt. Decía que lo que había hecho Paul en Cange tenía que «reproducirse» y que pretendía dedicar el tiempo que le quedara en este mundo a hacer todo lo que pudiera para asegurarse de que así fuera.

Reproducibilidad y sostenibilidad: en el caso de Cange, estos términos tenían, tal vez, el mismo significado. Según Jim Kim, Zanmi Lasante no sobreviviría sin el apoyo de alguna gran fundación o agencia internacional, y no conseguiría tal apoyo a menos que llegara a considerarse algo así como un laboratorio para el mundo, no solo una anomalía maravillosa. A veces, este tipo de discurso ponía a Farmer de mal humor. «Es irritante —me dijo en el invierno de 2002—. Debería bastar con servir humildemente a los pobres». Al cabo de pocos meses, no obstante, su principal preocupación era ya reproducir Zanmi Lasante.

Desde la aparición de los tratamientos eficaces para el sida, a finales de los años noventa, se había estado debatiendo en torno a cómo y cuándo usar los fármacos antirretrovirales. La discusión era de gran magnitud y complejidad, pero, en los aspectos fundamentales, se asemejaba a los debates sobre el tratamiento de la TB-MR: la mayoría de los expertos decían que, en lugares como Haití y el África subsahariana, solo era viable la prevención, no el tratamiento; otros y, sobre todo, grupos como ACT UP[3] calificaban la falta de tratamiento no solo de inmoral, sino también de inconsciente, ya que era evidente que la prevención por sí sola no podría contener la creciente pandemia. Para Farmer, la distinción entre prevención y tratamiento era artificial, creada, a su modo de ver, como una excusa para la inacción. Desde entonces no había dejado de expresar su discrepancia en discursos, libros y decenas de artículos en revistas. Y en agosto de 2001 publicó un artículo en la revista médica británica *The Lancet*, en el que describía el programa de tratamiento y prevención de Cange. De inmediato, PIH empezó a recibir peticiones de consejo e información (en un momento dado llegué a contar casi cien). Procedían de ministerios de sanidad, asesores y organizaciones benéficas de todos los continentes. En la «Declaración de consenso» de Harvard, un alegato a favor del tratamiento mundial firmado por ciento cuarenta profesores, se citaba el proyecto de Cange. El nuevo responsable de la división de tuberculosis de la OMS lo alabó en una carta a

---

[3] AIDS Coalition to Unleash Power (Coalición del Sida para Desatar el Poder).

The New York Times. Mientras tanto, el economista Jeffrey Sachs iba difundiendo el artículo de *The Lancet* por todas partes. Sachs había visitado Zanmi Lasante en persona y su reacción había sido muy similar a la de Howard Hiatt. Llegó a escribirme lo siguiente:

> El trabajo de Paul (y su concepto de atención médica de gran calidad para los pobres) ha surtido un efecto enorme, sin lugar a dudas. He podido usar el ejemplo de su trabajo en muchos grandes foros de todo el mundo durante los últimos años: con el Congreso de los Estados Unidos, la Comisión de la OMS sobre Macroeconomía y Salud, la Casa Blanca, el Tesoro de los Estados Unidos, ante el secretario general de las Naciones Unidas, Kofi Annan, etc. Cuando trabajé con este último para ayudar a poner en marcha el Fondo Mundial de lucha contra el sida, la tuberculosis y la malaria, el trabajo de Paul fue un ejemplo fundamental.

«Me resulta embarazoso que unos proyectitos nimios como el nuestro sirvan de ejemplo —me dijo Farmer—. Solo es porque otra gente no ha hecho bien su trabajo». Parecía, sí, un caso de enorme desproporción entre la causa y el efecto. En el mundo había alrededor de cuarenta millones de personas infectadas de VIH, y un programa que solo estaba tratando a unos cientos en el Haití rural había adquirido, de algún modo, un peso enorme. Pero el programa de Zanmi Lasante era efectivamente único, al menos cuando Farmer escribió el artículo para *The Lancet*. Había en marcha más proyectos pequeños de tratamiento y prevención del sida en países pobres, pero el de Zanmi Lasante era el único en una zona rural pobre que elegía a sus pacientes únicamente según criterios médicos y no por su capacidad de pagar, el único que proporcionaba tratamiento y cuidados expertos de forma gratuita.

El Fondo Mundial, que Sachs ayudó a crear, era una institución nueva, financiada por Gobiernos y fundaciones, que aspiraba a recaudar muchos millones de dólares al año para combatir las tres grandes pandemias del mundo. En la primavera de 2002, los compromisos que había logrado solo ascendían a una fracción del objetivo. No obstante, el fondo había empezado a recibir solicitudes de subvenciones y aprobado, entre otras, la de Haití, que PIH había ayudado a elaborar. De acuerdo con el plan, Zanmi Lasante dirigiría un programa exhaustivo de tratamiento y prevención del sida en la mayor parte de la planicie central. Ese proyecto, se esperaba, serviría de modelo para proyectos similares en los otros ocho departamentos de Haití y en otras comunidades muy pobres.

Todos los aspectos de la tarea parecían abrumadores y la situación política prometía hacer el trabajo más difícil y apremiante. Cuando en 1994 se restauró el gobierno del presidente Aristide, varias naciones y bancos de desarrollo internacional se habían comprometido a ayudar a reconstruir Haití. Pero las contribuciones estaban ya mermando cuando la reelección de Aristide, a finales de 2000. Ahora los Estados Unidos encabezaban una acción conjunta encaminada a bloquear las ayudas al Gobierno haitiano; no solo las estadounidenses, sino también las subvenciones y préstamos de otras fuentes, como, por ejemplo, los préstamos de una agencia internacional que habría financiado un aumento en el suministro de agua potable y mejoras en carreteras, educación y el sistema sanitario público. Los motivos que se esgrimían para justificar esta política eran diversos y cambiantes. Los verdaderos motivos serían, probablemente, el miedo y la desconfianza respecto de Aristide, que venían ya de antiguo, la esperanza de que los haitianos le culparan por el constante deterioro del país y un agotamiento general por los problemas de Haití. Farmer me escribió, en relación con el bloqueo de los préstamos: «A veces creo que me estoy volviendo loco y que tal vez sí que haya algo positivo en bloquear el acceso al agua potable a quienes no la tienen, en asegurarse de que los niños analfabetos sigan así y en impedir la reanimación del sector sanitario público en el país que más lo necesita. —Y añadió—: Demencia, es lo que es».

En Cange, al menos, los efectos de la merma de las ayudas eran evidentes. En 2002, las clínicas públicas de la planicie central habían cerrado casi por completo ante la falta de liquidez. Las familias de campesinos pobres no tenían más sitio al que ir que Cange. Acudían en masa a Zanmi Lasante, que empezó a recibir una cantidad abrumadora de pacientes, cuatro veces más que solo dos años antes. Los pacientes llenaban todas las camas de hospital del complejo, todos los sillones reclinables y todo el espacio disponible en el suelo. A efectos prácticos, la gente de la llanura central estaba suplicando a Zanmi Lasante que hiciera lo mismo que había pedido el Fondo Mundial.

Poner en marcha solo una parte del plan, solo ampliar el programa de Zanmi Lasante para evitar la transmisión del VIH de madres a hijos, parecía tan difícil como el proyecto de TB-MR para todo Perú, y ese proyecto estaba entre las intervenciones sanitarias más complejas jamás acometidas en un país pobre. Solo el 20 por ciento de las mujeres del Haití rural recibían atención médica de cualquier tipo. Se calculaba que un 5 por ciento tenían VIH. Para localizarlas, el equipo de Farmer (un grupo de médicos y sanitarios de PIH y Zanmi Lasante y empleados del Gobierno haitiano) tendría que emprender una iniciativa de educación sobre el sida entre el medio millón aproximado de campesinos que vivían dispersos en una región montañosa de más de cien mil hectáreas. Tendrían que montar laboratorios y centros de análisis en un lugar en que las carreteras principales eran casi impracticables incluso con buen tiempo. («En cuanto al transporte —escribió Farmer a la gente de PIH—, creemos que va a ser en burro, bicicleta, motocicleta y todoterreno»). Tendrían que formar a técnicos de laboratorio para que llevaran esos centros, en lugares en los que la electricidad era escasa o inexistente, y contratar y formar a muchos más trabajadores sanitarios de la comunidad para que administraran fármacos profilácticos dos veces al día durante nueve meses a toda embarazada infectada y durante una semana a todo bebé recién nacido. Como la leche materna puede transmitir el virus, habría que proporcionar leche de fórmula a cada madre durante al menos nueve meses y, como la leche de fórmula tenía que mezclarse con agua del lugar, el equipo de Farmer tendría que limpiar los suministros de agua de decenas de sitios.

El dinero del Fondo Mundial (catorce millones de dólares para la planicie central, pagaderos a lo largo de cinco años) iría destinado principalmente a fármacos antirretrovirales, a contratar a trabajadores sanitarios haitianos y a arreglar las pocas clínicas públicas que ya existían en la región. Pero tratar y prevenir el VIH también implicaría tratar y prevenir la tuberculosis. Y, cuando montaran clínicas para tratar esas dos enfermedades, la gente acudiría con otros males, con piernas rotas y heridas de machete, con fiebre tifoidea y meningitis bacteriana. Un proyecto de PIH no podía negarse a tratar a gente que no tuviera la enfermedad adecuada. Así pues, tendrían que esparcir copias exactas del complejo médico de Cange por todo el Département du Centre, enorme, montañoso y famélico, y, si tenían suerte y eran ahorrativos, con catorce millones de dólares podrían empezar.

Pero Farmer estaba eufórico. Cuando supo lo del dinero del Fondo Mundial, me escribió: «Tengo ganas de llorar. Los haitianos se merecen esto muchísimo». Me dijo también que iba a mirar bien su agenda y a cancelar todo lo que pudiera para pasar más tiempo en Haití. Unas semanas más tarde estaba en Tomsk, pasando consulta a pacientes y comprobando cómo iba el programa de allí. Poco después de aquello, estaba en Barcelona, hablando en el congreso internacional anual sobre sida.

En cierta ocasión, al llegar a Boston, agotado tras otro de sus meses de viaje tranquilos, Farmer dijo a Ophelia que oía dos grupos de voces. Por un oído, a los amigos y colegas que le decían que debía centrarse en los grandes problemas de la salud mundial y, por el otro, los gemidos de sus pacientes haitianos; la voz del mundo diciendo «Esta reunión es importante» y la voz de Haití diciendo «Mi hijo se está muriendo». Alguna que otra vez, apretujado en un asiento de avión, me había hablado de retirarse a Cange, de quedarse allí y no ser «más que un médico rural». Nunca me lo creí del todo. Siempre que pudiera seguir viajando, pensaba yo, estaría marchándose de Haití para ir a sitios como Tomsk y Lima, para atender a pacientes y contribuir a combatir las plagas y las desigualdades de la sanidad, practicando su personal combinación de medicina al por mayor y al por menor. Pero siempre volvía a Cange. Me daba la impresión de que no tenía tanto un plan vital como un patrón. Era como un compás, con una pata girando alrededor del planeta y otra inmóvil en Haití.

25

El cambio entre Cange y Boston afectaba bastante a Farmer cuando era un joven estudiante de Medicina. Dejaba atrás chozas de campesinos llenas de bebés malnutridos y, al llegar al Aeropuerto de Miami, oía a gente bien vestida hablar de sus esfuerzos por perder peso. El trayecto lo desasosegaba en ambos sentidos. Un día estaba en el interior de los hospitales universitarios de Boston, aprendiendo los mejores tratamientos de referencia existentes, y el siguiente se estaba bajando de un *tap-tap*, con la cara gris por el polvo, en el asentamiento ilegal construido sobre la tierra reseca por encima de la presa, donde no había medicina ni, mucho menos, tratamientos de referencia. Con el tiempo aprendió a hacer la transición de manera más tranquila. «Me acabé dando cuenta de que podía atender a mis pacientes igual de bien sin enfadarme», me dijo. Para entonces, creo, estaba ya transmutando su ira en algo que le hacía sentir mejor, el sueño de acabar con las desigualdades, al menos las médicas, que separaban Boston y Cange.

Aquel sueño, por supuesto, parecía imposible, pero aún se aferraba a él. «No quiero decir que se deberían hacer trasplantes de médula en Cange, pero sí aplicar tratamientos de eficacia demostrada —decía en sus conferencias—. La igualdad es el único objetivo aceptable». Había hecho avances. Zanmi Lasante tenía ya unas instalaciones dignas, que incluían un buen quirófano, siempre reluciente de limpio. Pero aún le faltaba mucho material de alta tecnología. No había banco de sangre ni escáner. Farmer pretendía solventar algún día esas deficiencias y otras más. Mientras tanto, ocasionalmente, cuando no podía llevar la medicina de Boston hasta Cange, llevaba a un paciente de Cange a Boston.

A principios de 2000, PIH había llevado al Brigham a un joven llamado Wilnot. Tenía una cardiopatía congénita muy poco frecuente que le corrigió un equipo de cirujanos sin cobrar honorarios. Varios meses después, casi a principios de agosto, una mujer de Hinche, huyendo del terrible hospital público de la ciudad (suelos de madera podrida, un desagüe abierto en la parte posterior, ningún medicamento sin dinero por delante), llevó a su hijo en *tap-tap* hasta Zanmi Lasante. El niño se llamaba John. Al igual que sus muertes, los nacimientos de la mayoría de campesinos haitianos no pasaban por registro alguno, por lo que se desconocía su edad exacta. Su madre era toda la familia inmediata que le quedaba: el padre y los tres hermanos habían muerto hacía pocos años, al parecer de distintos males. Cuando le preguntaron qué males eran esos, Farmer adaptó una frase mordaz de *Los comediantes* de Graham Greene: «De Haití —dijo—. Murieron de Haití». La madre de John describía su vida como «una serie de catástrofes». Aunque estaba lejos de ser un caso aislado, los antecedentes familiares de John hacían que su caso resultara especialmente urgente. Los datos clínicos lo hacían singular.

John tenía unos bultos en el cuello que a primera vista hacían pensar en escrofulodermia: linfadenitis cervical, tuberculosis en los ganglios linfáticos del cuello, bastante frecuente en Haití. Pero con la escrofulodermia, los ganglios se notan blandos al tacto, y los de John estaban duros. Además, la proporción de leucocitos en sangre era muy superior a la habitual en casos de tuberculosis extrapulmonar. Farmer sospechaba que se trataba de algún tipo de cáncer.

Un diagnóstico que llevaría pocas horas obtener en Boston puede tardar semanas cuando se hace entre Haití y Boston. Serena Koenig, una doctora del Brigham de treinta y pocos años, había organizado la operación de Wilnot y buscado los donantes que habían pagado su traslado y la estancia en el hospital. En el caso de John, encontró a un oncólogo del Massachusetts General Hospital que accedió a realizar el diagnóstico gratis, pero para ello, claro está, necesitaba una muestra de tejido de John. Para obtener la muestra hacía falta recurrir a una intervención quirúrgica complicada, que Farmer no se atrevía a realizar él mismo, si podía elegir. Avisó a un cirujano haitiano de Mirebalais de quien sabía que era competente. El cirujano accedió a ir hasta Cange, a cambio de varios miles de dólares, unos honorarios muy elevados en Haití. Estaba lloviendo en la planicie central y para traer al médico había que enfrentarse al barro y los arroyos crecidos de entre Mirebalais y Cange. El viaje duró doce horas y la biopsia no terminó hasta el amanecer. Farmer tenía previsto salir en avión para Boston aquella misma mañana. Metió en su maletín las muestras de sangre y tejido de John, y Serena las llevó al Massachusetts General en una bolsa de plástico. Zanmi Lasante no tenía el equipo necesario para conservar las muestras en frío, así que hubo que meterlas en formaldehído, lo que supuso que el diagnóstico tardara cuatro días en lugar de uno solo.

Las noticias eran malas. John tenía carcinoma nasofaríngeo, un tipo de cáncer muy raro que suponía menos del 1 por ciento de todos los tumores infantiles. Si se cogía pronto, no obstante, se podía curar en un 60 o 70 por ciento de los casos.

Al principio, Farmer pensó que podrían tratar a John en Haití y administrarle la quimioterapia en Cange. Logró que Serena consiguiera el tratamiento a través de sus contactos en el Massachusetts General. Estaba a punto de empezar a comprar los fármacos (cisplatino, metotrexato, leucovorina) cuando un amigo oncólogo de Boston le dijo: «Serena, si quieres matar a ese niño, hay formas menos dolorosas». En realidad, solo unos cuantos hospitales de los Estados Unidos tenían el material y experiencia suficientes para tratar adecuadamente la enfermedad de John, así que Serena y Farmer decidieron que tratarían de llevar al niño a Boston. Farmer estaba muy ocupado, por supuesto, y tuvo que seguir a distancia gran parte del caso. Serena hizo casi todo el trabajo. Los gastos hospitalarios de John ascenderían a unos cien mil dólares. Serena se pasó tres semanas suplicando y engatusando sin pausa y, finalmente, las autoridades del Massachusetts General accedieron a encargarse del caso gratis.

Pero, para entonces, ya había pasado un mes desde que la madre de John lo llevara a Cange. Serena tenía aún que recopilar un montón de documentos, para el Massachusetts General y para el consulado estadounidense de Haití, a fin de obtener el visado de

John. Ni siquiera sabía los nombres de pila de los padres del niño. No había tiempo que perder, así que se los inventó: Jean Paul y Yolande. Serena no hablaba criollo y se imaginaba que, como John no había salido nunca de la planicie central, le daría miedo viajar a los Estados Unidos sin su madre. Conocía a una haitiano-estadounidense, residente de medicina interna y pediatría del Massachusetts General y el Brigham, llamada Carole Smarth. Carole había pasado partes de su infancia en Haití, hablaba criollo con fluidez y era amiga de PIH (había trabajado unas cuantas semanas en Zanmi Lasante). Accedió a ir hasta Cange con Serena y acompañar a John hasta Boston.

Serena llamó a Farmer, que estaba de viaje. Tenía miedo de que John hubiera empeorado mucho en aquel último mes y preguntó a Farmer qué circunstancias le impedirían llevarlo al Massachusetts General.

—Ninguna circunstancia —respondió Farmer—. Es su única oportunidad.

—¿Y qué tengo que decir si me preguntan por qué estamos haciendo esto?

—Que su madre nos lo trajo. Y que estamos haciendo todo lo que podemos para ayudarlo.

La primera vez que vio Haití, Serena quedó horrorizada. Zanmi Lasante la había conmovido. Le daba la impresión de que todo el proceso de llevar a Wilnot hasta Boston le había cambiado la vida. Aún trabajaba en el Brigham y la Facultad de Medicina de Harvard, pero ahora dedicaba casi todo el tiempo libre a ayudar a Paul y Jim.

Toda la gente de PIH no era igual, por supuesto, pero muchos contaban con un currículum académico impresionante, muchos tenían creencias religiosas, la mayoría eran mujeres y, de entre ellas, como decía Ophelia, no pocas eran «bastante atractivas». Serena y Carol encajaban en todas esas categorías. Mientras recorría a toda prisa el Aeropuerto Logan con aquellas dos jóvenes doctoras, observé que mucha gente se nos quedaba mirando.

Serena había traído dos maletas; una de ellas, llena de animales de peluche y juguetes para el ala pediátrica de Cange. Carole traía un bolso enorme, de proporciones de haitiana-volviendo-de-los-Estados-Unidos. Venía lleno de medicamentos que pensaba que ayudarían a John a hacer el viaje sin riesgos. Además, llevaba una bolsa de plástico llena de agua en cuyo interior nadaban dos *shubunkin*, unas carpas doradas para el nuevo estanque de la casa de Farmer en Cange. Paul había pedido que le trajeran peces, si no suponía mucho problema.

Cuando llegaron, él no estaba allí. Había tenido que irse a Europa para un encuentro científico; el presidente de la fundación de Soros le había pedido que fuera y pensó que no podía negarse. En aquel preciso momento, estaba en un castillo alemán, ni más ni menos. Pero sus jóvenes colegas eran excelentes profesionales acreditadas de dos de los mejores hospitales universitarios del mundo y a mí me pareció que lo tenían todo pensado. Serena había pasado la noche anterior en vela, atareada con los preparativos. Ahora estaba repasando toda la lista de lo que había hecho y aún seguía en ello cuando nos montamos en el avión.

El plan era conseguirle un visado a John al llegar a Puerto Príncipe, conducir hasta Cange y llevar al niño a Boston el día siguiente (en primera clase, con Carole sentada a su lado). Farmer, siempre ahorrando dinero para que hubiera más dinero que gastar, había insistido por correo electrónico en que no compraran billetes de primera clase, sino que usaran parte de su ingente reserva de millas de pasajero habitual.

La primera parte del plan se desarrolló sin problemas, en gran medida gracia a Ti Fifi, vieja amiga íntima de Farmer, haitiana, y la persona en la que, por encima de todo, podía contar él para conseguir algo en el país. «El Padrino haitiano», la llamaba Farmer. Ti Fifi era una mujer menuda y callada y, por lo general, sonriente. Cuando nos recibió en el aeropuerto, dijo que le había conseguido a John un pasaporte haitiano. Para ello, primero había tenido que inventarse un certificado de nacimiento.

—Si le consigues otro —preguntó Serena—, ¿podrías cambiarle el nombre a la madre por Yolande?

Todos nos echamos a reír, aunque yo noté en mí una cierta reserva que debería haberme puesto nervioso. Me sentía como si estuviera entrando en un estado de ánimo vacacional, embarcándome en otra aventura moral indirecta que, en apariencia, iba a ser indolora. El consulado estadounidense le concedió el visado de inmediato y, ya bien entrada la tarde, pusimos rumbo al norte, hacia Cange, en la camioneta de Zanmi Lasante.

Hacía casi un año había visto una señal a los pies de Morne Kabrit, donde acababa el asfalto, que anunciaba la inminente reparación de la Nacional 3. Ahora la cara delantera de la señal estaba manchada por el óxido de las sujeciones, pero aun así se conservaba mejor que la carretera. Se habían apartado algunas rocas a los pies de la montaña, pero no se había alisado ni asfaltado un solo centímetro de la vía y todas las máquinas de movimiento de tierras habían desaparecido, con la excepción de una que había aparcada a un tercio de la subida, en proceso de convertirse en chatarra.

—¿Qué ha pasado? —pregunté a Ti Fifí.

Se encogió de hombros. Había oído que los contratistas europeos y sudamericanos habían gastado o robado todo el dinero.

Una camioneta vieja y maltrecha había volcado mientras subía la montaña y estaba bloqueando el camino. Había un atasco de *tap-taps* y *camions*; en el centro, la carcasa de la camioneta y un gentío deambulando a su alrededor. Tras mucho discutir y varios intentos fallidos, en los que por poco la camioneta no aplasta a varias personas, la multitud consiguió hacerla rodar hasta un lado de la carretera. Todo aquello llevó un tiempo. Ya era de noche cuando giramos en la entrada de Zanmi Lasante y noté de nuevo el alivio de un pavimento liso, para entonces ya un placer familiar, un sentimiento de seguridad, que en aquella ocasión no duró mucho. Serena y Carole subieron directas al pabellón infantil. El lugar me pareció cambiado con respecto a la última vez. El hospital no parecía tan limpio ni las paredes tan blancas, el aire del interior parecía más caliente y las moscas más gordas. Pero no creo que en realidad hubiera cambiado nada. Creo que era simplemente que Farmer no estaba allí. El hospital parecía inspirar menos confianza sin él. Y la visión de John en la cama me dejó impactado.

En las fotografías que le habían hecho un mes antes, parecía enfermo, nada más. Ahora tenía los brazos y piernas esqueléticos. Se le distinguían todos los huesos, y los codos y rodillas parecían desproporcionadamente grandes, al haber perdido toda la carne. Le habían hecho una traqueotomía. Tenía una pinza redonda, para sujetar el tubo que le suministraba el aire, fijada a la garganta, y a ambos lados le sobresalían bultos de carne en forma de bombilla. La hinchazón le obligaba a tener siempre la lengua fuera. Se estaba retorciendo, en un claro intento por quitarse la presión de la garganta. Hacía un sonido como de gárgaras: tenía las vías respiratorias atascadas por las secreciones, que una enfermera iba succionando con un aparato eléctrico. Encima de todo, tenía fiebre.

Yo era incapaz de mirarlo directamente. Paseé la vista por la habitación y vi a una niñita con *kwashiorkor* en una cuna junto a las escaleras. Tenía los ojos inmensos, como los de una criatura del bosque asustada. Miré a la madre de John, una mujer delgadísima y de piel oscura. Estaba sentada a un lado de la cama, con la mirada fija en el vacío, al parecer, y sin expresión alguna en el rostro. Miré a Serena y vi que ella también estaba apartando la vista (tenía los ojos clavados en un punto de la pared por encima de la cama de John y los labios apretados). Permaneció en silencio un instante que pareció durar minutos. Luego se pasó las manos por el pelo y dijo:

—Venga, tenemos que saber por qué tiene fiebre y qué medicamentos está tomando.

Empezó a hojear el historial de John y Carole se acercó a la cama.

El niño estaba haciendo gestos en dirección al bolso negro de Carole. Quería ver lo que había dentro. Carole lo abrió y se lo acercó; el niño metió los dedos dentro y luego hizo un gesto despectivo, como diciendo: «Ahí no hay nada interesante».

Carole se inclinó sobre él y le habló con dulzura en criollo:

—*Pa pè* —dijo («No tengas miedo»), y las lágrimas empezaron a caer por las mejillas de John, brillantes como perlas a la tenue luz del pabellón infantil.

Las dos doctoras y Ti Fifi se apartaron de la cama para deliberar.

—Para mí, lo más tranquilizador ahora mismo es que es un niño —dijo Carole—. No tiene hipertrofia en el bazo ni en el hígado. Lo único es lo del estreñimiento.

—Creo que el estreñimiento se le pasará cuando esté sentado —respondió Serena.

Estaba pensando en intentar montarlo en el avión al día siguiente. A lo mejor podía taparle el cuello con una manta. Pero la imagen no funcionó.

—No creo que podamos llevarlo con una compañía comercial —prosiguió—. No creo que le dejen embarcar. Así que... ¿por qué no tratamos de averiguar cómo subirlo en otro avión? Carole, ¿lo subimos o no lo subimos mañana a un avión comercial?

—Esas secreciones van a matarlo —respondió Carole—. Creo que sería una irresponsabilidad médica subirlo a un avión sin aparato de succión.

Serena repasó la situación. El jefe de Oncología Pediátrica del Massachussetts General le había dicho que John tenía una posibilidad razonable si no había metástasis en los huesos, y allí en Cange no había posibilidad alguna de saberlo.

—Tiene que tener esta oportunidad de luchar —dijo Serena.

—A lo mejor podríamos conseguir un helicóptero hasta Puerto Príncipe —sugirió Ti Fifi, pensativa—, y luego un avión medicalizado. No sé cuánto puede costar un vuelo medicalizado.

—Unos veinte mil dólares, tal vez —respondió Carole.

—Pues lo pagamos —dijo Serena—. Es que, a ver, ¿qué pasa, qué son veinte mil dólares? ¿Y si se muere en el avión? Estoy viendo la historia. Grave irresponsabilidad de unas doctoras de Harvard en colaboración con PIH. Jim me mataría. No tendría que haber dejado a este niñito aquí hace un mes. Me siento muy responsable. La próxima vez seré más rápida.

—Ni siquiera teníamos diagnóstico hace un mes —replicó Carole.

—Estoy disgustada porque tendría que habérmelo llevado hace un mes —insistió Serena—. Hemos hecho el gilipollas esperando un diagnóstico.

Carole miró hacia abajo. La bolsa de plástico con los *shubunkin* nuevos para Farmer estaba en el suelo.

—¡Mierda! Los he traído hasta aquí y ahora no se me van a morir.

Se tomaron un descanso; cruzaron la *gwo wout la* hasta la *ti kay* de Farmer y, una vez allí, encendieron las linternas para iluminar el estanque. Carole miró la bolsa de plástico y anunció:

—Estos son Jean Claude y Yolande. Yo también voy a echaros de menos, chicos, pero tenéis que seguir adelante y hacer amigos. Los soltó en el estanque y se agachó para ver cómo se alejaban nadando entre los otros.

Al alba, Serena y Ti Fifí volvieron a Puerto Príncipe para buscar un vuelo medicalizado y un helicóptero. Fue un día largo. Cuando llegaron a la carretera asfaltada, a los pies de Morne Kabrit, Alix, el conductor de Zanmi Lasante, puso la camioneta a ciento diez kilómetros por hora y entró en la ciudad dispersando pollos y cabras enanas. Se metió en el sentido contrario para adelantar a *camions* y *tap-taps*, con lo que creó un tercer carril en una carretera que solo tenía dos y, a veces, creando incluso un cuarto cuando se salía para adelantar a vehículos que a su vez también se habían salido para adelantar. Carole les había contado que los conductores de Puerto Príncipe tenían una forma especial de tocar el claxon para anunciar que iban a doblar una esquina por el carril que no era, y que en su niñez se decía que, si tocabas así el claxon y oías el mismo sonido desde el sentido contrario, más te valía rezar para morir en la colisión y que no te mandaran al Hospital Central.

Yo me dije que, si fuera haitiano, me volvería loco por sacar provecho de todo lo que pudiera y que probablemente también sería un conductor anárquico. Y luego pensé que allí estaban Serena y Ti Fifí, tratando de salvar la vida de un niño, mientras Alix, con una sonrisa amable tras el volante, estaba poniendo en peligro decenas de vidas; en ese preciso momento, las de dos niños que compartían una bicicleta y a los que el retrovisor de la camioneta no les rozó el hombro por poco. Cuando nos quedamos atascados cerca del aeropuerto, me sentí aliviado durante un rato.

Nos pasamos el día entero entrando y saliendo de atascos, yendo a la casa de la familia de Ti Fifí en la ciudad, donde había un ordenador con conexión a Internet, luego al aeropuerto, luego a la oficina de un viejo amigo de Ti Fifí que tenía un fax, luego otra vez al aeropuerto, luego otra vez a la casa de Ti Fifí. Tuvimos mucho tiempo para ver lo que había junto a las calles de la ciudad.

Los puestos de madera de vivos colores donde se vendían billetes de lotería, las esperanzas de sus dueños alimentándose de la esperanza («Bank Lotto, Nueva York»); los escombros (neumáticos viejos, basura, trozos de hormigón, esqueletos de camionetas y coches, descarnados como huesos en un desierto; hombres sentados frente a todas las gasolineras con una escopeta en las rodillas; hombres moribundos y mujeres pidiendo; gente con muletas, gente con los muñones de las piernas metidos en lo que parecían recipientes de helado. Un poco más adelante, vi entre el tráfico un *camion* con un mensaje pintado en el parabrisas trasero que parecía resumir el problema de Serena y Ti Fifi de aquel día: «¡Oh, Morne Kabrit!».

Fue bastante fácil contratar un vuelo medicalizado desde Puerto Príncipe hasta Boston. Solo hicieron falta varias llamadas telefónicas y un atasco. Pero costaba 18.540 dólares. Serena estaba dispuesta a pagar y luego reunir el dinero, pero Ti Fifi quería la aprobación de Farmer. Serena le había enviado este mensaje de correo electrónico: «John está cada vez más frágil. Es curioso y muy tierno, interactúa con nosotros y no lo van a dejar subirse al avión. Está muy muy débil y tengo miedo de que no sobreviva al trayecto hasta el aeropuerto y no lo dejen subirse al avión. Polo, ya sé que parece una locura, pero aún tiene una oportunidad para luchar. Podría ser un tumor localizado con un absceso que le está supurando y aumentando el tamaño de la masa. Asumo la responsabilidad de pagar este vuelo. Vamos a seguir adelante con el plan mientras esperamos noticias tuyas».

Pero Farmer parecía preocupado por el gasto, y tal vez por el precedente, de un vuelo medicalizado. Había respondido: «Serena, cielo, por favor, considerad otras posibilidades».

Aquel mensaje dejó a Ti Fifi preocupada, algo bastante inusual.

—Normalmente, Paul diría: «Confío en vosotras. Adelante» —dijo, sentada frente al ordenador—. Nunca diría que no hiciéramos. Pero, si quisiera que lo hiciéramos, lo diría.

—Entonces, en el contexto de Polo, es un no —dijo Serena.

—Casi —respondió Ti Fifi—. Esto tiene otras consecuencias. ¿Qué vamos a hacer si nos viene otro niño como este? No es una cosa que se haga una vez y punto. No vamos a cerrar el hospital después de esto. Es muy muy complicado. El personal va a empezar a preguntar por qué se ha gastado tanto dinero. Eso es lo que preocupa a Paul.

—Yo solo estoy pensando en un niño —replicó Serena.

—Esa es la cosa —dijo Ti Fifi—. Hay muchos niños a la espera de una operación de corazón y el personal está pidiendo más dinero. Un vuelo medicalizado no es lo normal en Haití. —Y añadió suavemente, como hablando para sí—: Estoy segura de que la gente dirá: «Si tu hijo está enfermo, vete a Cange y lo mandarán en avión a Boston». En la planicie central, esto va a ser todo un acontecimiento.

—¡Tengo una idea! —exclamó Serena—. Dejad que lo pague yo y decidle a todo el mundo en Cange que el dinero ha salido de mí. No puedo pensar que el niño tendría atención gratuita en el otro lado, me resulta insoportable.

Serena parecía al borde del llanto. Ti Fifi se levantó y la abrazó. La cabeza apenas le llegaba a la altura de los hombros de Serena, por lo que tuvo que estirarse hacia arriba, y Serena hubo de doblar las rodillas para recibir el abrazo.

—Más y más pacientes —dijo Ti Fifi, riendo suavemente—. Todos los días hay algo. Una crisis. Como John. Esto no es nada. Todos los días, todos los minutos, tienes casos como este. Alguien está enfermo, alguien está en peligro.

Acto seguido volvió al ordenador y escribió a Farmer: «Tienes que decir sí o no».

Me lo imaginé recibiendo el mensaje, intranquilo, en un castillo bávaro. Su respuesta llegó bastante rápido. Escribió, sobre el coste del vuelo medicalizado: «Bueno, podría ser peor». Y, además: «Estaré ahí dentro de veinticuatro horas, pero no voy a cuestionaros. La única forma de salvarle la vida es meterlo en un avión, así que estoy a favor. En cualquier caso —concluyó—, su esperanza reside en salir de Haití, de un modo u otro; como muchos otros haitianos, ay».

Pero aún estaba la cuestión de llevar a John por la Nacional 3 hasta Puerto Príncipe. «Morirá en el camino», había dicho uno de los médicos haitianos de Zanmi Lasante la noche anterior. En mi opinión, era bastante probable. Ti Fifi había buscado por todo el aeropuerto a alguien con un helicóptero, pero al parecer no había nadie en todo Haití o, al menos, nadie a quien ella pudiera recurrir, a pesar de los muchos contactos que tenía. Tal vez valdría con una avioneta, pero no había pistas de aterrizaje cerca de Cange. Así pues, tendrían que trasladar a John por carretera, sobre las piedras y los baches gigantes, atravesando los arroyos. A Ti Fifi no le gustaba aquella perspectiva.

—No me estoy rindiendo —dijo a Serena—, pero... ¿qué es lo mejor para John?

—Irá sobre el regazo de su madre en la camioneta —respondió Serena—. Ti Fifi, ya sé que parece muy débil, pero creo que es un crimen no intentarlo.

—De acuerdo.

—Me estoy tomando esto tan a pecho porque he hablado con Paul del tema.

—Paul no está aquí —dijo Ti Fifi, que suspiró y luego sonrió—. No tiene sentido discutir. Es como estar dándole vueltas a lo mismo.

—Si hubiéramos traído un aparato de succión manual... —se lamentó Serena.

Aquello parecía ser ahora el obstáculo insalvable. Sin un aparato de succión, John podría asfixiarse en el trayecto hasta Puerto Príncipe, y los únicos aparatos de succión de Cange eran eléctricos. En la camioneta no iba a funcionar ninguno.

A Ti Fifi se le ocurrió que podrían contratar una ambulancia con su propio aparato. Tiró de sus contactos y encontró una ambulancia pública que podría haber hecho el traslado gratis, de no ser porque estaba averiada y en el taller. Ti Fifi sacudió la cabeza y sonrió al enterarse.

—Solo Dios puede ayudarnos, solo Dios.

Cogió el teléfono otra vez y localizó una empresa privada de ambulancias. Se llamaba Sam's Service Ambulance y estaba en la avenida John Brown. Tenía solo un vehículo, reluciente pero antiguo: un Kennedy, un modelo estadounidense reciclado de la década de los setenta, más o menos, sin tracción a las cuatro ruedas.

No obstante, Ralph, el propietario, estaba dispuesto a probar la carretera a Cange. Era un tipo musculado y en buena forma.

Había servido diez años en el Ejército de los Estados Unidos y había vuelto a Haití para montar un pequeño negocio, con la esperanza, decía, de poner de su parte para ayudar a su país de origen. Pero, aunque Haití tenía una gran necesidad de ambulancias, no había mucha gente que pudiera permitírselas, y se había ido desanimando. ¿Por qué no, parecía estar pensando, intentar este trayecto?

Cuatro empleados y él se vistieron para el viaje (camisetas en las que ponía «Sam's Service Ambulance» y cascos blancos) y se montaron en su vehículo. Luego encendieron la sirena y se pusieron delante para salir de Puerto Príncipe a toda velocidad, mientras gritaban «¡Seguidnos!» a través del altavoz instalado en el techo.

La ambulancia se averió por primera vez a mitad de la subida de Morne Kabrit. Estaba oscuro y llovía a cántaros. Sentados en la camioneta de Zanmi Lasante, aparcados al borde del barranco, observábamos a uno de los hombres de Ralph verter litro tras litro de aceite en el motor de la ambulancia. Los faros de los dos vehículos apuntaban hacia arriba y pude ver el agua de lluvia, que corría con el volumen de un arroyuelo carretera abajo. La supuesta carretera ya no era el lecho seco de un río y me pregunté qué pasaría si no dejaba de llover. ¿Y qué había de los *zenglendo*, los bandidos que al parecer acechaban a los viajeros averiados? Ti Fifi era una persona muy tranquila y hasta ella dijo que no le gustaba estar en la *gwo wout la* después de anochecer, por los *zenglendo*. Pero Farmer había dicho que a los haitianos no les gusta estar fuera cuando llueve y tal vez esa generalización incluyera también a los *zenglendo*.

Estuvimos esperando sentados, dentro de la camioneta, una media hora. Sin ambulancia no había aparato de succión. Por la falta de una sencilla herramienta manual, se iba a perder todo el trabajo y la vida de un niño. Estaba inmerso en esos pensamientos cuando Serena dijo:

—Bueno, chicos, lo hemos conseguido. El niño va a volar mañana.

—Serena, eso no es seguro aún —respondí.

—Bueno, pero mientras tanto hay que alegrarse un poco —replicó, y empezó a preocuparse por cosas que aún parecían bastante prematuras—. Tenemos que conseguir que la ambulancia llegue a Puerto Príncipe justo cuando aterrice mañana el avión, para que John pueda llegar al Massachusetts General antes de las cinco de tarde, si es posible, porque…

Yo masculló, y me avergüenza decirlo, que Sam's Service Ambulance no iba a subir Morne Kabrit ni mucho menos llegar a Cange, y Serena rompió a llorar. Y entonces, justo cuando empezaba a disculparme, sonó el móvil de Ti Fifi. Era Ralph, que llamaba desde unas decenas de metros más allá.

—¿Todavía quieren intentarlo? —preguntó Serena.

—Supongo que sí —respondió Ti Fifi.

—¡Ay, cuánto los quiero! —exclamó Serena.

Ti Fifi soltó una risita.

—Dios es bueno.

Pero a los dos tercios de la subida a la cumbre, la ambulancia se volvió a parar. En el escenario que dibujaban nuestros faros, se veía salir humo de debajo del capó. Dos de los hombres de Ralph salieron con sus cascos y sus ponchos y pusieron una piedra enorme detrás de una rueda de la ambulancia. El móvil de Ti Fifi volvió a sonar.

—Lo han intentado —dijo Ti Fifi a Serena—, pero se están quedando otra vez sin aceite y ya no tienen más.

—Pero a lo mejor nos prestan su aparato de succión —sugirió Serena.

—Si lo hacen, tendremos que pagarles algo —respondió Ti Fifi.

—Págales mucho —dijo Serena.

Tras un poco de discusión, Ralph dijo que no había problema. Serena se volvió a animar. Ti Fifi y ella salieron y se montaron en la parte de atrás de la ambulancia para ver trabajar a los hombres. Dentro de la camioneta de Zanmi Lasante, Patrice, uno de los trabajadores del hospital, sacudió la cabeza.

—Creo que Serena no se rinde nunca.

Una versión femenina de Farmer en ese aspecto, pensé. Pero yo no entendía de qué iba a servir trasladar de un vehículo a otro el aparato de succión. Era eléctrico. Harían falta mejores mecánicos que aquellos tíos para conectarlo a la camioneta de Zanmi Lasante, en mitad de la noche y bajo una tormenta en las pendientes de Morne Kabrit.

Pasaron horas o eso pareció. La lluvia había amainado. Salí y estuve oyendo trabajar a Ralph y sus hombres. Sonaban golpes y chirridos, como si estuvieran desguazando la ambulancia entera. Asomé la cabeza por la puerta trasera y oí a Ralph decir a Ti Fifi:

—Tendríais que contratarme a mí para el transporte de vuestro hospital y, de verdad os lo digo, ningún problema.

Sí, claro, pensé, mientras te estás cargando tu ambulancia averiada. Qué fácil resulta, al menos para mí, confundir los recursos materiales de una persona con los que tiene dentro...

Me quedé de pie al borde del barranco, contemplando las luces de Puerto Príncipe, abajo, muy a lo lejos. Al cabo de un rato, vi la mano de Serena asomar por la parte de atrás de la ambulancia, con el pulgar hacia arriba, e instantes después Ralph estaba llevando el aparato de succión a la camioneta. Lo había montado sobre un tablón y conectado a un enchufe que se introducía en la toma del encendedor de la camioneta. Metió medio cuerpo en la cabina, introdujo el enchufe y la máquina empezó a zumbar. Serena aplaudió.

Luego Ti Fifi dijo que tendríamos que volver a Puerto Príncipe a pasar la noche y conseguir otra camioneta, porque en aquella no habría sitio para Serena, Patrice, ni para mí al día siguiente.

—No —respondió Serena—. No podemos hacer eso. Supondría otro día de retraso.

Nosotros dos iríamos hasta el aeropuerto en la caja abierta de la camioneta.

—Eso es lo que diría Paul. Arreando para la parte de atrás —añadió.

Los arroyos que cruzaban la Nacional 3 iban crecidos. Parecían rápidos a la luz de los faros; de hecho, Alix se detuvo ante el primero y luego hundió en él la camioneta. Por un momento, las luces estuvieron bajo el agua, y luego estábamos al otro lado. Más tarde, Serena me diría que había pasado mucho miedo. «¿Y si muero? —decía haber pensado, cuando los faros se sumergieron en el agua—. No puedo morir —se respondió—, me queda mucha vida por delante». Cuando la camioneta consiguió por fin llegar ya a terreno seco, a bandazos, como un animal sacudiéndose el agua, dijo para sí: «Venga, no te olvides. Si es tu vida, siempre es lo más importante».

La expedición salió temprano hacia Puerto Príncipe la mañana siguiente. Como era habitual, había un tropel de pacientes congregados en el patio, que se quedaron mirando solemnemente mientras el doctor Hugo Jérôme llevaba a John en brazos hasta la camioneta. Dio un beso al niño y lo colocó en el asiento posterior, junto a su madre y Carole. El doctor J. (así lo llamaba yo) era un médico que, en mi opinión, no cambiaría nunca Cange por un destino mejor; una vez, en mi presencia, había alzado un vaso de ron haitiano mientras decía a Farmer: «Eres el mejor haitiano que conozco».

Alix estuvo a la altura de las circunstancias. Fue conduciendo muy despacio por los cráteres de la Nacional 3, los largos tramos de lecho rocoso, basto y agrietado, y las abruptas pendientes en las que la pista de tierra no era más que un montón de piedras. Dentro de la camioneta, Carole y la madre de John estaban pendientes del niño. Iba sufriendo; cada sacudida le suponía un enorme dolor.

—Imagina el peor dolor de garganta que hayas tenido jamás, multiplicado por mil —dijo Carole.

Pero el aparato de succión no dejó de funcionar ni por un momento y John llegó sano y salvo al aeropuerto y sano y salvo a Boston; tal vez, el primer campesino haitiano en volar en un Learjet. Ya en Logan, una ambulancia se acercó hasta la pista y nos recogió a todos. Yo iba sentado delante, con el conductor.

—Va a estar la cosa mala —dijo.

—¿Y eso?

—Las carreteras. Hay bastante tramo de carretera mala de aquí al Massachusetts General.

Aquello tendría que haberme hecho gracia, pero no fui capaz de explicárselo al conductor y, por algún motivo al que no supe poner nombre, me entristeció.

El pequeño *jet* había aterrizado antes en Wilmington, en Carolina del Norte, para que resolviéramos los trámites aduaneros. La agente formuló a Serena la pregunta superficial de rigor:

—¿Traen algo de Haití? —Y añadió—: Como si allí hubiera algo que traerse, vamos, aparte de enfermedades.

De vuelta en el avión, dijo Serena:

—Me entraron ganas de darle un puñetazo en la nariz. Pero soy una pacifista convencida.

En Wilmington, Serena se había puesto un vestido; la otra ropa se le había ensuciado con el polvo de la *gwo wout la*.

—No puedo entrar en el Massachusetts General con esta pinta.

Bastante preocupada iba ya por lo que dirían las enfermeras y los médicos cuando vieran a John. Era una preocupación profética.

El equipo de la Unidad de Cuidados Intensivos Pediátricos fue rápido y hábil, y en un instante John estaba ya en una cama, pero Serena oyó a una de las doctoras de guardia decir por teléfono a su jefa: «¡No es más que cuello y huesos!». Así pues, cuando Farmer llamó desde Haití, Serena le dijo:

—Oye, hemos hecho lo que teníamos que hacer.

Yo me daba cuenta de que Farmer estaba asintiendo, con empatía, y Serena repitió:

—De verdad, Polo, hemos hecho lo que teníamos que hacer. No tengo ninguna duda.

Al poco rato, Serena y yo fuimos a una sala cercana a tomar la cena del hospital, en compañía de una joven residente. La chica parecía efectivamente muy joven, casi adolescente, y acababa de salir de la facultad de medicina, mientras que Serena era adjunta en el Brigham. Pero, sin duda, la residente estaba demasiado afectada para preocuparse por el protocolo. Se preguntaba si no habían dado de comer al niño en Haití.

—Estoy conmocionada —dijo, y añadió, como dirigiéndose a un alumno—: Morir de quimioterapia es terrible, ¿sabéis?

Serena frunció los labios. Había empezado a intentar explicarle (había que entender cómo era Haití y lo difícil que era traerse a alguien de allí y claro que John estaba malnutrido, pero Paul Farmer, que era un médico famoso, había ordenado que se le alimentara a través de una sonda, que había podido conseguir a pesar de lo raro que era eso en Haití, pero incluso el jefe de Oncología Pediátrica del Massachusetts General había dicho que ninguna nutrición lograría hacer engordar a un niño afectado por ese tipo de cáncer y John aún tenía una oportunidad de luchar) cuando un hombre menudo de mediana edad, vestido con un traje negro, entró en la sala. Era el doctor Alan Ezekowitz, el jefe de Pediatría. Me pregunté si habría oído a la residente tratando de iluminar a Serena, porque lo primero que dijo, con una voz alta y estridente y sonriendo a Serena, fue:

—A ver, lo de este chico es todo un reto, pero he curado a niños más enfermos.

Serena se rio, nerviosa.

—Bueno, ahora está en el Más Grande.

Así es como la gente del Massachusetts General llamaba al hospital, aprovechando la coincidencia de sigla, MGH.

El doctor Ezekowitz soltó una risita.

—En cuanto empecemos a creérnoslo, ya no lo seremos. —Se volvió a la joven residente—. ¿Tengo razón? Siempre podemos hacerlo mejor, ¿a que sí?

La residente agachó la cabeza.

—Sí, doctor Ezekowitz.

La tarde siguiente, Serena me llamó para contarme que una tremenda falange de radiólogos, pediatras y oncólogos acababa de pasar una hora estudiando las radiografías, gammagrafías óseas y TAC. Y luego, llorando, me soltó de carrerilla, sin tomar aliento: «Está por todas partes. Lo tiene en la boca, le crece por los cuerpos vertebrales. El pobre niño ha padecido muchísimo dolor. Empezó por la zona nasal, como un tumor sólido que fue creciendo hacia la columna vertebral y el cielo de la boca. No es posible radiar cuatro cuerpos vertebrales, así que se va a morir. Le están dando unos cuidados excelentes, pero se nota un poco de "¿por qué lo has traído?". ¿Que por qué? Pues primero, porque es un ser humano; segundo, porque yo no sabía que no se le podía tratar; y tercero, ¿por qué no iba a poder morir sin incomodidades, por qué su madre no iba a tener una habitación propia, sin moscas en la cara, en la que llorar a su hijo? ¿No podemos llevarlo a un sitio con gente formada en cuidados paliativos? ¿Acaso los cuidados paliativos no son importantes? ¿Y un sitio en el que su madre pueda llorar a solas, en lugar de un pabellón abierto lleno de moscas?».

John recibió la mejor atención, por supuesto, y los fármacos pertinentes en las dosis pertinentes para que no volviera a sufrir dolor. Serena y Carole pasaron en su habitación la mayor parte de las dos semanas que siguieron, turnándose para dormir allí mismo, en un catre. El juguete favorito de John era una grabadora para niños que estaba rota y traía incorporado un teléfono de mentira que él descolgaba para hablar al auricular.

—¿Con quién estás hablando? —le preguntó un día Carole en criollo.

—Con mi madre.

—¿Y qué le estás diciendo?

—*Vini, vini.*

«Ven pronto». Hizo señas a Carole para que repitiera lo mismo a través del teléfono; ella lo hizo y el niño se quedó satisfecho.

La madre llegó a los pocos días, acompañada de Ti Fifi, que se había encargado de las gestiones. Farmer pasó mucho tiempo con John en la habitación del hospital. Vino a visitarlo toda la gente de PIH, así como gran parte de la comunidad haitiana de Boston, y su habitación (tenía muy buenas vistas sobre el río Charles) estaba abarrotada de juguetes. Serena arregló su piso para poder darle cuidados paliativos a John y, un par de días después, lo trasladaron allí, porque, sencillamente, no se había vuelto a despertar. Carole estaba sentada en la cama, a su lado, y lo escuchaba respirar, con la mano puesta en la muñeca del niño. Tenía respiración de Cheyne-Stokes, superficial y rápida, luego siguió un minuto de apnea y luego ya dejó de notarle el pulso.

A mí me parecía que al final todo había salido del mejor modo posible para John, teniendo en cuenta las circunstancias de Haití. La gente de PIH hablaba de ellas con fiera vehemencia. Algunos se decían entre sí: «Gracias por no dejarlo morir allí». No todo el mundo estaba satisfecho con el resultado. El hecho era que el niño tal vez habría sobrevivido si lo hubieran podido sacar antes de Haití. Pero hubo más consecuencias, sorprendentes y reconfortantes.

Farmer ofreció a la madre de John un trabajo en Zanmi Lasante y se hizo una gran colecta a su favor. Ti Fifi insistió en que no era buena idea darle demasiado dinero de una vez, y menos mal, porque pudimos ver un ejemplo práctico de lo peligrosas que pueden ser las buenas intenciones en un lugar tan pobre como Haití. En la planicie central, las noticias corrían más que el viento y parecía lógico que una mujer a cuyo hijo se habían llevado en un *jet* hasta los Estados Unidos, *peyi kob*, «la tierra del dinero», tuviera dinero consigo. Unos ladrones se colaron en la casa de su familia, en las afueras de Hinche. Pero, gracias a Ti Fifi, allí no había nada que mereciera la pena robar y los ladrones no volvieron. En cuanto al temor de Ti Fifi de que los padres empezaran a asediar Zanmi Lasante pidiendo que a sus hijos enfermos también se les mandara en avión a Boston, no ocurrió nada parecido. La siguiente vez que estuve en Cange, pregunté a Ti Jean, el jefe de mantenimiento de Zanmi Lasante, qué decía la gente de la zona sobre el caso. Me contó que todo el mundo lo andaba comentando. «¿Y sabes lo que dicen? Dicen: "Mira cuánto se preocupan por nosotros"».

A Serena le preocupaba que aquella fuera la última vez que el Massachusetts General atendiera gratis a uno de sus pacientes haitianos, pero, menos de un mes después de que John muriera, ya estaba viajando otra vez desde Haití con otro: una niñita de un pueblo al otro lado del pantano de Cange con un tumor maligno en el hígado, pero un pronóstico excelente, y lo bastante bien para volar en un avión comercial. El Massachusetts General corría con los gastos médicos.

El personal de Pediatría estaba muy entusiasmado con Serena y Carole; especialmente el doctor Ezekowitz. Le había impresionado la atención que habían prestado a su paciente y le gustaba que su propio equipo lo viera. Buscó a Serena y le dijo:

—Eres una estupenda defensora de tu paciente. Debes estar orgullosa.

—No estoy orgullosa. En Haití, los pacientes se están muriendo. El caos en el que está sumido el país no es nada de lo que sentirse orgullosa. —Pero aquello era una oportunidad que no iba a dejar pasar—. Doctor Ezekowitz, me gustaría tantear un posible proyecto en colaboración. ¿Querría conocer a Paul Farmer?

Ezekowitz estaba deseoso de conocerlo, desde luego. Ya había oído hablar de él. «Creo que es una persona notable», me diría luego. Decía que, en su opinión, los hospitales como el Massachusetts General tenían la responsabilidad de atender gratis a pacientes como John. «Y pienso que la atención gratuita cumple un objetivo importante, en la medida en que se centra en las personas. Es muy difícil personalizar la pobreza en un lugar como Haití. Cuando la tienes cara a cara, es una realidad».

El encuentro fue muy bien.

—Si he de serte sincero, necesitamos ayuda. ¿Qué te parecería recibir a un par de pacientes nuestros al año? —sugirió Farmer.

—Sí, por supuesto, como mínimo.

Mientras veía a la gente de PIH sacar a John de Cange, me estuvo asaltando por momentos la preocupación, en mis pensamientos más oscuros, de que aquello tuviera más que ver con ellos que con John, más con demostrar la capacidad de la organización para hacer heroicidades que con salvar a un niño. Pero luego pensé que una idea así no se me habría ocurrido nunca si John hubiera sido hijo mío. Por un paciente se hace todo lo que se puede. Si yo estuviera gravemente enfermo, no pensaría que esa forma de actuar es irracional.

Aun así, seguía teniendo la sensación de que todo aquel episodio era como una demostración práctica de las dificultades del proyecto de Farmer, tal vez de su futilidad, en última instancia. Decidí preguntarle qué pensaba del caso, tras un tiempo prudencial.

26

Es diciembre, han pasado dos meses desde el vuelo medicalizado a Boston y aquí estoy otra vez con Farmer, en el otro lado de la gran división *epi*. Bajo la última luz del día, los arrabales de Puerto Príncipe me parecen iguales que en todos los viajes anteriores: caóticos, sucios, destartalados. Durante un rato, saliendo de la ciudad en dirección a los *kwazmans* de Morne Kabrit, vamos siguiendo a un *tap-tap* que lleva escrito en el parachoques un mensaje con crítica social. Traducido del criollo, dice: «Señor, unas palabras sobre todo esto». Farmer se ríe.

Mientras se dirige a las montañas, conduciendo rápido, como siempre, y con los faros brincando sobre surcos y piedras, le pregunto cuántos mensajes de correo electrónico está recibiendo ahora.

—Unos doscientos al día —responde—. Todavía es factible.

Es lo mismo que decía hace un año, cuando recibía unos setenta y cinco al día.

—Esto no puede seguir así. Pero, como habrás observado, no me estoy quemando. —A la luz del salpicadero, le veo endurecer la mandíbula y poner por un momento una mirada belicosa—. Ni tampoco me he hartado.

Una vez más, llegamos a Cange destrozados y mucho después del anochecer, pero sin contratiempos (ni accidentes ni encuentros con *zenglendo*), Farmer se cambia el traje por la ropa haitiana y nos sentamos delante de su *ti kay*, bajo el emparrado, con una copa de vino. Ti Jean nos trae la cena y se sienta con nosotros.

Ti Jean es un hombre fornido de sonrisa desbocada, hijo de un campesino pobre de la zona. Tiene unos treinta años, los suficientes para haber presenciado todas las fases de la transformación de

Cange. «Es una maravilla —dice—. La gente de aquí vivía como cerdos en una pocilga, pero ahora hay que llamar a su puerta». Es decir, explica, que ahora tienen puertas.

Además de jefe de mantenimiento, Ti Jean es el principal confidente masculino de Farmer. «Mi jefe de personal», lo llama Farmer. Cumple todas las características. Entrega partes de su sueldo a pacientes desamparados. Sobre la Nacional 3, ha dicho: «Preferiría que tuviéramos la carretera arreglada y cien mil pacientes más al año, porque nuestra vocación es recibirlos». Me ha contado que, si fuera *philosophe* (es decir, si familia hubiera tenido cerdos suficientes para mandarlo al instituto), escribiría un libro sobre la burguesía haitiana. Un libro indignado, dice. Sabe algo de medicina y comparte con Farmer el desdén por la idea de que las viejas tecnologías de una civilización tienen una virtud especial, de que, por ejemplo, las plantas medicinales son preferibles en general a los fármacos elaborados. También es uno de los principales informadores de Farmer sobre las creencias de la zona.

Para Ti Jean, los animales no son siempre lo que parecen.

—¿Ves ese perro negro, Polo? ¿Estaba aquí ayer?

—No.

—¿Y ha ladrado dos veces?

—Sí.

Y Ti Jean asiente, con aire cómplice.

—Ajá.

En la cosmología de Ti Jean, según la entiende Farmer, los seres humanos se convierten en animales solo por motivos poco claros, o bien los hechiceros los convierten en animales como castigo o, simplemente, para comérselos. Farmer interpreta todo esto como «una enorme representación de la moralidad, una crítica sobre la desigualdad social. —Y añade—: Casi invariablemente».

Después de cenar, Farmer enciende las luces del estanque de peces y se pone a mirarlo mientras va nombrando las especies. Un buen invitado tiene que acompañarlo a mirar los peces. Le digo que esto parece haber sustituido a la hortitortura.

—No —responde, sin apartar la vista del estanque—. Es lo mismo que la hortitortura.

Ti Jean señala que el estanque costó un montón de dinero y luego dice a Farmer:

—Como si yo no lo aprobara… No se puede ser feliz con una sola cosa. Si solo vieras a tus pacientes, tal vez no serías feliz.

¿Y qué pasa con los viajes?, le pregunta Farmer.

Ti Jean reconoce que Farmer viaja mucho.

—Eres como un pájaro sin nido —añade.

—¿Y dónde está mi nido?

—Tu nido es Haití. Puedes ir a cualquier parte, pero aquí tienes tu hogar.

De los pacientes a los que conocí en mis visitas anteriores, algunos están ya enterrados, muchos más se han ido y otros se han quedado. Gran parte del personal que se dedica a instruir sobre la prevención de enfermedades son antiguos pacientes; por lo general son muy entusiastas, gozan de credibilidad y, además, algunos enfermaron porque eran especialmente vulnerables. Hace un año había aquí una familia de cinco miembros, todos en tratamiento por TB-MR. Ya están todos curados y se han marchado, con la excepción de uno de los hijos. Pensaba que era el responsable de haber infectado al resto de su familia y estaba tan abrumado por la culpa, y tan obsesionado con muchas otras cosas, que Farmer decidió que no podía mandarlo por ahí a seguir compitiendo por la comida. Así pues, lo ha contratado como «personal de divulgación» de la tuberculosis. Ti Ofa, el joven que dijo a Farmer que quería regalarle un pollo o un cerdo, ha engordado tres kilos y medio desde que empezó a tomar los antirretrovirales. La anciana que pensaba que su hijo había matado a su hermano por medio de la brujería se ha dejado convencer, después de ir muchas veces a consulta. Y el abogado que Farmer contrató ha conseguido sacar de la cárcel sin cargos al joven guarda de seguridad de Kay Epin. Pero, en un lugar en el que los medicamentos aún escasean, los alimentos escasean más que nunca y el sistema jurídico es, en el mejor de los casos, rudimentario, siempre habrá más consultas sobre brujería y más extracciones de la cárcel que llevar a cabo. Y siempre más pacientes, por supuesto.

Hace unos meses, llegó al pabellón infantil de Zanmi Lasante un niño llamado Alcante. Al igual que John, tenía bultos en el cuello, pero estos sí que eran síntoma de escrofulodermia. Los fármacos de primera línea barrieron la infección. Las protuberancias desaparecieron y dejaron solo unas pequeñas cicatrices, y Alcante engordó tres kilos y medio, más o menos el 10 por ciento de su peso total. El niño tenía trece años, aunque parecía menor porque era bajito y confiado. Era el tipo de niño que coge a los extraños de la mano y, además, era guapísimo: un cuerpecito perfecto, ojos oscuros y brillantes, hoyuelos. Cambió el ambiente del pabellón infantil y consiguió aflojar la presión que sentía Farmer en el pecho cuando subía las escaleras hasta aquella ala. Para Farmer, el ala infantil albergaba las imágenes más desgarradoras y los fantasmas más dolorosos de Zanmi Lasante, y yo creo que Alcante llegó a parecer el ángel de la guarda del lugar, o el de Farmer. Este retuvo al niño en Cange varias semanas más de lo necesario. Lo llamaba «un P. de P.», un prisionero de Paul. Finalmente, lo acabó mandando a casa.

Casi siempre, los niños se contagian de escrofulodermia por contacto cercano; en general, de la madre o del padre. Así pues, uno de los trabajadores sanitarios de la comunidad trajo a Cange al resto de la familia de Alcante (los «pescaron», como dice Farmer). Algunos tenían tuberculosis, como el padre de Alcante, que aún está en tratamiento. Ahora Farmer quiere ver por sí mismo cómo es el hogar de Alcante. Pretende ir a pie hasta su casa.

—La familia está muy afligida —explica, y añade—: Alguna gente dirá que esto es derrochar el dinero, pero nosotros respondemos: «En absoluto. Gracias a que vamos hasta donde están los enfermos podemos detectar las necesidades y los problemas».

Alcante vive en una población llamada Casse. El trayecto es más largo que el primero que hice con Farmer a Morne Michel, pero los senderos no son tan empinados. Eso es lo que me dijo anoche. Así que solo tengo una vaga idea de cuántas horas durará el camino hasta que estamos ya saliendo por la puerta principal y Ti Jean, que viene con nosotros, pregunta si llevo la linterna.

No la llevo. Me ofrezco a volver a por ella. Farmer no cree que sea necesario. Seguro que habrá surgido de la nada alguna urgencia y, si vuelve, acabará enredado. Retrasarse ahora significa retrasarse más. Farmer lleva puesta una gorra que le queda grande y, por un instante, me lo imagino como un adolescente desgarbado de camino a un partido de béisbol con su padre. Su complexión delgada y el brillo de su cara lo hacen posible, además de la inocencia que asoma a veces a la superficie: es propenso, por ejemplo, en mitad de una conversación elevada sobre la distribución económica de las enfermedades infecciosas, a interpelarte, ansioso, con el consiguiente sobresalto: «Pregúntame algo sobre *El señor de los anillos*». Ha estado releyendo los libros una y otra vez desde los once años. Pero ahora va encabezando la expedición que sale de Zanmi Lasante, el hombre al mando en todos los sentidos, y me doy cuenta de que no me preocupa la linterna. Me sorprende, la verdad. Nunca me ha resultado fácil fiarme de otra persona para que me guíe adonde sea, pero confío en Farmer.

Nos alejamos siguiendo senderos de tierra hacia las laderas de las colinas que bordean el embalse de Péligre y pronto estoy escalando la cara erosionada de un risco. Cuando llegamos a la cima, donde Farmer está esperándome, estoy empapado en sudor. Me recuerda a la inolvidable ascensión a Morne Michel. Tras reemprender la marcha, Farmer gira la cabeza para decirme (su voz deja claro que está de broma) que, si me duele el pecho, le avise de inmediato. Bebo un gran sorbo de agua mientras recorremos una cresta a grandes zancadas sobre hierba amarilla, y Farmer señala «la colina cónica y particularmente empinada» sobre la que se sentó solo, años atrás, a escribir *AIDS and Accusation*.

Ti Jean lleva un gran recipiente de agua que ha llenado de un grifo en el complejo médico. Es agua potable. Farmer y Ti Jean son inmunes a los microorganismos que contenga, pero los visitantes estadounidenses que la beben suelen caer enfermos con problemas intestinales, no peligrosos pero sí incómodos. Así que yo traigo mi propio recipiente de agua filtrada, pero no es muy grande. Para cuando hacemos la primera parada, ya me he bebido la mitad, y Ti Jean, Farmer y el farmacéutico de Zanmi Lasante, que también viene, ni siquiera han abierto el suyo.

Farmer tiene prevista una visita a domicilio intermedia de camino a la casa de Alcante, en Casse. En algún lugar de las montañas, nos paramos en una cabaña: dos habitaciones diminutas, suelos de tierra, techo de hojas de banano, carteles de Aristide en las paredes y una pareja de ancianos sentados juntos sobre una estera de paja. Farmer trae consigo el historial del hombre. Se sienta en una silla cerca de la puerta y lo lee en voz alta. «Desde 1989 está viniendo a Z. L. y tomando antihipertensores. Lo vi por última vez en 1997 y tenía malaria, y luego dice: "Debe volver el jueves para revisión". No volvió. Y... A ver... Aquí pone: "Problemas para ponerse en pie". Y que su hijo vino a por medicamentos para la tensión». Farmer se arrodilla sobre el suelo de tierra y le mide al hombre el pulso y la tensión; luego se pone un estetoscopio y le ausculta el pecho un rato. Fuera cacarean los gallos. El aire de dentro está quieto y caliente y bulle de moscas. El anciano dice que le dolía un poco en la mitad del pecho y que luego sintió debilidad en las piernas. Farmer me dice:

—Ya sé lo que voy a hacer. Le voy a normalizar la tensión arterial y luego le conseguiré unas muletas. Creo que seguramente tuvo un ictus, pero va a poder recuperarse. Los daños son mínimos. Voy a tener que pedirle a alguien que me ayude a traer aquí las muletas. En el Brigham sería muy fácil normalizarle la tensión, pero aquí no, ¿y cómo voy a estar seguro de que haga fisioterapia?

La mujer del anciano dice que ella también quiere que le tome la tensión. De rodillas a su lado, dice Farmer, en inglés:

—Tiene sesenta y dos años, pero parece que tiene cien. —Y añadió, como hablando para sí—: Estamos lejos del Brigham, amiga.

La mujer también tiene la tensión alta, dice. Yo, mientras tanto, estoy tratando de recordar lo que Farmer me dijo hace un año sobre la profunda diferencia entre estar postrado en cama en una casa bonita de las afueras de Boston y estar postrado en una estera en una choza como esta, pero al mismo tiempo no puedo evitar pensar en el dolorcillo que lleva revoloteándome detrás del pezón izquierdo, intermitentemente, desde aquella primera ascensión.

Al final, le cuento a Farmer lo del dolor. Luego me disculpo y me dice:

—No seas tonto. Cuéntame más.

Me hace un montón de preguntas y dice que cree que solo tengo ardor de estómago.

—Pero, si empeora, me lo tienes que decir. No te conviene ver a Alcante así de mal. ¿Me lo prometes?

Varios niños pequeños han venido a la puerta. Están ahí de pie, asomados. Farmer les dice, hablando de la mujer de la casa, que parece triste:

—¿La queréis mucho? ¿Se lo decís? ¡No vayáis a mentirme!

Los niños sueltan unas risitas. La anciana sonríe. Farmer apunta con la cabeza a un niño de uno o dos años que hay en la puerta.

—Mira el juguete que tiene.

El niño se está chupando el pulgar de una mano. En la otra, sostiene un trozo de basta cuerda de cáñamo que lleva una piedra atada al extremo.

—Piedras 'R' Us —dice Farmer, y me río.

No puedo parar y Farmer empieza a reírse también, diciendo:

—Ahora va a ser a mí a quien le duela el pecho. Dios me va a fulminar.

Dice que me va a dar medio betabloqueante, por si acaso, y yo aún no he podido parar de reír.

—Dios me va a fulminar —repite—. Por beber más agua de la que me tocaba, por no vivir humildemente, por mi mal sentido del humor. Es culpa tuya. Yo estoy actuando para mi público.

Pero creo que aún no había bebido agua.

Le da a la pareja pastillas e instrucciones. En Haití, las despedidas son siempre largas. Cuando salimos, dice Farmer:

—Esto ha sido un *bel kout nas*, un buen lanzamiento de red. Veníamos a ver al abuelo y hemos conseguido también a la abuela. Justo a tiempo. Antes de que un reno se la lleve por delante.[4]

Le he oído usar la metáfora de la pesca muchas veces. Cuando descubre a un enfermo por accidente, suele decir que ha tenido suerte con la captura. Como si Zanmi Lasante no tuviera ya bastantes pacientes.

---

[4] Referencia al villancico cómico *Grandma Got Run Over by a Reindeer*, interpretado por primera vez en 1979 por el dúo Elmo 'n' Patsy. Narra el mortal atropello sufrido por una abuela ebria que se aventuró en una tormenta de nieve y tuvo la desgracia de cruzarse con Papá Noel y sus renos.

—¿Queda mucho para llegar? —pregunto, cuando reemprendemos la marcha.

—¡Pues sí! Hemos hecho la cuarta parte del camino.

—¿La cuarta parte?

Llevo desde la muerte del niño John buscando cómo preguntarle a Farmer sobre el caso. Recuerdo una observación que me hizo hace un año, en estas mismas colinas: «Tienes que comparar los sufrimientos y ver cuál es peor. Se llama triaje».

El término procede del francés *trier*, «elegir o seleccionar», y se empezó a usar en el siglo xiv para designar la clasificación de la lana de acuerdo con su calidad. En el uso médico moderno, «triaje» tiene dos significados distintos y casi opuestos. En aquellas situaciones en las que hay limitación de médicos, enfermeros y herramientas, por ejemplo, en los campos de batalla, el triaje se lleva a cabo atendiendo primero a los heridos graves que tienen más posibilidades de sobrevivir. El objetivo es salvar a tantos como sea posible; los otros pueden llegar a morir sin haber sido atendidos. No obstante, en el uso durante tiempos de paz (por ejemplo, en las salas de urgencias estadounidenses, bien surtidas de personal y recursos materiales), el triaje no implica negar la atención a nadie, sino determinar qué pacientes revisten mayor gravedad y darles prioridad.

Farmer ha construido su vida alrededor de este segundo tipo de triaje. ¿Qué, si no, es la «opción por los pobres» en la medicina? Pero Haití se asemeja más a un campo de batalla que a un lugar en paz. Mientras camino tras de él, digo que aquí siempre debe de haber situaciones en las que la opción de hacer una cosa necesaria implique también la opción de no hacer otra; no solo retrasarla, sino no hacerla.

—Todo el tiempo —responde.

—A lo largo de tu carrera te has visto en situaciones así, ¿verdad?

—Sí, a diario. Hacer esto en lugar de aquello. Todos los días, todo el día, siempre lo estoy haciendo. Es no hacer cosas.

Entonces, pregunto, ¿qué hay del caso de John? ¿Qué hay de los veinte mil dólares que costó el vuelo medicalizado para sacarlo de Haití? Poco después de que John muriera, una trabajadora de

PIH relativamente nueva me dijo que no podía evitar pensar en todas las cosas que podrían haber hecho con esos veinte mil dólares. ¿Qué puede responder a eso?

—No lo digo como crítica en absoluto —añado, apresurándome detrás de él.

—Venga ya —responde por encima de su hombro—, no soy tan susceptible. Pero ya hemos hablado de esto muchas veces. O no lo hago bien o no estás convencido. Tal vez no consiga convencerte nunca de que las opciones que tomamos son buenas.

No quiero irritarlo. Por un lado, hoy es mi guía y mi médico. Pero reconozco su tono de voz: en realidad no está irritado; está haciendo una introducción, preparando su argumento.

Sigue hablándome por encima del hombro mientras caminamos:

—Voy a decirte un par de cosas sobre este caso en concreto, si me permites. La primera es que no hay que olvidar que a John se le derivó a Boston porque se estaba muriendo de un tumor tratable, un tumor muy poco frecuente. No se le derivó al Massachusetts General antes de saber qué tenía. Cuando lo derivamos, fue para recibir atención gratuita, porque tenía una cosa muy rara que se podía tratar, y el índice previsto de curación era de entre el 60 y el 70 por ciento. De acuerdo, muy bien. Sobre eso se tomó la decisión. Además, nosotros no teníamos forma de saber que John no tenía una enfermedad localmente invasiva sin metástasis, porque para eso hacía falta una prueba de diagnóstico que no podemos hacer aquí. Y la segunda cosa, la conclusión, es que ¿por qué actuamos con tanta iniciativa en el caso de ese niño y no en el de otro? Pues porque su madre nos lo trajo a nosotros y allí es donde estaba, en nuestra clínica.

—Cuando Serena y Carole vinieron a por él, me pregunté si, después de todo, tú habrías decidido llevarlo, de haber estado allí. Estaba totalmente consumido.

—El que estuviera consumido no me habría detenido. Si hubiera visto al niño y comprobado su deterioro, no habría detenido el proceso. ¿Por qué? ¿Con qué motivo? Hasta que llegó a Boston no sabíamos que el cáncer le había invadido las vértebras.

Estamos subiendo otra colina; yo estoy respirando tan fuerte que no puedo hablar. Tras una breve pausa, prosigue:

—De todas formas, tengo que reconocerte que estoy un poco preocupado por los comentarios de esa chica nueva de PIH, porque yo tengo que trabajar con esa gente. Lo último que quiero es gastar energías tratando de convencer a mis propios colaboradores. Ahora tengo que hacerlo, claro está, pero no me gusta. Los haitianos tienen mucha experiencia en eso de equivocarse con la gente a la que invitan a su terreno, ya sabes.

—No quiero expresarlo mal —digo—. La chica de PIH no estaba diciendo que no deberíais haber llevado a John a Boston, solo que era una pena que hubierais tenido que gastar tanto dinero, viendo todo lo que podríais haber hecho con veinte mil dólares.

—Sí, pero hay muchas formas de decir eso. Por ejemplo, ¿por qué la compañía aérea que gana dinero, los mercenarios, no corrió con los gastos del vuelo? Esa es una forma de decirlo. ¿O qué tal esta otra? ¿Qué tal si digo: «Llevo toda la vida luchando contra una larga derrota»? ¿Qué te parece? ¿Y si dijera: «Lo que todo esto significa es una derrota»?

—Una larga derrota.

—He luchado contra la larga derrota y he metido a más gente en ello, y no pienso parar porque siempre estemos perdiendo. A ver, en realidad a veces creo que podemos ganar. No me desagrada la victoria. Tú y yo hemos hablado ya de esto muchas veces.

—Lo siento.

—No, no, no me estoy quejando. Mira, la gente que viene de donde nosotros venimos (tú, la mayoría de la gente de PIH, yo) está acostumbrada, estamos acostumbrados, a estar en un equipo ganador, y en realidad lo que estamos intentando hacer en PIH es hacer frente común con los perdedores. Son dos cosas muy distintas. Queremos estar en el equipo ganador, pero no a riesgo de darles la espalda a los perdedores, no, no merece la pena. Y por eso luchamos contra la larga derrota. —Hace una pausa—. ¿Cómo te encuentras? ¿Se te ha ido el dolor de pecho?

Tengo mucho calor, pero ese dolorcillo que me revoloteaba antes no ha vuelto a aparecer.

—Y la mayor parte de las veces que la gente pregunta por el triaje —continúa—, no está preguntando con una hostilidad abierta, sino con una profunda desconfianza en nuestra respuesta.

Ellos ya tienen la respuesta. Ese es el proceso que te deja sin energía, porque te das cuenta de que muchas preguntas se hacen con…, a ver…, con mucha…, ¿cómo se dice?

—¿Con animosidad?

—Eso.

Permanece callado mientras bajamos reptando una parte del sendero más accidentada. Al llegar abajo, continúa:

—El salario de un médico del primer mundo. ¿Qué me dices a eso? Me hablas de todo el dinero que se podría haber gastado en otras cosas, ¿y qué pasa con el salario de un médico?

Me río.

—No lo había pensado.

—Claro. Mira, la gente que es verdaderamente humilde piensa en eso antes de decírselo a la otra persona. Yo no soy verdaderamente humilde. Intento serlo. Y voy a hacerte otra pregunta. ¿Qué es lo que hace que la gente no piense en eso? ¿Por qué un médico estadounidense joven no dice: «Vaya, mi sueldo es cinco veces lo que costó el viaje en avión de John, y yo tengo veintinueve o treinta y pico años»? Si dices esas cosas en voz alta, pareces un cabrón. Sin embargo, si dices las otras, pareces una persona considerada. ¿Y qué es lo que está mal? ¿Qué es lo que está mal en todo esto? Si dices: «Bueno, es que pienso en cuántas cosas podrían haberse hecho con veinte mil dólares», pareces una persona considerada, sensible, ya sabes, razonable, racional, alguien que quieres tener de tu lado. Sin embargo, si ahora vas y dices: «Pero es que un adjunto joven gana cien mil dólares, no veinte mil, y eso son cinco veces más de lo que costó intentar salvar la vida de un niño», pues entonces pareces un cabrón. El mismo mundo, los mismos números, las mismas cifras, la misma moneda. A ver, es que yo nunca he sido capaz de entenderlo. O sea, sí que lo entiendo, pero ahora me doy cuenta de que se tarda muchísimo en llegar a ese punto, en explicarlo, sin ofender a nadie. ¿Qué opinas?

—Me gusta lo de la larga derrota.

—Yo lo veía como la actitud básica de la O. por los P. —responde—. Me da igual si perdemos, yo voy a intentar hacer las cosas bien.

—Pero vas a intentar ganar.

—¡Por supuesto! Tampoco es que seamos masoquistas. Y luego es que todas las victorias son dinero fácil, ¿sabes? La otra opción es estar curado de espanto porque llevas dieciocho años luchando contra una derrota, y tratar de detenerla, al menos salvarle el codo a Kenol.

Se refiere a un paciente actual, un niño de Cange al que se le quedó la mano atrapada en una prensa de caña de azúcar (un «aparato de la Baja Edad Media», lo llamó Farmer) y se le terminó gangrenando. Al final, hubo que amputarle el brazo por encima del codo. (Después de la operación, dijo que quería una radio. Farmer le compró una el último día que estuvo en Miami. Zanmi Lasante lo va a mandar a la escuela).

—¿Cómo tienes el pecho? —pregunta Farmer.

Perfectamente, la verdad. Pero solo me queda un sorbo de agua en mi recipiente y Farmer ha dicho que prefiere que no beba el agua sin filtrar que lleva Ti Jean. Así que, por el momento, prefiero tener sed.

—Si pudiéramos identificar a quienes van a perder, como John —prosigue—, y no gastar el tiempo y las energías con ellos, seríamos todos buenos, como dicen en los Estados Unidos, ¿verdad? Pero el sentido de la O. por los P. es que nunca haces eso. Nunca te arriesgas a eso. Porque, antes de darle la espalda a alguien como John, tienes que estar muy muy seguro y, cuanto más sabes de la familia de John, más te das cuenta de que toda la familia, toda, se ha extinguido, básicamente. Él era el último hijo. Se han extinguido. La línea sanguínea de su madre se acaba de perder. Suena darwiniano, pero ya me entiendes. Joder, tío, ¿cómo puedes ser un médico de la O. por los P. y estar dispuesto a asumir ese riesgo sin toda la información que puedas conseguir? Cada paciente es una señal. Cada paciente es una prueba. Como este hombre al que acabamos de ver. Está viviendo en un suelo de tierra, ¿cómo va a necesitar muletas? ¿Te das cuenta de toda la mierda que tendría que comerme por eso, unas muletas en el Haití rural?

—¿Porque no son la tecnología adecuada?

—Sí. Las críticas se revelan como lo que son. Pero tengo que limitar el tiempo que dedico a explicar todo eso, porque, si no, te quedas sin una gota de energía. Si dedico todo el tiempo a sostener:

«No, este hombre necesita unas muletas, un techo y un suelo». O sea, si estás siempre a la defensiva. Si dices: «Que te den por culo, tío, yo ya he construido mil casas en este país, ¿cuántas has construido tú?», pues eso no va tampoco a ningún sitio. Pero ese es justo el médico al que estarían criticando, el que ya ha hecho su comunidad de viviendas, y sus prácticas de bla, bla, bla. Si dedicas todo el tiempo a discutir sobre esas cosas, a defenderte, no haces tu trabajo. Debe de significar algo que Ti Jean no hable de cosas tales como la tecnología adecuada.

Estamos caminando, ha dicho Farmer, por lo que antes era territorio rebelde, durante la época de la esclavitud y los años en que los marines estadounidenses ocuparon el país. Parece distinto de las zonas cercanas a Cange. Las granjas e incluso las cimas de las colinas parecen un poco más fértiles, algo menos despojadas de tierra y árboles. Pero el terreno está igual de abarrotado. Hemos estado caminando fatigosamente por el campo profundo, lejos de todo lo que pueda llamarse siquiera carretera, y, sin embargo, apenas ha habido un momento en el que no haya habido más gente a la vista o justo al doblar el siguiente recodo del sendero.

Hemos vadeado un río grande (cerdos hozando en las orillas, terrones cayendo al agua) e, irracionalmente, he sentido que debía coger la tierra entre los brazos y devolverla a su sitio. No estoy seguro de cuántas horas llevamos caminando; deben de haber sido por lo menos cuatro. Hemos cruzado cresta tras cresta y todavía encontramos obras de PIH. Algunas son inanimadas (una escuela que Zanmi Lasante construyó aquí en las montañas), pero, sobre todo, son pacientes. He perdido la cuenta y todavía nos los seguimos tropezando. Están los de aspecto muy saludable que saludan a Farmer en criollo: «Hola, doctor mío» o «¿Cómo está hoy el cuerpecito de mi doctor?». También están los que son aún trabajos en curso. A la que más recuerdo es una niña que se quemó el cuello y el pecho hace algún tiempo. Parece como si la carne de la parte inferior de la cara se hubiera derretido y después solidificado formando una barba de piel, cuyas hebras le sujetan la mandíbula y la barbilla al pecho, y los hombros le tiran cada vez más fuerte conforme la niña crece. Independientemente de lo grotesco de las cicatrices, dentro de un año o así tendrá la boca siempre abierta, a menos que vaya a un cirujano plástico. Farmer ha estado intentando organizar las operaciones necesarias en los Estados Unidos.

—Es un *bwat* —dice.

—¿Estamos ya cerca de Casse?

—Mejor que no lo sepas todavía. —Sonríe, se para y señala a la cima de una colina, en la distancia—. Espera a que lleguemos a esa cresta. Luego te lo revelaré. El paso Jáiber. Ruby Ridge. Lo siento. *El señor de los anillos*, la Puerta del Cuerno Rojo. Huele esto. Es palo de Campeche.

Hace ya un tiempo que me bebí mi último sorbo de agua y me voy sintiendo un poco mareado conforme avanzamos. Tengo la boca tan seca que grazno cuando intento hablar.

Farmer se ha dado cuenta. Empieza a preguntar en todas las granjas que pasamos si tienen naranjas. Termino sentado, con la espalda apoyada en un árbol, devorando seis naranjas, una detrás de otra. Cuando por fin llegamos a Casse, una ciudad de mercado marrón y polvorienta, sucia por la tierra y hecha de madera y chapa ondulada de metal, Farmer me da Coca-Colas.

—Ni te imaginas lo bien que me encuentro ahora.

—Hidratación —responde.

La sanitaria local de Zanmi Lasante, una mujer con vestido y sin zapatos, nos señala el camino a la casa de Alcante. (Farmer esperó a que viniera a buscarnos; no pidió indicaciones a los desconocidos que nos cruzamos por Casse. «Al ser hatis, no faltarían respuestas equivocadas. Eso se aprende al tercer o cuarto año»). Otra caminata de media hora y llegamos a la granja, que consta de una hilera de mijo, una casucha para cocinar con tres piedras y una choza hecha de lo que se conoce como quincha, es decir, barro seco y palos. El techo es de corteza vieja de banano, toda emparchada con trapos.

—¡Alcante! —exclama Farmer—. Me alegro de verte.

—¡Y yo estoy encantado de verte a ti! —dice el resplandeciente niñito, y grita a sus hermanas, saliendo de la choza—: ¿Hay más sillas ahí? Necesitamos más sillas.

—Míralo, el pequeño coordinador de eventos —me dice Farmer—. Es que es tan… —Se le va apagando la voz y sonríe.

El padre de Alcante se estaba afeitando cuando llegamos, con un trozo de cristal pintado por espejo y una cuchilla, sin jabón ni agua. Termina su trabajo. Poco a poco, el resto de la familia va saliendo de la choza y se me viene a la cabeza ese número circense en el que un torrente aparentemente infinito de personas va saliendo de un coche diminuto. Calculo que la cabaña medirá tres metros por seis y cuento diez almas viviendo dentro. Farmer contempla la choza.

—Bueno, creo que no hace falta hacer una inspección de la casa. —Se la queda mirando un poco más—. En una escala del uno al diez, esta es un uno.

Sigue una larga charla, de la que Farmer extrae para mí varias lecciones. De los distintos casos de tuberculosis de esta familia, solo la del padre se pudo detectar con una muestra de esputo. Es decir, era el único caso que afectaba a los pulmones y era contagioso, el único caso de importancia epidemiológica, el único tipo de caso al que se dirige el DOTS.

—Así que tenemos aquí una casa llena de tuberculosis en la que solo hay un caso según el sistema DOTS —dice Farmer—. El resto tenía enfermedad extrapulmonar, que no cuenta. Te puede matar, pero no cuenta —añade, y por un instante está otra vez en Perú—. Nunca hemos querido librarnos de *las normas*, solo queríamos ampliarlas y añadir cierta flexibilidad.

También hay una lección sociopolítica que extraer, por supuesto:

—Mira a la familia de Alcante. Está intacta, los niños son alegres e inteligentes y el padre no puede andar. Y no pueden salir adelante. Qué injusticia, joder… Aquella mujer que me dijo hace años: «¿Eres incapaz de entender la complejidad?» supuso para mí una revelación. ¿Vas a castigar a la gente por creer que la tuberculosis es cosa de la brujería? Es como el tío de nuestro equipo, un tío estupendo, que dijo que iba a ayudarnos con un proyecto de aguas en una ciudad de aquí, pero solo si la gente demostraba de verdad que lo quería. ¿Y si me hubieran aplicado a mí esa norma de niño, antes de saber que el agua podía transportar organismos que causan enfermedades?

Concluye el desmontaje diciendo:

—Me alegro de haber venido, porque así ahora sabemos lo desalentadora que es la situación y podemos intervenir de una forma más activa.

Sé lo que significa eso: una casa nueva con suelo de cemento y techo de metal, más arreglos para mejorar la nutrición de la familia, gastos de matrícula escolar para los niños. He aquí una buena obra en curso y un ejemplo perfecto del método Farmer. Primero, se lleva a cabo lo que él llama «intervención distal» y se cura a la familia de la tuberculosis. Luego se empiezan a cambiar las condiciones iniciales que los hicieron especialmente vulnerables a la tuberculosis.

Soy consciente de que otras voces alabarían un viaje como este por sus buenas intenciones, pero, aun así, lo describirían como un ejemplo de lo que está mal en el método Farmer. Tenemos aquí a un influyente antropólogo, diplomático de la medicina, administrador de salud pública y epidemiólogo que ha ayudado a traer una nueva resolución y esperanza ante algunos de los problemas más terribles del mundo, y acaba de pasarse siete horas haciendo visitas a domicilio. ¿Cuántas familias desesperadas viven en Haití? Ha hecho este viaje solo para visitar a dos.

Pienso en el amigo rico de Howard Hiatt que se negó a dar dinero a PIH porque, aunque sabía del trabajo de Farmer en Haití y lo consideraba impresionante, dudaba de que alguien pudiera reproducirlo. Ya he oído variaciones sobre ese mismo tema. Farmer y Kim hacen cosas que nadie más puede hacer. Zanmi Lasante no sobrevivirá a Farmer. PIH es una organización que depende demasiado de un genio. Todas las críticas serias que parten de la empatía se reducen a estos dos argumentos: recorrer las colinas a pie para ver solo a uno o dos pacientes es una forma tonta que tiene Farmer de pasar el tiempo e, incluso aunque no lo fuera, no mucha más gente seguirá su ejemplo, no la suficiente para que ello implique un cambio significativo en el mundo.

Pero los conceptos comúnmente aceptados de eficiencia, de rentabilidad, de gente importante que hace cosas importantes, tampoco han funcionado tan bien. Hace mucho tiempo, en Carolina del Norte, Farmer estuvo observando a las monjas hacer tareas menores en beneficio de los jornaleros inmigrantes y, a lo largo de los años transcurridos desde entonces, ha llegado a pensar que la voluntad de hacer lo que denomina «trabajo sucio y poco glamuroso» es el secreto del éxito de proyectos en sitios tales como Cange y Carabayllo. «Y un secreto más: las reticencias a hacer el trabajo sucio son el motivo por el que muchos de mis colegas no continúan con este tipo de obras». En proyectos de salud pública enmarcados en entornos difíciles, la teoría suele imponerse a la práctica. Se olvida al paciente concreto y se hace caso omiso de lo que parece un pequeño problema hasta que este se convierte en un problema grande, como la TB-MR. «Si te centras en el paciente concreto —dice Jim Kim—, no te vuelves descuidado».

Esa forma de ver las cosas le ha funcionado a PIH. Puedo imaginar a Farmer diciendo que le da igual que nadie más esté dispuesto a seguir su ejemplo. Él va a seguir con sus caminatas, insiste, porque, si dices que siete horas andando son excesivas para dos familias de pacientes, estás diciendo que sus vidas importan menos que las de otros, y la idea de que unas vidas importan menos es la raíz de por qué el mundo va mal. Creo que, en parte, Farmer emprende lo que hoy mismo ha denominado «viajes a los enfermos» porque tiene que hacerlo, para poder seguir adelante. «Ahí es cuando más vivo me siento —me dijo una vez, a bordo de un avión—, cuando estoy ayudando a la gente». Hace las consultas a domicilio con regularidad y, por lo general, sin testigos *blan*, cuando nadie de Harvard o la OMS lo ve arrodillarse sobre suelos de barro con el estetoscopio puesto. Esto es importante para él, creo; pensar, al menos de vez en cuando, que ejerce su labor de médico en la sombra, para saber que, ante todo, practica la medicina porque está convencido de que es lo correcto.

Si «lo correcto» se hace bien, se evita la futilidad. Los pacientes tienden a mejorar. Todos reciben alivio. Y él se lleva, entre otras cosas, imágenes de ellos y de sus chozas medievales, que reavivan su pasión y sentido de la autoridad de forma que puede viajar cuatrocientos mil kilómetros al año y planificar y escribir sobre la salud de las poblaciones. El ejercicio de la medicina es la fuente última de su poder, creo. Su mensaje básico es sencillo: esta persona está enferma y yo soy médico. En teoría todo el mundo puede entender y empatizar, ya que todo el mundo conoce o imagina la enfermedad personalmente. Y para la mayoría de la gente no debe de ser muy difícil imaginar cómo sería no tener médico, esperanza ni medicinas. Creo que Farmer accede a un tipo universal de ansiedad y a un lugar fundamental en algunas consciencias atribuladas, a lo que él llama «ambivalencia», a ese desasosiego, a menudo desapercibido, que alguna gente afortunada siente con respecto al lugar que ocupa en el mundo, aquello que pretendía evitar al diseñar su vida, según me dijo en cierta ocasión.

«Lo mejor de Paul son esas caminatas —dice Ophelia—. Tienes que creer que esos pequeños gestos cuentan, que efectivamente suman». Hoy mismo, hace un rato, Farmer dijo que ha hecho que otra gente luche contra «la gran derrota». Las cifras son impresionantes. Entre ellos hay sacerdotes, monjas, profesores universitarios, secretarios, gente de negocios, beatas, campesinos como Ti Jean y decenas, además, de estudiantes de Medicina y médicos, que se han apuntado a trabajar en lugares como Cange, Siberia y los suburbios de Lima. Algunos estudiantes y médicos trabajan a cambio de nada, otros ganan mucho menos de lo que podrían ganar en otros sitios, otros se sacan sus propios sueldos a través de donaciones. Una vez oí decir a Farmer que esperaba que llegara el día en el que pudiera hacer un buen trabajo con solo presentarse. En mi opinión, ese día ya ha llegado. Gran parte de lo que ha empezado funciona ya sin él: en Roxbury, en Tomsk, en Perú y, parte del año, en Haití. Mientras tanto, a partir de él se han ido difundiendo otras definiciones, aparte de las habituales, sobre lo que se puede hacer y lo que es razonable hacer en el campo de la medicina y la salud pública. Aún se están difundiendo, como las ondas de un estanque.

¿De qué forma llega a ejercer fuerza en el mundo una persona de grandes talentos? Creo que, en el caso de Farmer, la respuesta reside en algún punto de la aparente locura, de la mera impracticabilidad, de la mitad de las cosas que hace, incluida la caminata a Casse.

Aún tenemos que volver a Zanmi Lasante. El sol se está poniendo cuando por fin dejamos a la familia de Alcante. Unas nubes grises se van hinchando sobre las montañas que atravesamos antes.

—El sol de poniente nos está regañando —dice Farmer.

Ti Jean y él se paran a deliberar. Deciden que no podemos volver por el mismo camino, cruzar ríos ni recorrer los abruptos senderos en la oscuridad, sin una linterna. Lo que quieren decir es que no crean que yo sea capaz. No me resulta agradable que lo piensen, pero me alegra que lo hagan. Volvemos a Casse cerca del anochecer. Un anciano baja la calle de tierra a lomos de un caballo y, a continuación, un joven en motocicleta al que Farmer para. Le pregunta si puede llevar hasta Cange a un miembro de nuestra expedición, el farmacéutico, y el joven responde que sí, pero a cambio de cien dólares.

—¿Cómo te llamas? —pregunta Farmer en criollo.

—Jackie —responde, y añade—: ¿Eres el *doktè* Paul?

—Sí. Sabemos que tu moto consume gasolina, y te la repondremos. Hemos traído un poco de dinero para una familia de aquí que vive en la miseria, a diferencia de ti, Jackie. Y, si te pones enfermo, yo no te voy a pedir cien dólares.

Una pequeña multitud se ha congregado para escucharles. Todo el mundo, Jackie incluido, se echa a reír. Así pues, hay trato. El farmacéutico volverá con Jackie hasta Cange y enviará una camioneta para Farmer, Ti Jean y para mí. Farmer ni siquiera había roto a sudar en las horas de caminata previas y ahora le apetece andar un poco más. («Todo el mundo piensa que tengo mala salud —me dice— y, en realidad, estoy sano como un roble»). Así pues, no vamos a esperar a la camioneta en Casse. Ti Jean, Farmer y yo iremos caminando por la pista de tierra que va de Casse a Thomonde, la misma que tiene que seguir la camioneta.

Salimos del pueblo cuando la luz se va desvaneciendo. El aire es ya solo cálido, un aire que recordaré las noches de invierno en sitios más al norte y pensaré que he debido de soñar. Pronto, sin luz eléctrica alguna en kilómetros y kilómetros a la redonda, surgen de repente las estrellas, lo bastante brillantes, al parecer, para iluminar levemente el camino.

—Qué bonito —me dice Farmer—... Un descanso de la clínica, de los aviones. Sé que te duelen los pies, pero, para mí, hay muchos motivos por los que me gusta más caminar.

Un sentimiento de intimidad parece emanar de él. Es como si fuéramos tres niños en la calle, después de la hora de dormir, y pudiéramos decirnos lo que estemos pensando, pero sin tener la obligación de hacerlo. Me pongo a cantar un fragmento de una canción de marcha del ejército.

—*Tenías un buen hogar, pero te marchaste.*

—*Tenías un autobús estupendo, pero te marchaste* —canta Farmer.

Los gallos cacarean en la noche. De vez en cuando, ladra un perro. Y, de pronto, oímos un sonido extraño que se nos acerca, como de algo que va raspando la carretera.

—¿Qué es eso? —pregunta Farmer a Ti Jean.

—*Job pa-l* —responde Ti Jean.

La traducción literal es «Sus cosas». Lo que quiere decir Ti Jean es «No preguntes». Al instante, aparecen las siluetas de dos hombres que van arrastrando madera aserrada por la carretera en dirección a Casse. Pocos minutos después, oímos un sonido chirriante que se nos aproxima. Farmer le pregunta a Ti Jean qué es y Ti Jean responde con más vehemencia:

—*Zafè bounda-l!*

«¡Su culo!». Es decir, le está diciendo a Farmer que se calle y se ocupe de sus asuntos. Al cabo de un momento, vemos pasar bajo la luz de las estrellas la silueta de una persona montada en una vieja y chirriante bicicleta.

La situación se repite. Nos cruzamos con otra figura, Farmer dice «*Bonsoir*», Ti Jean le sisea para que se calle y nos da estas instrucciones: si te cruzas con alguien por la noche y ese alguien no te habla, tú también debes guardar silencio, pero, si esa persona te pregunta quién eres, debes decir: «Soy quien tú eres», y, si te pregunta qué haces, debes decir: «Hago lo que tú haces».

—¿Cuál es el peligro? —pregunta Farmer.

Ti Jean dice que podrías estar hablando con un demonio, que te robará el alma. Y por la mañana te levantarás con diarrea y vómitos, y el médico dirá que tienes fiebre tifoidea o malaria, pero en realidad el problema será más complejo.

—Tendrás que tomarte los medicamentos —dice Ti Jean—, pero también ir a un sacerdote vudú.

Proseguimos la marcha. Farmer dice que el discurso de Ti Jean le ha recordado su primeras incursiones apasionadas por Haití y las decenas de ceremonias vudú a las que asistió. Contrariamente a casi todo lo que había leído sobre su carácter escabroso, le parecieron largas y tediosas.

—La mayoría se celebraba porque había alguien enfermo. Le pregunta a Ti Jean qué opina. ¿La mitad de las ceremonias vudú son intentos de ahuyentar las enfermedades?

—Tres cuartas partes —responde Ti Jean.

—¿No es sorprendente —me dice Farmer— que este simple hecho se haya escapado de los muchísimos comentarios sobre el vudú?

Hemos caminado tres horas desde Casse, once horas hoy en total, cuando finalmente siento que no puedo más. Cuando lo digo, Farmer dice que nos detengamos. Agradezco que no se burle de mí. Nos sentamos a un lado de la tosca pista de tierra, en la cresta de una colina, mirando al este. Tengo una chocolatina que compartimos como tres *boy scouts* bajo las estrellas. Ti Jean señala una luz roja parpadeante en la lejanía, una torre de radio al otro lado de la frontera con la República Dominicana. Sin dejar de mirarla, oigo la voz de Farmer a mi lado, su voz amable de médico, preguntándome cómo me encuentro. Le digo la verdad: cansado pero bien. Y luego, libre por el momento de toda obligación, atendido ya su último paciente del día, se recuesta en el suelo y contempla las estrellas:

—Ahí está el cinturón de Orión…

De algún punto del valle, más abajo, nos llega el sonido de unos tambores. Recuerdo el tiempo que pasé aquí, en la planicie central, con los soldados estadounidenses, y recuerdo el sonido de los tambores vudú arrastrados por el viento nocturno hasta los barracones del ejército en Mirebalais y lo inquietante que nos resultaba, con todo su misterio, a algunos de los que estábamos allí sentados. Estoy seguro de que nos habríamos sentido de otro modo de haber sabido que probablemente estábamos oyendo ceremonias para curar a los enfermos. A mí, ahora mismo, me gusta el sonido: es como el de muchos corazones latiendo a través de un solo estetoscopio.

POSFACIO

En junio de 2002, siete años después de la muerte del padre Jack Roussin, la OMS adoptó nuevas prescripciones para tratar la TB-MR, prácticamente las mismas que había usado PIH en Carabayllo. Para Jim Kim, aquello supuso el final de una larga campaña. «Ayer cambió el mundo», escribió desde Ginebra a todo PIH. Los precios de los antibióticos de segunda línea seguían bajando y los fármacos se movían ya con bastante fluidez a través del Green Light Committee hacia, entre otros sitios, Perú, donde había unos mil pacientes crónicos curados o en tratamiento. En Tomsk, unos doscientos cincuenta estaban recibiendo los fármacos y, en gran parte gracias a los esfuerzos de la OMS, el Ministerio de Sanidad ruso había aceptado ya los términos del préstamo para la tuberculosis del Banco Mundial: ciento cincuenta millones de dólares para empezar a combatir la epidemia en todo el país.

Las pandemias gemelas de sida y tuberculosis seguían arrasando, claro está, y alimentándose entre sí, en África y Asia, Europa del Este y Latinoamérica. Los modelos matemáticos predecían una catástrofe mundial cada vez mayor: cien millones de infecciones por VIH en el mundo antes del año 2010. Ciertas voces prominentes, algunas en el Gobierno estadounidense, seguían defendiendo la imposibilidad de tratar el sida en lugares muy empobrecidos, pero ese punto de vista parecía ir en retroceso. Los precios de los antirretrovirales estaban descendiendo, de forma más acusada incluso que los de los fármacos de segunda línea para la tuberculosis, gracias a una creciente campaña mundial para tratar el sida allí donde estuviera. Jim Kim había dicho a menudo que la respuesta mundial al sida y la tuberculosis definiría la posición moral de su generación. En 2003, el nuevo director general de la OMS pidió a Jim que fuera su asesor principal. Mientras tanto, el ejemplo de Zanmi Lasante se iba extendiendo y Cange había pasado a ser un destino muy frecuentado por responsables de políticas sanitarias de todo el mundo y políticos estadounidenses.

El dinero del Fondo Mundial se retrasó, como suele ocurrir con el de este tipo, pero Farmer optó por no esperar y, en el verano de 2002, dio comienzo la ampliación de Zanmi Lasante: una ampliación de todo el sistema, incluido el tratamiento con antirretrovirales, por toda la planicie central. Para cubrir los gastos hasta que llegara el dinero del Fondo Mundial, PIH pidió un préstamo de dos millones de dólares a un banco comercial de Boston; Tom White avaló el préstamo y pronto pudo amortizar parte de él, y los empleados de PIH mejor pagados se hicieron cargo del pago de los intereses del resto. En esencia, el plan de Farmer consistía en «fortalecer» los servicios sanitarios de la planicie central, antes que nada en las poblaciones cercanas a Cange. Envió equipos de médicos haitianos y estadounidenses a tres poblaciones. Uno fue a un asentamiento llamado Lascahobas, pocos kilómetros al norte de Cange. Cuando llegaron, encontraron un hospital privado en muy malas condiciones y prácticamente vacío, así como una clínica pública también casi vacía, que no tenía apenas fármacos disponibles y cuyo único personal eran un médico y cinco enfermeros que se habían ido a casa a la una de la tarde. Serena Koenig, que pertenecía al equipo de Lascahobas, describía la situación como «una pesadilla». Pero en octubre, tras un mes de fortalecimiento, la clínica tenía ya generador, laboratorio, suministro completo de medicamentos y médicos disponibles todo el día. El sitio, además, estaba lleno de pacientes, unos doscientos al día, a veces trescientos. El descenso de las ayudas extranjeras a Haití y su Gobierno continuaba, al igual que el flujo de pacientes a Cange. Pero ya no llegaban muchos desde Lascahobas. La camioneta de pasajeros desde allí hasta Zanmi Lasante, que antes iba siempre llena, había dejado de hacer el trayecto por falta de usuarios.

Haití seguía desangrándose, como su mantillo. La situación estaba «podrida» en su conjunto, escribió Farmer. «Pero hay algunos resquicios de esperanza». Con la ayuda de Ti Fifi, un grupo de vecinos de Cange había redactado una solicitud para el presidente Aristide en la que pedían suministro eléctrico. A finales de octubre, se estaban instalando postes para llevar electricidad desde la presa de Péligre hasta Cange unas cuantas horas al día. Además, la Cruz Roja había anunciado un plan para instalar un centro de transfusiones en Zanmi Lasante. Casi veinte años después de que Farmer hubiera visto morir a una mujer en Léogâne por no habérsele podido hacer una transfusión, por fin tenía un banco de sangre que podía dar servicio a la planicie central, un suministro de sangre por el que los pacientes no tuvieran que pagar. «Se acabó el llorar por la sangre», me escribió.

Algunos de sus mensajes de correo electrónico eran entusiastas: «Estamos creciendo a pasos agigantados». El personal de Zanmi Lasante contaba ya con más de doscientos trabajadores sanitarios de la comunidad, una buena decena de enfermeros y doce médicos, entre ellos un cirujano y un pediatra cubanos. Atendían a más de tres mil pacientes de sida y proporcionaban antirretrovirales a unos trescientos cincuenta. Por fin contaban con el material y personal cualificado suficientes para llevar a cabo algunos diagnósticos de sida de alta tecnología. Mientras tanto, el *père* Lafontant se había encargado de la construcción de un segundo quirófano. También en 2002, Cange asistió a las primeras intervenciones a corazón abierto, realizadas por equipos del Brigham y Carolina del Sur. Me sentí tentado de preguntar a Farmer si aquella tecnología era adecuada; no por oír la respuesta, sino solo por oírsela decir a él.

EPÍLOGO

Desde la publicación de este libro, en 2003, varias universidades, institutos y bibliotecas públicas, tal vez ciento cincuenta, lo han elegido para hacer lo que se conoce como «lectura en común». Esto es algo que a mí, por supuesto, me resulta muy gratificante, como supongo que lo será para la mayoría de los escritores. Mientras tanto, varias de las personas que dirigen Partners In Health me han contado que este libro ha contribuido a su causa, como publicidad para posibles donantes y como vehículo para difundir algunas de las ideas de PIH.

Tenía un objetivo general cuando escribí estas páginas. Me había topado con la que consideraba una historia interesante y quería contarla lo mejor que pudiera. No me había propuesto hacer una buena obra; así que, si efectivamente el libro lo ha conseguido, no puedo atribuirme mucho mérito. Al fin y al cabo, yo no he inventado la historia que cuento. No hice nada del trabajo en sí, de ese trabajo arduo e inacabable que supone tratar de mejorar el mundo.

Ophelia Dahl, que sigue al mando de PIH (la directora general, por así llamarla), me dijo en cierta ocasión: «Haití se te marca a fuego en el cerebro». Han pasado veinticinco años desde su primera visita a Haití, pero recuerda perfectamente estar en una ventana con vistas a La Saline, uno de los enormes suburbios que aún forman gran parte de la capital haitiana: un suburbio como una ciudad en sí mismo, hectáreas y hectáreas de tiendas verde oliva plantadas en barro infectado de tifus, extendiéndose por lo que le parecían kilómetros hasta llegar al mar. Ophelia tenía solo dieciocho años. Se sintió asediada por la desesperanza ante aquella

349

visión. Le dijo a Paul Farmer, que tenía solo veintidós años, que no se imaginaba cómo iban a poder hacer algo significativo para paliar la miseria de un sitio como La Saline: el suburbio y los problemas que albergaba eran demasiado grandes. Recuerda que Farmer le puso una mano tranquilizadora en el hombro y le dijo: «A ver lo que podemos hacer en un sitio pequeño».

Como he contado en este libro, Ophelia también recuerda que, cuando empezaron en ese sitio pequeño, Cange, Farmer le dijo: «Tenemos que pensar en la salud pública en los términos más amplios posibles». El trabajo de la pequeña clínica que Farmer y sus amigos pusieron en marcha a principios de los ochenta en Cange ha crecido muchísimo desde la publicación de estas páginas. Zanmi Lasante se ha convertido en un sistema médico y de salud pública enorme, que envía a casi nueve mil niños al colegio cada año y ha creado escuelas donde no había escuelas, que da trabajo a casi tres mil haitianos, que da de comer a muchos miles de personas cada día, que ha construido cientos de casas para sus pacientes más pobres, que ha limpiado los suministros de agua en decenas de sitios y que, últimamente, ha empezado a instalar filtros de aguas en las casas de algunos pacientes. PIH también ha emprendido o colabora en varios proyectos medioambientales y económicos en Haití; por ejemplo, de reforestación y de microcréditos. En la actualidad, el sistema atiende a más de un millón de haitianos pobres, alrededor de una séptima parte del país, y las cifras reales son muy superiores: viene gente de todo el país a hacer uso de sus hospitales y clínicas. Solo había un hospital cuando empecé a seguir por todas partes a Paul Farmer, en el año 2000. Menos de una década después, PIH ya había restaurado o construido desde cero otros ocho hospitales y centros sanitarios en Haití, además de gestionar clínicas ambulantes. En sus distintas instalaciones se tratan todas las variedades de las enfermedades humanas. Toda la atención es de primera calidad y es, esencialmente, gratuita para los pacientes. Casi todo el personal es haitiano. Además, PIH se ha preocupado de implicar por completo al Ministerio de Sanidad de Haití en todas las fases de su expansión.

Los médicos y personal sanitario de la comunidad están ya seguros de haber identificado a todas las personas de la planicie central que están infectadas de VIH, y todas ellas están atendidas. Todo aquel que necesite tratamiento de antirretrovirales lo está recibiendo; 3.562 pacientes en 2007. En ese año, PIH también distribuyó 454 toneladas de alimentos a personas hambrientas y malnutridas; cada mes, trajo al mundo a unos 420 bebés y realizó unas 750 consultas de planificación familiar. La parte clínica del sistema llevó a cabo casi dos millones de interacciones médicas. Ello equivale a la atención médica de un gran hospital universitario de Boston, o tal vez de dos, donde, por lo general, el presupuesto asciende a más de mil millones de dólares al año. En Haití, en 2007, PIH gastó solo unos dieciséis millones de dólares para hacer todo su trabajo: medicina, investigación y salud pública (esta última, en un sentido muy amplio).

Alguien dijo en cierta ocasión que un día en la vida de Paul Farmer era como un mes en la vida de la mayoría de la gente. Lo mismo podría decirse de PIH. Su influencia se ha extendido. Participó en los debates internacionales sobre si había que tratar el sida en lugares como Haití y el África subsahariana, debates que hoy en día parecen mayoritariamente resueltos en favor del tratamiento. (Ello se debe, en parte, a un gran descenso en los precios de los fármacos. A principios de la década, escribí que solo comprar los medicamentos para tratar a un único paciente de sida costaría nada menos que catorce mil dólares al año. La última cifra de la que tuve noticia situaba el coste en alrededor de ciento veinticinco dólares).

Numerosos países (ciento veintiocho, según el último recuento) han adoptado ya las prescripciones de PIH para tratar las formas farmacorresistentes de la tuberculosis. Es de justicia decir que PIH no solo demostró al mundo que era posible hacerlo, sino que también diseñó formas eficaces de hacerlo. También parece de justicia decir que lo que hoy es una gran iniciativa internacional no habría sido posible sin los ingeniosos, tercos y, en última instancia, fructíferos esfuerzos de Jim Kim por hacer bajar los precios de los fármacos necesarios.

Cuando se publicó originalmente este libro, Jim acababa de marcharse a trabajar para la Organización Mundial de la Salud. En aquel momento, en 2003, solo se estaba tratando de sida a trescientas mil personas en lo que se conoce eufemísticamente como «países en vías de desarrollo». En la OMS, Jim creó una campaña para aumentar el número de pacientes tratados a tres millones para 2005: llamó a su iniciativa «3 para 5». Un objetivo imposible, pensaron muchos, y tenían razón. Pero en 2005 ya había más de un millón de pacientes nuevos en tratamiento y el total en África se había multiplicado por ocho. No hay forma de adivinar los efectos últimos de ese «fracaso», pero los mismos funcionarios que, dos años antes, se habían postulado en contra del tratamiento universal para el sida empezaron a decir que habían estado a favor desde el principio. En los altos consejos de salud internacional, la campaña «3 para 5» fue, como la describió Jim, «como lanzar una bola de bolos en una partida de ajedrez». Jim volvió a Boston y a PIH para dirigir, entre otras cosas, la Division of Global Health Equity,[1] aliada de PIH, en el Brigham and Women's Hospital. En la primavera de 2009, fue nombrado rector de la Universidad de Dartmouth.

Siguiendo los cambios de PIH a cierta distancia, a veces me he sentido alarmado y a veces simplemente sorprendido. PIH sigue trabajando en la contención de la tuberculosis farmacorresistente en Perú y Rusia, sobre todo como entidad asesora y asociada a otros grupos internacionales y autoridades locales. (Cuando PIH empezó a trabajar en el sistema penitenciario de Tomsk, la tuberculosis era la principal causa de muerte entre los internos. En 2003, el índice de mortalidad había caído a cero y ha seguido bajo desde entonces). PIH sigue atendiendo a enfermos de sida pobres en Boston y aún mantiene proyectos pequeños en México y Guatemala. La organización se ha ido a trabajar a África, en el paupérrimo Malaui y en el pequeño país montañoso de Lesoto, azotado por una de las mayores epidemias de sida del mundo. Ha ido a Ruanda a desempeñar una parte importante de su trabajo y recientemente ha empezado a trabajar en Burundi, vecino de Ruanda, que resurgió hace poco después de trece años de guerra civil entre etnias. En total, PIH atiende en la actualidad a unos dos millones de pacientes y presta la enorme mayoría de servicios que

---

[1] División de Igualdad Sanitaria Mundial.

lleva mucho tiempo proporcionando en PIH (la definición, ampliada por Paul Farmer, de salud pública).

A veces me he preguntado si PIH ha intentado abarcar demasiado. Tiene acceso a subvenciones de Gobiernos y fundaciones, pero las subvenciones no bastan para gran parte de lo que hace, para tratar todo el espectro de enfermedades de la humanidad, para tratar la eclampsia y las heridas de machete además del sida. Así pues, PIH dependerá siempre, enormemente, de las donaciones privadas. Pero ha conseguido seguir cubriendo sus gastos, en parte manteniendo la austeridad en sus presupuestos (PIH sigue dedicando a la administración solo alrededor del 5 por ciento de las donaciones privadas). Sus miembros creen que la organización tiene el «imperativo moral», como lo denomina Farmer, de crecer. Sería difícil discutirlo, en una época en la que unos treinta y tres millones de seres humanos están infectados de sida, por mencionar solo una de las muchas catástrofes actuales de salud pública del mundo.

Su trabajo es geográficamente dispar, cuando menos, pero su objetivo general es el mismo en todas partes: aliviar y evitar el sufrimiento. Y hay una simetría en el conjunto. Allá donde va, el personal de PIH depende casi en exclusiva de trabajadores sanitarios de la comunidad pagados y cualificados, es decir, de técnicas que han desarrollado a lo largo de veinticinco años en Haití. Contratan a trabajadores sanitarios de la comunidad incluso en Boston, lo que supone, ciertamente, una curiosa transferencia de tecnología: desde Haití, donde nunca ha habido suficiente atención sanitaria, hasta Boston, donde algunos pueden recibir demasiada. Su proyecto de Ruanda ha empezado a asemejarse al de Haití en cuanto al alcance y muchas de sus técnicas. Y el equipo que empezó a trabajar en Ruanda en 2005 constaba no solo de médicos formados en los Estados Unidos, sino también de médicos y enfermeros haitianos: descendientes de africanos secuestrados, profesionales formados en Zanmi Lasante que recorrieron miles de kilómetros para ayudar a sus parientes, por así decirlo.

Demasiado a menudo, las organizaciones de ayuda internacional debilitan a las sociedades a las que en teoría están ayudando. Con frecuencia, recurren casi en exclusiva a profesionales de los países ricos del mundo y no logran hacer que sus proyectos sean autóctonos. Ello supone prácticamente una garantía de que tales proyectos no van a crecer ni a perdurar. PIH es diferente. La organización tiene en la actualidad a unos seis mil quinientos empleados, la abrumadora mayoría de los cuales proceden de los países pobres en los que trabaja PIH. Menos de cien proceden de los Estados Unidos.

Viajé bastante con Paul Farmer en el proceso de investigación para este libro. Cuando pienso ahora en esos viajes, en su conjunto, los veo como un infierno horripilante. Farmer me ofreció más motivos para la desesperación de los que jamás había visto o siquiera imaginado. Aun así, recuerdo la experiencia como la más estimulante de mi vida. PIH era pequeño entonces, en los albores del nuevo milenio, pero ya estaba creando pruebas palpables de que las enfermedades que se podían tratar con éxito en el mundo desarrollado también se podían tratar con éxito y de manera económica en algunos de los entornos más pobres y difíciles que quepa imaginar. Ver esas pruebas fue lo que me conmovió. Hay una diferencia abismal entre presenciar la miseria de forma pasiva y presenciar el trabajo que hacen las personas para tratar de paliarla.

También recuerdo muchos momentos para los que no encontré sitio en el libro. Podría haber escrito mucho más sobre la semana que pasamos en La Habana y sobre el doctor Jorge Pérez, el especialista cubano en enfermedades infecciosas que acompañó a Paul Farmer aquellos siete días. Solo él, con su ejemplo, por así decirlo, corrigió algunos de los prejuicios que yo llevaba conmigo a Cuba. Los años de mala prensa me hacían imaginar el país como un lugar gris, más bien descolorido y severamente estalinista. Una noche, acabamos en el bar de un hotel de lujo, reformado con dinero europeo. Allí nos dio de cenar la gerente, una cubana llamada Ninfa, paciente de Jorge. En algún momento, Jorge se volvió hacia ella y le dijo:

—Ninfa. Qué nombre tan precioso… Pero ¿cómo supieron tus padres cuando naciste que ibas a ser tan guapa?

Ninfa sonrió y se giró hacia mí:

—Jorge tiene una actitud muy especial con todas sus pacientes. Todas queremos acostarnos con él.

Empecé a pensar que era posible pasárselo bastante bien en Cuba. Ya sabía que, para Farmer, la idea de pasárselo realmente bien era visitar pacientes. En Cuba hizo lo que acostumbraba a hacer en otros sitios cuando no tenía pacientes propios: tomar prestados los de otros médicos. Y pasar consulta a pacientes era también la idea de diversión desenfrenada que tenía Jorge, así que eso fue casi todo lo que hicieron los dos, mientras yo los acompañaba. Pasaron consulta a pacientes de Jorge, en su mayoría mujeres, la mayor parte de las cuales estaban embarazadas. En más de una ocasión le pregunté a Jorge: «¿Esta paciente también está embarazada?». Invariablemente, respondía: «Sí, pero no de mí».

Recuerdo haber acompañado muchas veces a Farmer y sus alumnos en las rondas por el Brigham, tardes que se prolongaban hasta bien entrada la noche, noches que suponían siempre una extrañísima mezcla de lo cómico y lo serio, siempre una experiencia alegre en algún sentido, tal vez porque todas las herramientas jamás inventadas para arreglar a la gente estaban allí, al alcance de la mano. Y recuerdo muchos días y noches en el hospital central de PIH en Cange, en Haití. Recuerdo un desfile de moda que organizaron las pacientes de tuberculosis para celebrar el cumpleaños de Paul, y a las que tenían hipotiroidismo pavoneándose delante de él, vestidas con sus mejores galas. Estaba seguro de que conseguiría colar la fiesta en el libro, pero no fue así, tal vez porque estaba riéndome tanto en un momento y sintiéndome tan cautivado en el siguiente que no pude tomar nota bien. Recuerdo largas caminatas y conversaciones con el locuaz e impetuoso Ti Jean, que construyó quién sabe cuántas casas para los pacientes más pobres de Zanmi Lasante. Ti Jean me cargó una vez a sus espaldas para cruzar un río. Otra vez, nos preparó a Paul y a mí una cena de gallina de Guinea y ron Barbancourt. Ti Jean murió de una herida de bala, en teoría accidental, hace un par de años. Lo echo de menos. Tenía la costumbre de mandar callar a Paul cuando este se atrevía a interrumpir uno de sus discursos, pero lo más curioso es que Paul, por lo general demasiado hablador, obedecía.

También estaban los bautizos de los bebés recién nacidos de los pacientes, en Perú, por ejemplo, con Paul de padrino. Hace dos veranos, en Ruanda, me enteré de que en África también hay bautizos. Y recuerdo haber pensado: «Esto es divertidísimo, este tío tiene ahijados por todo el mundo, más que un capo de la mafia».

Recuerdo a Manmito, la matriarca de Zanmi Lasante, regañándome por algo que Paul había hecho unos quince años antes: porque Paul me había pedido, casi suplicado, que intercediera a su favor y le explicara a Manmito por qué habíamos hecho una caminata de once horas.

Recuerdo muy vívidamente ver a Paul testificar en la sala pequeña y mugrienta de un juzgado de Nueva York. El servicio de inmigración pretendía deportar a un haitiano con sida y Paul estaba declarando que enviarlo de vuelta a Haití equivalía a la tortura. La fiscal del distrito era una mujer de aspecto y habla severos, pero, después de escuchar a Paul describir las condiciones de Haití, dejó de presentar batalla y empezó a hacerle preguntas que parecían preparadas para perjudicar su propia argumentación. Cada tanto, según recuerdo, exclamaba: «¡Dios santo! ¡No tenía ni idea de que fuera tan horrible!». Y también recuerdo que, de camino, Paul empezó a preocuparse de que su corbata fuera demasiado extravagante para presentarse ante un juez e insistió en que le dejara la mía, mucho más discreta. Aún tengo la corbata color rojo pasión que me dio a cambio, aunque no me la pongo.

Recuerdo especialmente una de las noches que pasé con él en Moscú, una cena agradable con un personaje famoso en el ámbito de la salud pública. Durante el día, Paul había estado discutiendo con él. La pelea tenía que ver con la leche, recuerdo: Paul quería que los presos tuberculosos rusos recibieran un vaso de leche al día y el experto en salud pública no lo consideraba necesario. Yo bebí una cantidad considerable de vino en la cena. Después, caminando en la oscuridad por una calle nevada de Moscú, pinché un poco a Paul. Repetí unas palabras que oía a menudo en boca de gente del sector de la salud internacional. Decían así: «Los médicos son estupendos. Piensan que el paciente que tienen delante es lo más importante. Pero a nosotros nos preocupa algo más importante, que es la salud de las poblaciones». Dije algo parecido y añadí de nuestro compañero de cena:

–A él le interesa la salud pública.

–¡A mí también me interesa la salud pública! Pero ¿qué es el público? ¿Es una familia, una aldea, una ciudad, un país? ¿Quién es esa gente para decir qué es el público?

Estaba sonriendo. Creo que él también se había tomado una dosis terapéutica de vino. El tono era jocoso, pero a aquellas alturas yo ya sabía que ese era el tono con el que solía enmascarar declaraciones de gran importancia para él. Y llevo desde entonces dándole vueltas a esa declaración. La declaración de Moscú, por así decirlo.

Partners In Health no tiene todas las prescripciones para solucionar la pobreza y enfermedades terribles que asolan a miles de millones de personas hoy en día. No creo que nadie de la organización lo haya dicho jamás. E, incluso aunque lo hubieran dicho, no podrían poner bajo control las aterradoras epidemias de sida, tuberculosis y malaria; al menos, no por sí solos. Es más, tampoco pueden solucionar ellos solos el gravísimo problema de la deforestación en Haití, causa inmediata de las mortíferas inundaciones que se produjeron allí hace poco (por supuesto, la causa última se remonta a varios siglos atrás, con el establecimiento de la colonia esclavista francesa). Pero PIH ha demostrado al mundo que es posible controlar las enfermedades en lugares desesperadamente pobres y, también, que es posible corregir algunas de las causas subyacentes que han convertido esas enfermedades en pandemias. Y lo han conseguido haciendo ellos mismos esas cosas en una gran variedad de entornos, en Haití y ahora en África, así como en Perú y en las cárceles de Siberia. Por encima de todo, creo, han supuesto tanto una reprimenda como un desafío para los Estados Unidos y el resto de países ricos y nos han ofrecido a todos nosotros una esperanza real, una esperanza respaldada por hechos. Lo han logrado prestando atención a las necesidades de cada paciente concreto, en Haití, Perú, Rusia, Boston y, ahora, en África. Son los pacientes concretos, gente como todos nosotros, quienes les han enseñado a tratar a una familia, una aldea, una ciudad, un país, tal vez al mundo.

Una última nota: en este libro se retrata principalmente a una persona y, como todos sabemos, el viejo dicho de que una persona puede hacer cambiar el mundo no es del todo cierto. Paul Farmer no querría jamás que yo pensara que él fue el único responsable de los primeros trabajos de PIH. Creo que, de haber sido él el escritor, habría dado el mismo tiempo a toda la gente que participó en los primeros tiempos de la organización: a Tom White, Jim Yong Kim, Fritz Lafontant, Ophelia Dahl, Loune Viaud (alias Ti Fifi), Todd McCormack, Haun Saussy y el resto de un elenco de decenas de personas, por lo menos. Pero yo no podría haber escrito un libro así y me alegro de no haberlo intentado.

Sí que me arrepiento de la posible incomodidad que este libro haya supuesto en ocasiones para Paul Farmer. Yo mismo me he sentido incómodo de vez en cuando, debido a la envidia moral hacia él que mi libro ha despertado entre algunos lectores. Hay quien lo ha leído y ha dicho, en efecto: «Mierda, he desperdiciado mi vida. Tendría que haber hecho lo que ha hecho Paul Farmer». Eso, en el mejor de los casos. En los pocos peores casos que conozco, los lectores parecen haber pensado: «Voy a vengarme de él por haberme hecho sentir un fracasado». Se han puesto a buscarle defectos y, cuando no han encontrado ninguno que fuera relevante, se los han inventado.

Estoy lejos de ser inmune a la envidia y a fantasear con otras vidas para mí mismo. Pero haber seguido a Paul Farmer durante varios periodos a lo largo de tres años me hizo inmune a envidiarlo. Era perfectamente obvio que yo no podría haber hecho lo que ha hecho él y que, incluso de haber sido mucho más joven, no lo habría intentado. Aún tengo noticias suyas a menudo, por correo electrónico, y nos reunimos varias veces al año. Ahora que ya no lo estoy escudriñando, lo veo simplemente como a un amigo. No lo idolatro, pero estoy agradecido de que esté en este mundo.

AGRADECIMIENTOS

Quiero expresar mi gratitud hacia todas las personas que aparecen en este libro y, sobre todo, a Jaime Bayona, Ophelia Dahl, Howard Hiatt, Jim Yong Kim y Tom White. Me siento infinitamente agradecido hacia Paul Farmer y, debo decirlo, por el destino que hizo que nuestros caminos se cruzaran.

Doy las gracias a mis editores, Kate Medina y Richard Todd, que apoyaron este proyecto, me animaron y me brindaron una concienzuda ayuda editorial. Gracias también a John Bennet, Ann Goldstein, Marina Harss y David Remnick, de *The New Yorker*; a los escritores Stuart Dybek, Jonathan Harr, Craig Nova, John O'Brien y Doug Whynott; a Fran, Nat y Alice; y a Georges Borchardt, Evan Camfield, Benjamin Dreyer, Amy Edelman, John Graiff, Jamie Kilbreth, Jessica Kirshner y Michael Siegel.

Quiero manifestar mi agradecimiento a Didi y Catherine Farmer, Jorge Pérez, Serena Koenig y Carole Smarth, a la brillante y encantadora Mercedes Becerra y al resto de miembros, pasados y presentes, de Partners In Health, sobre todo a los siguientes: Ania Barciak, Donna Barry, Heidi Behforouz, Arachu Castro, Chris Douglas, Elizabeth Foley, Ken Fox, Hamish Fraser, Nicole Gastineau, Melissa Gillooly, Raj Gupta, Ann Hyson, Keith Joseph, Kathryn Kempton, Kedar Mate, Ellen Meltzer, Joyce Millen, Carole Mitnick, Mark Moseley, Joia Mukherjee, Kristin Nelson, Denise Payne, Michael Rich, Cynthia Rose, Aaron Shakow, Jenn Singler, Mary Kay Smith-Fawzi, Laura Tarter, Chris Vanderwarker, David Walton y Michelle Welshhans. Gracias a Gene Bukhman, Ed Nardell y Peter Small por hablarme de la farmacorresistencia en la tuberculosis y otras cuestiones relacionadas. Estoy en deuda también con muchas otras personas: John Ayanian, Ethan Canin, Jennie La-Balme, Anne McCormack, Todd McCormack, Haun Saussy y Jackie Williams por compartir conmigo sus recuerdos y conocimientos; con Leon Eisenberg, Byron Good y Arthur Kleinman por hablarme de la época de estudiante de Paul Farmer y su trayectoria posterior; con Guido Bakker y Richard Laing por las útiles conversaciones sobre los fármacos y sus precios; con Liam Harte y Aaron Shakow por las conversaciones sobre filosofía utilitarista y rentabilidad; con Christine Collins por el recorrido del Brigham; con Elena Osso por ayudar a enseñarme Carabayllo; con Aryeh Neier por explicarme el trasfondo del trabajo del Open Society Institute con la tuberculosis en Rusia; con Arata Kochi y J. W. Lee, de la OMS, y también con Mario Raviglione, por las largas y agradables conversaciones en Ginebra; con Jamie Maguire y Marshall Wolf por hablar conmigo de la trayectoria médica de Paul Farmer; con Julius Richmond por muchas largas charlas sobre PIH y la salud internacional; con Michael Iseman por una entrevista sobre el trabajo de Paul Farmer y por corregirme algunas ideas equivocadas sobre la tuberculosis; con la encantadora Oksana Ponomarenko por hacer posible mi viaje a Siberia y con Tim Healing, Sasha Pasechnikov y Sasha Trusov por ayudar a que fuera esclarecedor y agradable; con Bill Foege y Mark Rosenberg por hablar sobre una gran variedad de temas.

Deseo expresar un agradecimiento especial hacia Oaksook Kim y al resto de la familia Farmer (sobre todo, a Ginny, Katy, Jeff, Jennifer y Peggy) por compartir conmigo sus recuerdos, por su hospitalidad, por su cordialidad.

He cambiado los nombres de algunos haitianos que menciono y he omitido los apodos de otros. El motivo es bien sencillo: la posibilidad de una vuelta a una represión política sistemática y violenta en Haití y, con ella, más casos como el de Chouchou Louis. Por su extraordinaria gracia y amabilidad, manifiesto mi gratitud a todos los trabajadores y pacientes que conocí en Zanmi Lasante, incluidos Ti Fifi, el doctor Fernet Léandre, el doctor Hugo Jérôme, Ti Jean y, por supuesto, Fritz, Manmito y Flore Lafontant.

BIBLIOGRAFÍA

A continuación figura una lista de las obras publicadas de Paul Edward Farmer hasta mayo de 2003.

Libros

Farmer, P. E., *AIDS and Accusation: Haiti and the Geography of Blame*, Berkeley: University of California Press, 1992.

—, *The Uses of Haiti*, Monroe, Maine: Common Courage Press, 1994. (Segunda edición publicada en 2002).

—, *¿Haití para qué?* Hondarribia: HIRU Argitaletxea, 1994.

—, *Sida en Haïti: La victime accusée*, París: Editions Karthala, 1996.

—, *Infections and Inequalities: The Modern Plagues*, Berkeley: University of California Press, 1999. (Segunda edición publicada en 2001).

—, *Pathologies of Power: Health, Human Rights, and the New War on the Poor*, Berkeley: University of California Press, 2002.

Libros editados

Farmer, P. E., M. Connors y J. Simmons (eds.), *Women, Poverty, and AIDS: Sex, Drugs, and Structural Violence*, Monroe, Maine: Common Courage Press, 1996.

Capítulos de libros

Daily, J., P. E. Farmer, J. Rhatigan, J. Katz, J. J. Furin, «Women and HIV infection», en P. E. Farmer, M. Connors, J. Simmons (eds.), *Women, Poverty, and AIDS: Sex, Drugs, and Structural Violence*, Monroe, Maine: Common Courage Press, 1996: 125-144.

Farmer, P. E., «AIDS and accusation: Haiti, Haitians and the geography of blame», en D. Feldman (ed.), *AIDS and Culture: The Human Factor*, Nueva York: Praeger Scientific, 1990: 122-150.

—, «Birth of the *klinik*: The making of Haitian professional psychiatry», en A. Gaines (ed.), *Ethnopsychiatry*, Albany: State University of New York Press, 1992: 251-272.

—, «New disorder, old dilemmas: AIDS and anthropology in Haiti», en G. Herdt, S. Lindenbaum (eds.), *The Time of AIDS*, Los Ángeles: Sage, 1992: 287-318.

—, «Culture, poverty, and the dynamics of HIV transmission in rural Haiti», en H. T. Brummelhuis, G. Herdt (eds.), *Culture and Sexual Risk: Anthropological Perspectives on AIDS*, Newark, Nueva Jersey: Gordon and Breach, 1995: 3-28.

—, «Pestilence and restraint: Haitians, Guantánamo, and the logic of quarantine», en C. Hannaway, V. A. Harden, J. Parascandola (eds.), *AIDS and the Public Debate: Historical and Contemporary Perspectives*, Burke, Virginia: IOS Press, 1995: 139-152.

—, «The significance of Haiti», en North American Congress on Latin America (ed.), *Haiti: Dangerous Crossroads*, Boston: South End Press, 1995: 217-230.

—, «L'anthropologue face à la pauvreté et au sida dans un contexte rural», en J. Benoist, A. Desclaux (eds.), *Anthropologie et sida: Bilan et perspectives*, París: Editions Karthala, 1996: 89-106.

—, «Quelles possibilités de réponses locales face au nouvel ordre mondial?», en L. Hurbon (ed.), *Les Transitions démocratiques*, París: Syros, 1996: 257-264.

—, «Women, poverty, and AIDS», en P. E. Farmer, M. Connors, J. Simmons (eds.), *Women, Poverty, and AIDS: Sex, Drugs, and Structural Violence*, Monroe, Maine: Common Courage Press, 1996: 3-38.

—, «Ethnography, social analysis, and the prevention of sexually transmitted HIV infection», en M. Inhorn, P. Brown (eds.), *The Anthropology of Infectious Disease*, Ámsterdam: Gordon and Breach, 1997: 413-438.

—, «AIDS and social scientists—Critical reflections», en C. Becker, J. P. Dozon, C. Obbo, M. Touré (eds.), *Vivre et penser le sida en Afrique*, París: Editions Karthala, 1999: 33-39.

—, «Cruel and unusual: Drug-resistant tuberculosis as punishment», en V. Stern (ed.), *Sentenced to Die? The Problem of TB in Prisons in East and Central Europe and Central Asia*, Londres: Prison Reform International, 1999: 70-88.

—, «Brujería, política, y concepciones sobre el sida en el Haití rural», en D. Armus (ed.), *Entre curanderos y médicos. Historia, cultura y enfermedad en América Latina*, Buenos Aires: Grupo Editorial Norma, 2002: 419-455.

—, «AIDS e mazzismo: Medicina, stereotipi ed epidemiologia tra gli immigrati haitiani negli USA, 1981-1994», en *Spettri di Haiti: Dal colonialismo francese all'imperialismo americano*, Verona: OmbreCorte, 2002.

—, «The house of the dead: Tuberculosis and incarceration», en M. Mauer, M, Chesney-Lind (eds.), *Invisible Punishment: The Collateral Consequences of Mass Imprisonment*, Nueva York: The New Press, 2002: 239-257.

Farmer, P. E., D. Bertrand, «Hypocrisies of development: Health and health care among the Haitian rural poor», en J. Y. Kim, J. V. Millen, J. Gershman, A. Irwin (eds.), *Dying for Growth: Global Inequalities and the Health of the Poor*, Monroe, Maine: Common Courage Press, 2000: 65-90.

Farmer, P. E., A. Castro, «Salud y derechos humanos: una vía para la medicina y la salud pública», en *Derechos humanos y salud: Encontrando los lazos*, Lima: Edhuca Salud, 2002: 88-90.

Farmer, P. E., M. Connors, K. Fox, J. J. Furin, «Rereading social science», en P. E. Farmer, M. Connors, J. Simmons (eds.), *Women, Poverty, and AIDS: Sex, Drugs, and Structural Violence*, Monroe, Maine: Common Courage Press, 1996:147-205.

Farmer, P. E., J. Daily, «Tuberculosis: Essentials of diagnosis, treatment, and prophylaxis», en S. J. Thaler, J. H. Maguire, P. E.

Sax (eds.), *Primary Care Handbook of Infectious Diseases*, To-
towa, Nueva Jersey: Humana Press, en proceso de publicación.

Farmer, P. E., B. Good, «Illness representations in medical anthropology: A critical review and a case study of the representation
of AIDS in Haiti», en J. Skelton, R. C. Coryle (eds.), *The Mental
Representation of Health and Illness*, Nueva York: Springer-Ver-
lag, 1991: 131-167.

Farmer, P. E., J. Y. Kim, C. Mitnick, R. Timperi, «Responding to
outbreaks of multidrug-resistant tuberculosis: Introducing
"DOTS-Plus"», en L. B. Reichman, E. S. Hershfield (eds.), *Tuberculosis: A Comprehensive International Approach*; 2.ª ed.,
Nueva York: Marcel Dekker, 1999: 447-469.

Farmer, P. E., S. S. Shin, J. Bayona, J. Y. Kim, J. J. Furin, J. G. Brenner, «Making DOTS-Plus work», en I. Bastain, F. Portaels
(eds.), *Tuberculosis*, Dordrecht: Kluwer Academic Publishers,
2000: 285-306.

Farmer, P. E., D. Walton, «Condoms, coups, and the ideology of
prevention: Facing failure in rural Haiti», en J. Keenan, J. Fu-
ller, L. S. Cahill (eds.), *Catholic Ethicists on HIV/AIDS Prevention*, Nueva York y Londres: Continuum, 2000: 108-119.

Farmer, P. E., D. Walton, M. C. Becerra, «International tuberculosis control in the twenty-first century», en L. N. Friedman
(ed.), *Tuberculosis: Current Concepts and Treatment*, Boca Ra-
tón, Florida: CRC Press, 2000: 475-495.

Farmer, P. E., D. A. Walton, J. J. Furin, «The changing face of
AIDS: Implications for policy and practice», en K. D. Mayer,
H. F. Pizer (eds.), *The Emergence of AIDS: The Impact on Im-
munology, Microbiology, and Public Health*, Washington D. C.:
APHA, 2000: 139-247.

Kim, J. Y., A. Shakow, A. Castro, C. Vanderwarker, P. E. Farmer, «Spe-
cificity and collectivity of global public goods: The case of tuberculosis control», en *Global Public Goods for Health: Promoting
Global Collective Action for Health*, Oxford: Oxford University
Press, para la OMS, en proceso de publicación.

Shin, S. S., J. Bayona, P. E. Farmer, «DOTS and DOTS-Plus: Not
the only answer», en P. D. O. Davies (ed.), *Clinical Tuberculosis*,
3.ª ed., Londres: Arnold Publishers, en prensa.

Simmons, J., P. E. Farmer, B. G. Schoepf, «A global perspective», en P. E. Farmer, M. Connors, J. Simmons (eds.), *Women, Poverty, and AIDS: Sex, Drugs, and Structural Violence*, Monroe, Maine: Common Courage Press, 1996: 39-90.

Viaud, G., P. E. Farmer, G. Nicoleau, «Haitian teens confront AIDS: A Partners In Health program on social justice and AIDS prevention», en N. Goldstein, J. Manlowe (eds.), *The Gender Politics of HIV/AIDS in Women: Perspectives on the Pandemic in the U.S.*, Nueva York: New York University Press, 1997: 302-322.

Artículos en revistas

Banatvala, N., S. Matic, M. Kimerling, P. E. Farmer, A. Goldfarb, «Tuberculosis in Russia», *The Lancet*, 1999; 354: 1036.

Becerra, M. C., J. Freeman, J. Bayona, S. S. Shin, J. J. Furin, J. Y. Kim, B. Werner, R. Timperi, A. Sloutsky, M. E. Wilson, M. Pagano, P. E. Farmer, «Using treatment failure under effective directly observed short-course chemotherapy programs to identify patients with multidrug-resistant tuberculosis», *International Journal of Tuberculosis and Lung Disease*, 2000; 4(2): 108-114.

Castro, A., P. E. Farmer, «Anthropologie de la violence: La culpabilisation des victimes», *Notre librarie: Revue des littératures du sud*, 2002; 148: 102-108.

Cohen, A., P. E. Farmer, A. Kleinman, «Health-behaviour interventions: With whom?», *Health Transition Review*, 1997; 7: 84-89.

Farmer, P. E., «Haitians without a home», *Aeolus* (Duke University), 24 de febrero de 1982.

—, «The anthropologist within», *Harvard Medical Alumni Bulletin*, 1985; 59(1): 23-28.

—, «Bad blood, spoiled milk: Body fluids as moral barometers in rural Haiti», *American Ethnologist*, 1988; 15(1): 62-83.

—, «Blood, sweat, and baseballs: Haiti in the West Atlantic system», *Dialectical Anthropology*, 1988; 13(1): 83-99.

—, «The exotic and the mundane: Human immunodeficiency virus in Haiti», *Human Nature*, 1990; 1(4): 415-446.

—, «Sending sickness: Sorcery, politics, and changing concepts of AIDS in rural Haiti», *Medical Anthropology Quarterly*, 1990; 4(1): 6-27.

—, «Pauvreté à risque», *Sidalerte*, 1992; 18: 24-25.

—, «The power of the poor in Haiti», *America*, 1992; 164(9): 260-267.

—, «Graham Greene: An appreciation from Haiti», *America*, 1993; 168(4): 17-20.

—, «AIDS-talk and the constitution of cultural models», *Social Science and Medicine*, 1994; 38(6): 801-809.

—, «What's at stake in Haiti?», *Z Magazine*, 1994; 7(2): 21-25.

—, «Medicine and social justice», *America*, 1995; 173(2): 13-17.

—, «On suffering and structural violence: A view from below», *Daedalus*, 1995; 125(1): 261-283.

—, «Haiti's lost years: Lessons for the Americas», *Current Issues in Public Health*, 1996; 2(3): 143-151.

—, «Social inequalities and emerging infectious diseases», *Emerging Infectious Diseases*, 1996; 2(4): 259-269.

—, «AIDS and anthropologists: Ten years later», *Medical Anthropology Quarterly*, 1997; 11(4): 516-525.

—, «Letter from Haiti», *AIDS Clinical Care*, 1997; 9(11): 83-85.

—, «Listening for prophetic voices in medicine», *America*, 1997; 177(1): 8-13.

—, «Social scientists and the new tuberculosis», *Social Science and Medicine*, 1997; 44(3): 347-358.

—, «Inequalities and antivirals», *Pharos*, 1998; 61(2): 34-38.

—, «A visit to Chiapas», *America*, 1998; 178(10): 14-18.

—, «Case 8, Clinicopathological Conferences: Gram-negative sepsis of uncertain etiology», *New England Journal of Medicine*, 1999; 340(10): 869-876.

—, «Desigualdades sociales y enfermedades infecciosas emergentes», *Tareas*, 1999; (102): 77-97.

—, «Hidden epidemics of tuberculosis», *Infectious Disease and Social Inequalities: From Hemispheric Insecurity to Global Cooperation. A Working Paper of the Latin American Program at the Woodrow Wilson International Center for Scholars*, Washington D. C.: Wilson Center, 1999: 31-55.

—, «Managerial successes, clinical failures», *International Journal of Tuberculosis and Lung Disease*, 1999; 3(5): 365-367.

—, «Pathologies of power: Rethinking health and human rights», *American Journal of Public Health*, 1999; 89(10): 1486-1496.

—, «TB superbugs: The coming plague on all our houses», *Natural History*, 1999; 108(3): 46-53.

—, «The consumption of the poor: Tuberculosis in the twenty-first century», *Ethnography*, 2000; 1(2): 211-244.

—, «The major infectious diseases in the world—to treat or not to treat?», *New England Journal of Medicine*, 2001; 345(3): 208-210.

—, «Can transnational research be ethical in the developing world?», *The Lancet*, 2002; 360: 1266.

Farmer, P. E., J. Bayona, M. Becerra, «Multidrug-resistant tuberculosis and the need for biosocial perspectives», *International Journal of Tuberculosis and Lung Disease*, 2001; 5(10): 885-886.

Farmer, P. E., J. Bayona, M. Becerra, J. J. Furin, C. Henry, H. Hiatt, J. Y. Kim, C. D. Mitnick, E. Nardell, S. S. Shin, «The dilemma of MDR-TB in the global era», *International Journal of Tuberculosis and Lung Disease*, 1998; 2(11): 869-876.

Farmer, P. E., J. Bayona, M. Becerra, J. Y. Kim, S. S. Shin, «Reducing transmission through community-based treatment of multidrug-resistant tuberculosis», *International Journal of Tuberculosis and Lung Disease*, 1998; 2(11 sup. 2): S190.

Farmer, P. E., J. Bayona, S. S. Shin, L. Álvarez, M. Becerra, E. Nardell, C. Núñez, E. Sánchez, R. Timperi, J. Y. Kim, «Preliminary results of community-based MDR-TB treatment in Lima, Peru», *International Journal of Tuberculosis and Lung Disease*, 1998; 2(11 sup. 2): S371.

Farmer, P. E., J. J. Furin, «Sexe, drogue, et violences structurelles: Les femmes et le VIH», *Journal des Anthropologues*, 1997; 68-69: 35-46.

Farmer, P. E., J. J. Furin, J. Bayona, M. Becerra, C. Henry, H. Hiatt, J. Y. Kim, C. D. Mitnick, E. Nardell, S. S. Shin, «Management of MDR-TB in resource-poor countries», *International Journal of Tuberculosis and Lung Disease*, 1999; 3(8): 643-645.

Farmer, P. E., J. J. Furin, S. S. Shin, «Managing multidrug-resistant tuberculosis», *Journal of Respiratory Diseases*, 2000; 21(1): 53-56.

Farmer, P. E., N. Gastineau, «Rethinking health and human rights: Time for a paradigm shift», *The Journal of Law, Medicine & Ethics*, 2002; 30(4): 655-666.

Farmer, P. E., J. Y. Kim, «Anthropology, accountability, and the prevention of AIDS», *Journal of Sex Research*, 1991; 25(2): 203-221.

—, «Community-based approaches to the control of multidrug-resistant tuberculosis: Introducing "DOTS-plus"», *British Medical Journal*, 1998; 317: 671-674.

—, «Resurgent TB in Russia: Do we know enough to act?», *European Journal of Public Health*, 2000; 10(2): 150-152.

Farmer, P. E., A. Kleinman, «AIDS as human suffering», *Daedalus*, 1989; 118(2): 135-160.

Farmer, P. E., F. Léandre, J. S. Mukherjee, M. S. Claude, P. Nevil, M. C. Smith-Fawzi, S. P. Koenig, A. Castro, M. C. Becerra, J. Sachs, A. Attaran, J. Y. Kim, «Community-based approaches to HIV treatment in resource-poor settings», *The Lancet*, 2001; 358: 404-409.

Farmer, P. E., F. Léandre, J. Mukherjee, R. Gupta, L. Tarter, J. Y. Kim, «Community-based treatment of advanced HIV disease: Introducing DOT-HAART (directly observed therapy with highly active antiretroviral therapy)», *WHO Bulletin*, 2001; 79(12): 1145-1151.

Farmer, P. E., S. Lindenbaum, M. J. Good, «Women, poverty, and AIDS: An introduction», *Culture, Medicine, and Psychiatry*, 1993; 17(4): 387-398.

Farmer, P. E., E. Nardell, «Nihilism and pragmatism in tuberculosis control», *American Journal of Public Health*, 1998; 88(7): 4-5.

Farmer, P. E., S. Robin, S. L. Ramilus, J. Y. Kim, «Tuberculosis, poverty, and "compliance": Lessons from rural Haiti», *Seminars in Respiratory Infections*, 1991; 6(4): 254-260.

Farmer, P. E., B. L. Rylko-Bauer, «L'exceptionnel système de santé américain: Critique d'une médecine à vocation commerciale», *Actes de la recherche en sciences sociales*, 2001; 139: 13-30.

Farmer, P. E., M. C. Smith-Fawzi, P. Nevil, «Unjust embargo of aid for Haiti», *The Lancet*, 2003; 361: 420-423.

Farmer, P. E., D. Walton, L. Tarter, «Infections and inequalities», *Global Change and Human Health*, 2000; 1(2): 94-109.

Furin, J. J., C. Mitnick, S. S. Shin, J. Bayona, M. Becerra, J. Singler, F. Alcántara, C. Castaneda, E. Sánchez, J. Acha, P. E. Farmer, J.

Y. Kim, «Occurrence of serious adverse effects in patients receiving community-based therapy for multidrug-resistant tuberculosis», *International Journal for Tuberculosis and Lung Disease*, 2001; 5(7): 648-654.

Furin, J. J., M. C. Becerra, S. S. Shin, J. Y. Kim, J. Bayona, P. E. Farmer, «Effect of administering short-course, standard regimens in individuals infected with drug-resistant Mycobacterium tuberculosis strains», *European Journal of Clinical Microbiology and Infectious Diseases*, 2000; 19(1): 132-136.

Furin, J. J., C. D. Mitnick, M. Becerra, S. S. Shin, J. M. Singler, J. Bayona, F. Alcántara, E. Sánchez, M. Bomann, J. Y. Kim, P. E. Farmer, «Absence of serious adverse effects in a cohort of Peruvian patients receiving community-based treatment for multidrug-resistant tuberculosis (MDR-TB)», *International Journal of Tuberculosis and Lung Disease*, 1999; 3(9 sup. 1): S81.

Gaines, A., P. E. Farmer, «Visible saints: Social cynosures and dysphoria in the Mediterranean tradition» *Culture, Medicine, and Psychiatry*, 1986; 10(4): 295-330.

Gupta, R., J. Y. Kim, M. A. Espinal, J. M. Caudron, B. Pecoul, P. E. Farmer, M. C. Raviglione, «Responding to market failures in tuberculosis control», *Science*, 2001; 293: 1049-1051.

Kim, J. Y., J. J. Furin, A. D. Shakow, J. V. Millen, J. G. Brenner, M. W. Fordyce, E.. Lyon, J. Bayona, P. E. Farmer, «Treatment of multidrug-resistant tuberculosis (MDR-TB): New strategies for procuring second-and third-line drugs», *International Journal of Tuberculosis and Lung Disease*, 1999; 3(9 sup. 1): S81.

Miranda, J., P. E. Farmer, «Social exclusion must be considered in global terms», *British Medical Journal*, 2001; 323: 1370.

Mitnick, C., J. Bayona, E. Palacios, S. S. Shin, J. J. Furin, F. Alcántara, E. Sánchez, M. Sarria, M. Becerra, M. C. Smith-Fawzi, S. Kapiga, D. Neuberg, J. H. Maguire, J. Y. Kim, P. E. Farmer, «Community-based therapy for multidrug-resistant tuberculosis in Lima, Peru», *New England Journal of Medicine*, 2003; 348(2): 119-128.

Mukherjee, J. S., S. S. Shin, J. J. Furin, M. L. Rich, F. Léandre, K. J. Joseph, K, Seung, J. Acha, I. Gelmanova, E. Goncharova, A. Pasechnikov, F. A. Virú, P. E. Farmer, «New challenges in the clinical management of drug-resistant tuberculosis», *Infectious Diseases in Clinical Practice*, en proceso de publicación.

Rylko-Bauer, B., P. E. Farmer, «Managed care or managed inequality? A call for critiques of market-based medicine», *Medical Anthropology Quarterly*, 2002; 16(4): 476-502.

Singler, J., P. E. Farmer, «Treating HIV in resource-poor settings», MSJAMA, 2002; 288: 1652, 1653.

Timperi, R., A. Sloutsky, P. E. Farmer, «Global laboratory testing capacity for tuberculosis», *International Journal of Tuberculosis and Lung Disease*, 1998; 2(11 sup. 2): S290-291.

Otros

Farmer, P. E. «Social medicine and the challenge of bio-social research», en G. Plehn (ed.), *Innovative Structures in Basic Research: Ringberg-Symposium 4-7 October 2000*, Múnich: Generalverwaltung der Max-Planck-Gesellschaft, Referat für Presse- und Öffentlichkeitsarbeit, pp. 55-73. Disponible en: http://www.mpiwg-berlin.mpg.de/ringberg/main.html.

—, «Prevention without treatment is not sustainable», *National AIDS Bulletin (Australia)*, 2000; 13(6): 6-9, 40.

—, «What is appropriate empiric therapy for active tuberculosis? Ask the Expert», *APUA Newsletter*, 2000; 18(3): 6.

—, «AIDS heretic», *New Internationalist*, enero-febrero de 2001; 331: 14-16.

—, «Arresting global epidemics: Are some people too poor to treat?», *GSAS Newsletter* (Harvard University), 2001: 4-5, 12-13.

—, «Use of antiretroviral therapy in developing countries: A biosocial analysis», *Abstracts of the 10th Conference on Retroviruses and Opportunistic Infections*, Boston, 2003, sesión 92, acta 48, p. 4.

Farmer, P. E., A. Castro, «Un pilote en Haïti: De l'efficacité de la distribution d'antiviraux dans des pays pauvres, et des objections qui lui sont faites», *Vacarme*, abril de 2002; 19: 17-22.

—, «Castigo a los más pobres de América», *El País*, 12 de enero de 2003, pp. 8-9.

—, «Urgence humanitaire en Haiti», *Courrier International*, 2003; 640: 20-21.

Farmer, P. E., F. Léandre, J. Bayona, M. Louissaint, «DOTS-Plus for the poorest of the poor: The Partners In Health experience in Haiti», *International Journal of Tuberculosis and Lung Disease*, 2001; 5(11): S257.

Farmer, P. E., F. Léandre, S. P. Koenig, P. Nevil, J. Mukherjee, J. Ferrer, B. Walker, C. Orélus, M. C. Smith-Fawzi, «Preliminary outcomes of directly observed treatment of advanced HIV disease with ARVS (DOTHAART) in rural Haiti», *Abstracts of the 10th Conference on Retro-viruses and Opportunistic Infections*, Boston, 2003, sesión 33, acta 171, p. 120.

Naroditskaya, V., B. G. Werner, P. E. Farmer, M. Becerra, A. Sloutsky, «Limited mutation pattern found by DNA sequence analysis of rifampin-resistant (rif-R) clinical Mycobacterium tuberculosis isolates from Peru», *Abstracts of the Annual Meeting of the American Society of Microbiology*, Chicago, Illinois, 1999, sesión 27U, acta U-11, p. 635.

Walton, D., P. E. Farmer, «The new white plague», MSJAMA (edición digital), 2000, 284(21): 2789.

El siguiente material sobre Haití me resultó especialmente útil:

Aristide, J.-B., *In the Parish of the Poor*, Maryknoll, Nueva York: Orbis Books, 1990.

Bell, M. S., *All Souls Rising*, Nueva York: Pantheon, 1995.

—, *Master of the Crossroads*, Nueva York: Pantheon, 2005.

Danner, M., «Beyond the mountains I», *The New Yorker*, 27 de noviembre de 1989, pp. 55-100.

Gaillard, R. *Hinche Mise en Croix*, Puerto Príncipe: Imprimerie Le Natal, 1982.

Greene, G., *The Comedians*, Londres: Bodley Head, 1966. [*Los comediantes*, trad. Enrique Pezzoni, Barcelona: Edhasa, 1985].

Hall, R. A., Jr., *Haitian Creole: Grammar, Texts, Vocabulary*, Filadelfia: American Folklore Society, 1953.

Heinl, R. B., Jr. y N. G. Heinl, rev. por M. Heinl, *Written in Blood: The Story of the Haitian People, 1492-1995*, Lanham, Maryland: University Press of America, 1996.

James, C. L. R., *The Black Jacobins: Toussaint L'Ouverture and the San Domingo Revolution*, 2.ª ed, Nueva York: Vintage Books, 1989. [*Los jacobinos negros: Toussaint L'Ouverture y la revolución de Haití*, trad. Ramón García, Madrid: Turner, México: Fondo de Cultura Económica, 2003].

Métraux, A., *Voodoo in Haiti*, trad. Hugo Charteris, Nueva York: Schocken Books, 1972.

Shacochis, B. *The Immaculate Invasion*, Nueva York: Viking Press, 1999.

Wilentz, A. *The Rainy Season: Haiti After Duvalier*, Nueva York: Simon and Schuster, 1989.

Los libros y artículos de revista que se han escrito sobre la tuberculosis y el sida darían para llenar una biblioteca entera. A quienes estén interesados en las publicaciones clínicas y sociológicas sobre esas enfermedades les recomiendo las obras de Farmer y el material que cita en sus notas y bibliografías. También recomiendo los siguientes libros y las referencias que citan:

Bukhman, G., *Reform and Resistance in Post-Soviet Tuberculosis Control*, tesis doctoral, University of Arizona, Tucson, Ann Arbor, University Microfilms, 2001.

Garrett, L., *The Coming Plague: Newly Emerging Diseases in a World out of Balance*, Nueva York: Farrar, Straus and Giroux, 1994.

—, *Betrayal of Trust: The Collapse of Global Public Health*, Nueva York: Hyperion, 2000.

Utilicé la siguiente obra como introducción a la historia del análisis de rentabilidad:

Shakow, A., *A Brief History of Cost Efficacy*, documento de trabajo, Partners In Health, Boston, 2000.

En la siguiente obra se puede encontrar un ejemplo, que ha ejercido bastante influencia, del análisis de rentabilidad aplicado al control de la tuberculosis:

Murray, C. J. L., E. DeJonghe, H. J. Chum, D. S. Nyangulu, A. Salomao, K. Styblo, «Cost effectiveness of chemotherapy for pulmonary tuberculosis in three sub-Saharan African countries», *The Lancet*, 1991; 338: 1305-1308.

La primera cita de la OMS, en el capítulo 15 de esta obra, procede de:

Organización Mundial de la Salud, *Tratamiento de la tuberculosis. Directrices para los programas nacionales*, 2.ª ed., Ginebra, 1997.

La segunda cita procede de:

Organización Mundial de la Salud, *Groups at Risk, WHO Report on the Tuberculosis Epidemic 1996*, Ginebra, 1998.

Téngase en cuenta también esta cita: «El programa de tuberculosis de la OMS ha recomendado que el tratamiento de los casos crónicos con fármacos [de segunda línea] siga siendo de baja prioridad para los programas nacionales de tuberculosis en los países en vías de desarrollo, debido a su elevado coste y a las limitadas perspectivas de curación de esos casos».

Weil, D. «Drug supply—Meeting a global need», en *Tuberculosis: Back to the Future*, J. Porter, K. McAdam (eds.), Chichester: John Wiley, 1994: 124-129; citado en Farmer, *Infections and Inequalities*.

Los siguientes artículos de revista son un buen punto de partida para obtener información sobre la epidemia en la ciudad de Nueva York:

Brudney, K., J. Dobkin, «Resurgent tuberculosis in New York City: Human immunodeficiency virus, homelessness, and the decline of tuberculosis control programs», *American Review of Respiratory Disease*, 1991; 144: 745-749.

Frieden, T. R., E. Fujiwara, R. Washko, M. Hamburg, «Tuberculosis in New York City: Turning the tide», *New England Journal of Medicine*, 1995; 333(4): 229-233.

El informe elaborado por Partners In Health ofrece una estupenda visión general de la epidemia de tuberculosis en Rusia:

The Global Impact of Drug-Resistant Tuberculosis, Boston, Programa de Enfermedades Infecciosas y Cambio Social, Departamento de Medicina Social, Facultad de Medicina de Harvard, 1999.

También utilicé este libro sobre TB-MR:

Reichman, L. B., con J. H. Tanne, *Timebomb: The Global Epidemic of Multi-Drug-Resistant Tuberculosis*, Nueva York: McGraw-Hill, 2002.

Las obras de Farmer y los libros de Bukhman, Garrett y Reichman proporcionan puntos de vista útiles sobre la salud internacional. Yo consulté también los siguientes:

Kim, J. Y., J. V. Millen, A. Irwin, J. Gershman (eds.), *Dying for Growth: Global Inequality and the Health of the Poor*, Monroe, Maine: Common Courage Press, 2000.

Muraskin, W. *The Politics of International Health: The Children's Vaccine Initiative and the Struggle to Develop Vaccines for the Third World*, Albany: State University of New York Press, 1998.

Para la descripción de la obra de Rudolf Virchow, utilicé los siguientes títulos:

Ackerknecht, E. H., *Rudolph Virchow: Doctor, Statesman, Anthropologist*, Madison: University of Wisconsin, 1953.

Boyd, B. A., *Rudolph Virchow: The Scientist as Citizen*, Nueva York y Londres: Garland, 1991.

Eisenberg, L., «Rudolf Ludwig Karl Virchow, where are you now that we need you?», *American Journal of Medicine*, 1984; 77(3): 524, 532.

Además, esta fuente extraña, pero maravillosa:

Rudolph Virchow on Pathology Education, conferencia de «Ed» en una reunión del Group for Research in Pathology Education, Hershey, Pensilvania. (Se puede consultar en: www.pathguy.com/lectures/virchow.htm).

El material sobre la Madre Teresa procede de:

Hitchens, C., *The Missionary Position*, Londres y Nueva York: Verso, 1995.

El sanatorio para enfermos de sida de Cuba se calificó de «campo de concentración» en el siguiente artículo de opinión:

Rosenthal, A. M. «Individual ethics and the plague», *The New York Times*, 26 de mayo de 1987, sección A, p. 23.

El siguiente artículo ofrece una explicación moderada de la política cubana sobre el sida y una descripción precisa de Santiago de las Vegas:

Scheper-Hughes, N. «AIDS, public health, and human rights in Cuba», *The Lancet*, 1993, 342: 965-967.

La comparación completa que hace Farmer de las dos cuarentenas de sida en Cuba se pueden leer en su libro Pathologies of Power.Este artículo sobre Perú y su guerra civil me resultó fascinante:

Starn, O., «Missing the revolution: Anthropologists and the war in Peru», en *Rereading Cultural Anthropology*, G. Marcus (ed.), Durham, Carolina del Norte: Duke University Press, 1992.

El artículo de periódico que se cita en relación con Alex Goldfarb es el siguiente:

Gill, P., «Russian defector fears for life», *Russia Journal Weekly*, 11 de noviembre de 2000.

Véase también:

Reichman, *Timebomb* y M. Gessen, «From Russia with secrets: What will he expose?», *U.S. News and World Report*, 13 de noviembre de 2000.

Para obtener más información sobre PIH, visítese: www.pih.org.

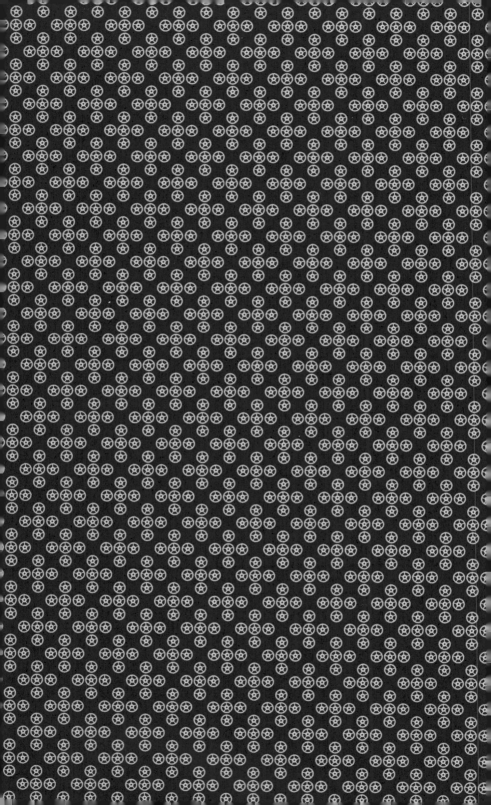